Filhos

da gravidez aos 2 anos de idade

dos pediatras para os pais

3ª EDIÇÃO

Sociedade Brasileira
de Pediatria

3ª EDIÇÃO

Filhos

da gravidez aos 2 anos de idade

dos pediatras para os pais

Sociedade Brasileira de Pediatria

- Dinâmico e interativo
- Linguagem objetiva e de fácil compreensão
- Ideal para consultas no dia a dia
- Alertas das situações emergenciais
- Orientações sobre cuidados, alimentação, segurança, educação e brincadeiras
- Dicas pontuais e diretas
- Calendário das vacinas em cada idade
- Ilustrado delicadamente pela premiada artista plástica Suppa

sociedade brasileira de pediatria

manole editora

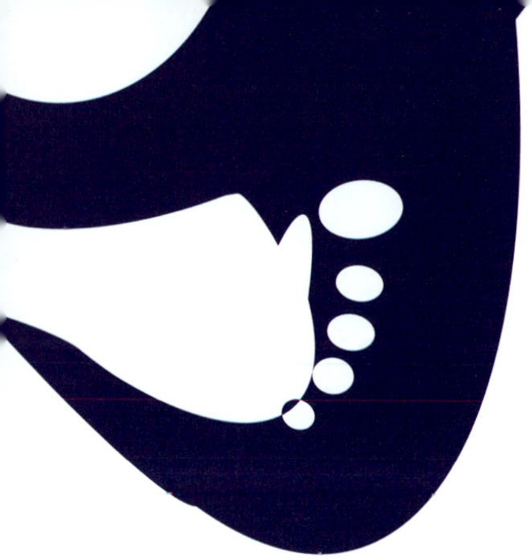

Ilustrações de capa e miolo: Suppa

Design gráfico e diagramação: De Tudo Um Pouco – by Eduardo Reyes

Consultoria: Patricia Vieira Spada

CIP-BRASIL. CATALOGAÇÃO NA PUBLICAÇÃO
SINDICATO NACIONAL DOS EDITORES DE LIVROS, RJ

F512
3. ed.

Filhos : da gravidez aos 2 anos de idade : dos pediatras para os pais / organização Sociedade Brasileira de Pediatria. - 3. ed. - Santana de Parnaíba [SP] : Manole, 2023.

ISBN 9786555769593

1. Pediatria. 2. Crianças - Cuidado e tratamento. 3. Pais e filhos. I. Sociedade Brasileira de Pediatria.

22-80454 CDD: 618.92
CDU: 616-053.2

Gabriela Faray Ferreira Lopes - Bibliotecária - CRB-7/6643

1ª edição – 2010
1ª reimpressão – 2010/2ª reimpressão – 2011/3ª reimpressão – 2012
4ª reimpressão – 2013/5ª reimpressão – 2014/6ª reimpressão – 2015
2ª edição – 2020
3ª edição – 2023

Direitos adquiridos pela:
Editora Manole Ltda.
Alameda América, 876
Tamboré – Santana de Parnaíba – SP – Brasil
CEP: 06543-315
Fone: (11) 4196-6000
www.manole.com.br | https://atendimento.manole.com.br/

Impresso no Brasil
Printed in Brazil

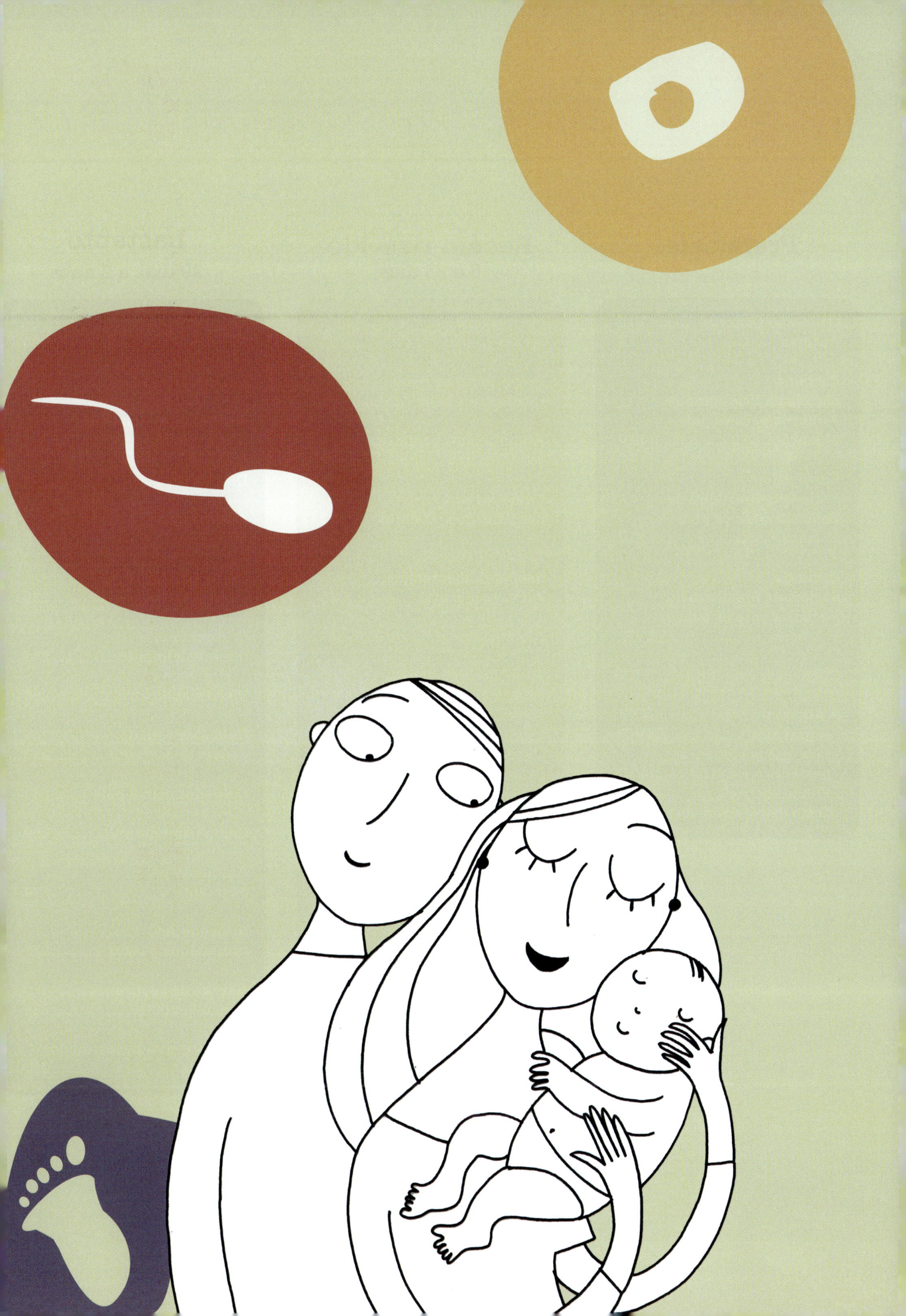

Prefaciais

1

Recém-nascido
0 a 28 dias

2

Lactente
29 dias a 2 anos

Prefaciais

Recém-nascido – 0 a 28 dias

Lactente – 29 dias a 2 anos

Ícones para visualização rápida:

ATENÇÃO

BRINCADEIRAS QUE ELE VAI GOSTAR

O QUE VOCÊ DEVE SABER

O QUE VOCÊ DEVE FAZER

O QUE VOCÊ NÃO DEVE FAZER

O QUE OBSERVAR

CONSULTE O PEDIATRA / AJUDA

O QUE O PAPAI PODE FAZER

Comissão Editorial da 1ª edição

Comissão Editorial da 2ª edição

Comissão Editorial da 3ª edição

Autores

Adriana Aragão Craveiro Leite
Especialista em Pediatria, Alergia e Imunologia Clínica pelo Instituto Saint Louis, Brasília, DF. Mestre em Ciências da Saúde pela Universidade de Brasília (UnB). Membro da Sociedade Brasileira de Pediatria (SBP), da Academia Americana de Alergia, Asma e Imunologia, da Academia Europeia de Alergologia e Imunologia Clínica e da Associação Brasileira de Alergia e Imunopatologia.

Claudia Hallal Alves Gazal
Especialista em Pediatria, em Nutrologia pela Associação Brasileira de Nutrologia (Abran), com Área de Atuação em Nutrologia Pediátrica e em Terapia Intensiva Pediátrica pela SBP. Mestre em Medicina Pediátrica pela Universidade Federal do Rio Grande do Sul (UFRGS). Membro do Departamento Científico de Nutrologia da SBP.

Cléa Rodrigues Leone
Graduada em Medicina pela Universidade de São Paulo (USP). Mestre e Doutora em Medicina (Pediatria) pela USP. Livre-docente (Pediatria Neonatal) pela USP. Professora-associada do Departamento de Pediatria da Faculdade de Medicina da USP.

Coríntio Mariani Neto
Mestre em Medicina (Obstetrícia e Ginecologia) pela Universidade Federal de São Paulo (Unifesp). Doutor em Tocoginecologia pela Universidade Estadual de Campinas (Unicamp). Professor da Universidade Cidade de S. Paulo (Unicid). Diretor Técnico do Hospital Maternidade Leonor Mendes de Barros, São Paulo, SP.

Dirceu Solé
Professor Titular, Livre-docente da Disciplina de Alergia, Imunologia Clínica e Reumatologia do Departamento de Pediatria da Escola Paulista de Medicina da Universidade Federal de São Paulo (EPM-Unifesp). Diretor Científico da SBP. Diretor de Pesquisa da Associação Brasileira de Alergia e Imunologia (ASBAI).

Elza Daniel de Mello
Especialista em Gastropediatria e Nutrologia Pediátrica pela SBP. Mestre em Pediatria pela UFRGS. Professora Adjunta da Disciplina de Pediatria da UFRGS. Presidente do Comitê de Nutrologia da Sociedade de Pediatria do Rio Grande do Sul (SPRS).

Elzimar Ricardino Almeida e Silva
Pediatra do Ambulatório de Aleitamento do Hospital Dório Silva, Serra, ES. Membro do Departamento Científico de Aleitamento Materno da SBP.

Fernando José de Nóbrega (*in memoriam*)
Médico pela Universidade Federal Fluminense (UFF). Doutor em Pediatria e Ciências Aplicadas à Pediatria pela Unifesp. Professor Titular da Disciplina de Pediatria pela Unifesp. Responsável pelo setor de Nutrição do Hospital Israelita Albert Einstein (HIAE). Presidente da Academia Brasileira de Pediatria (ABP).

Graciete Oliveira Vieira
Mestre em Saúde Coletiva pela Universidade Estadual de Feira de Santana (UEFS). Especialista em Pediatria e Gastroenterologia Pediátrica e Dou-

tora em Medicina e Saúde pela Universidade Federal da Bahia (UFBA). Professora Adjunta de Saúde Coletiva e de Pediatria da UEFS. Presidente do Departamento Científico de Aleitamento Materno da SBP. Coordenadora do Centro Estadual de Incentivo ao Aleitamento Materno e Banco de Leite Humano da Secretaria da Saúde do Estado da Bahia (Sesab) do Ministério da Saúde. Consultora na Área da Saúde da Criança e Aleitamento Materno do Ministério da Saúde.

Helenice de Fátima Muniz
Mestre em Psicologia pela Universidade Federal do Espírito Santo (Ufes). Professora de Pediatria da Faculdade de Medicina da Ufes.

Isabel Rey Madeira
Especialista em Pediatria pelo Hospital dos Servidores do Estado (HSE–RJ) e em Endocrinologia Pediátrica pela SBP e pela Sociedade Brasileira de Endocrinologia e Metabologia (SBEM). Mestre em Ciências pela Fundação Oswaldo Cruz (Fiocruz). Doutora em Ciências Médicas pela Faculdade de Ciências Médicas da Universidade do Estado do Rio de Janeiro (FCM–UERJ). Professora Adjunta da Disciplina de Pediatria da FCM-UERJ. Presidente do Departamento Científico de Pediatria Ambulatorial da SBP.

José Dias Rego
Membro da ABP. Membro do Departamento Científico de Aleitamento Materno da SBP.

José Roberto de Moraes Ramos
Especialista em Neonatologia pelo Instituto Fernandes Figueira (IFF/Fiocruz). Mestre e Doutor em Saúde da Mulher e da Criança pelo IFF/Fiocruz. Secretário-geral da Sociedade de Pediatria do Estado do Rio de Janeiro (Soperj).

Keiko Miyasaki Teruya
Especialista em Pediatria pela Faculdade de Medicina da Universidade Federal do Paraná (UFPR). Doutora em Medicina Preventiva pela USP. Presidente do Departamento de Aleitamento Materno da Sociedade de Pediatria de São Paulo (SPSP). Membro do Departamento Científico de Aleitamento Materno da SBP.

Leonardo Falci Mourão (*in memoriam*)
Instrutor de Reanimação Neonatal da SBP. Professor Coordenador da Disciplina de Pediatria de Urgência da Universidade Vale do Rio Verde (UninCor) de Belo Horizonte. Professor do Internato de Pediatria da Faculdade de Ciências Médicas da Universidade José do Rosário Vellano (Unifenas, Belo Horizonte, MG). Coordenador Geral do Estágio Extracurricular do Hospital de Ensino João Paulo II, BH. Neonatologista do Hospital Mater Dei, BH, MG.

Ligia Maria Suppo de Souza Rugolo
Especialista em Neonatologia pelo Departamento de Pediatria da Universidade Estadual Paulista (Unesp). Doutora em Pediatria, com Área de Atuação em Neonatologia, pela Unifesp. Professora Livre-docente Adjunta da Disciplina de Neonatologia do Departamento de Pediatria da Unesp. Membro do Departamento Científico de Neonatologia da SBP e da SPSP.

Luci Pfeiffer
Médica Pediatra. Especialista em Adolescência pela Pontifícia Universidade Católica do Paraná (PUC-PR) e em Pediatria pela SBP/AMB. Mestre em Saúde da Criança e do Adolescente pela UFPR. Presidente do Departamento de Segurança da Sociedade de Pediatria do Paraná (SPP). Chefe do

Programa HC-Dedica–Defesa dos Direitos da Criança e do Adolescente do Departamento de Pediatria da UFPR.

Lucia Margareth Perini Borjaille
Especialista em Pediatria pela SBP. Segunda Tesoureira da Sociedade Espiritossantense de Pediatria.

Luciana Rodrigues Silva
Ex-Presidente da Sociedade Brasileira de Pediatria (SBP). Professora Titular de Pediatria e Chefe do Serviço de Gastroenterologia e Hepatologia Pediátricas da Universidade Federal da Bahia (UFBA). Doutora e Mestre pelo Curso de Pós-graduação em Medicina e Saúde da UFBA. Pós-doutora pela Université Libre de Bruxelles, Bélgica. Especialista em Pediatria e Gastroenterologia Pediátrica pela SBP e Associação Médica Brasileira (AMB). Membro da Academia Brasileira de Pediatria. Membro da Academia de Medicina da Bahia. Diretora Clínica Hospital Mater Dei, Salvador.

Luciano Borges Santiago
Mestre e Doutor em Pediatria pela USP. Professor Adjunto de Pediatria das Faculdades de Medicina da Universidade Federal do Triângulo Mineiro (UFTM) e da Universidade de Uberaba (Uniube). Presidente do Comitê de Aleitamento Materno da Sociedade Mineira de Pediatria (SMP). Presidente da Sociedade Regional de Pediatria do Vale do Rio Grande de Uberaba, MG, gestão 2007-10. Vice-presidente do Departamento Científico de Aleitamento Materno da SBP.

Maria Ivone Oliveira Pinto Vilela
Especialista em Pediatria pela Universidade Federal de Goiás (UFG) e em Ciências da Saúde pela Universidade Federal de Minas Gerais (UFMG). Mestre em Ciências da Saúde pela UFMG. Professora-assistente da Disciplina de Pediatria Ambulatorial do Departamento de Pediatria e Puericultura da UFG. Membro da Sociedade Goiana de Pediatria e da SBP.

Maria Paula Albuquerque
Pediatra Nutróloga pela Unifesp. Diretora Clínica do Centro de Recuperação e Educação Nutricional (Cren) da Unifesp.

Miriam Ribeiro de Faria Silveira
Especialista em Neonatologia pela FMUSP e em Psicanálise de Crianças e Adultos pela PUC, pela Unifesp e pelo Centro de Estudos Psicanalíticos (CEP-SP). Coordenadora da Residência Médica de Neonatologia da Disciplina de Neonatologia/Pediatria do Departamento de Neonatologia/ Pediatria da Maternidade Escola de Vila Nova Cachoeirinha, São Paulo, SP. Diretora Clínica do Hospital Municipal e Maternidade Escola de Vila Nova Cachoeirinha, São Paulo, SP.

Patricia Vieira Spada
Especialista em Psicologia da Infância do Setor de Saúde Mental do Departamento de Pediatria da Unifesp. Mestre em Nutrição e Doutora em Ciências pelo Programa de Pós-graduação em Nutrição da Unifesp. Membro da Associação Brasileira para o Estudo da Obesidade e da Síndrome Metabólica (Abeso).

Paulo de Jesus Hartmann Nader
Mestre em Pediatria pela UFRGS. Professor Adjunto da Disciplina de Pediatria do Curso de Medicina da Universidade Luterana do Brasil (Ulbra). Chefe do Serviço de Neonatologia e Pediatria do Hospital Universitário da Ulbra. Presidente do Conselho Científico do Departamento de Neonatologia da SBP, gestão 2007-2009.

Paulo Poggiali
Especialista em Pediatria e Neonatologia pela SBP. Presidente da Sociedade Mineira de Pediatria (SMP). Membro do Departamento Científico de Pediatria Ambulatorial da SBP. Coordenador do Berçário e Alojamento Conjunto do Hospital e Maternidade Mater Dei, Belo Horizonte, MG.

Rejane Cavalcante
Especialista em Neonatologia pela SBP. Mestre e Doutora em Pediatria pela Unifesp. Professora-assistente II da Disciplina de Pediatria do Departamento de Saúde Integrada da Universidade do Estado do Pará (Uepa). Membro do Departamento Científico de Neonatologia da SBP.

Renata Dejtiar Waksman
Doutora em Pediatria pela FMUSP. Presidente do Departamento Científico de Segurança da Criança e do Adolescente da SBP. Coordenadora do Núcleo de Estudos da Violência Contra a Criança e o Adolescente da SPSP. Médica do Departamento Materno-infantil do HIAE.

Ricardo Halpern
Mestre em Saúde Materno-infantil pela School of Public Health, University of North Carolina, Chapel Hill, EUA. Doutor em Pediatria pela UFRGS. Post-doctoral Fellow em Pediatria do Desenvolvimento e Comportamento pelo Center for Development and Learning, University of North Carolina, Chapel Hill, EUA. Professor Adjunto de Pediatria da Universidade Federal de Ciências da Saúde de Porto Alegre (UFCSPA) e da Ulbra. Presidente do Departamento Científico de Saúde Mental da SBP.

Ricardo Sukiennik
Especialista em Pediatria pela Universidade Federal de Ciências da Saúde de Porto Alegre (UFCSPA)/Hospital da Criança Santo Antônio. Mestre em Pediatria pela Unifesp. Doutor em Ciências Pneumológicas pela UFRGS. Professor Adjunto da Disciplina de Pediatria Clínica do Departamento de Pediatria da UFCSPA.

Roseli Oselka Saccardo Sarni
Médica-assistente da Disciplina de Alergia e Imunologia do Departamento de Pediatria da Unifesp. Doutora em Medicina pela Unifesp. Professora-assistente da Faculdade de Medicina do ABC.

Rubens Marcelo Souza Leite
Mestre em Ciências da Saúde pela UnB. Membro da Câmara Setorial de Cosméticos da Agência Nacional de Vigilância Sanitária (Anvisa). Professor de Dermatologia Clínica Médica da Universidade Católica de Brasília. Membro do Departamento Científico de Dermatologia Pediátrica da SBP. Presidente do Comitê de Dermatologia da Sociedade de Pediatria do Distrito Federal.

Severino Dantas Filho
Professor Titular de Pediatria e Chefe do Departamento de Pediatria e Puericultura da Escola Superior de Ciências da Santa Casa de Misericórdia de Vitória (Emescam). Coordenador de Extensão da Escola Superior de Ciências da Emescam. Professor de Pediatria do Departamento de Pediatria da Ufes. Membro do Departamento Científico de Nutrologia da SBP.

Valdenise Tuma Calil
Especialista em Pediatria, Neonatologia e Nutrologia Pediátrica pela SBP e em Terapia Intensiva Pediátrica pela Sociedade Brasileira de Terapia Intensiva. Mestre e Doutora em Pediatria pela FMUSP. Médica Encarregada do Setor Técnico do Berçário Anexo à Maternidade do Hospital das Clínicas da FMUSP. Presidente do Departamento

Científico de Aleitamento Materno da SPSP. Professora Colaboradora da Disciplina de Neonatologia do Departamento de Pediatria da FMUSP.

Vera Lucia Gaspar
Mestre em Pediatria pela UFMG. Professora de Pediatria da Faculdade de Medicina do Vale do Aço, Ipatinga, MG. Pediatra do Hospital Márcio Cunha, Ipatinga, MG. Membro do Departamento Científico de Segurança da Criança e do Adolescente da SBP.

Vera Lúcia Vilar de Araújo Bezerra
Especialista em Pediatria pelo Departamento de Pediatria da FMUSP. Mestre em Nutrição Humana pelo Department of Human Nutrition of London School of Hygiene and Tropical Medicine of London University, Inglaterra. Doutora em Pediatria pelo Departamento de Pediatria da Unifesp. Professora Titular de Pediatria das Disciplinas de Pediatria, Crescimento e Desenvolvimento e de Internato em Pediatria, do Departamento de Medicina da Criança e do Adolescente da Faculdade de Medicina da UnB. Coordenadora da Residência Médica em Pediatria. Membro da SBP e da Sociedade de Pediatria do Distrito Federal.

Virgínia Resende Silva Weffort
Mestre e Doutora em Pediatria pela Faculdade de Medicina da USP. Professora Adjunta e Responsável pela Disciplina de Pediatria da UFTM. Supervisora da Residência em Pediatria da UFTM.

Carta da Sociedade Brasileira de Pediatria para os pais – 3ª edição

Prezadíssimos leitores

Este livro, em sua terceira edição, foi construído com base nas melhores evidências científicas atuais e envolvimento de grande afetividade de parte dos colaboradores e editores, uma vez que, sendo todos pediatras, têm em seu traço vocacional, o carinho, a dedicação e o profundo respeito para com a saúde dos bebês para que, um dia, tornem-se crianças em franco desenvolvimento e adolescentes saudáveis. Serão os cidadãos adultos do futuro.

O conteúdo encontrado nesta obra é altamente elucidativo e ilustrativo em relação a toda evolução de um bebê, com suas mais variadas características, desde a vida intrauterina até o final do segundo ano de vida.

Ao se observar o índice com todas as suas seções e capítulos, verifica-se um universo de informações essenciais inseridas em suas valiosas páginas.

Trata-se de uma obra para ler, consultar e reler.

Os pediatras brasileiros que, em seu conjunto agregam-se de forma associativa na Sociedade Brasileira de Pediatria – SBP, a maior sociedade de especialidade médica do país, conhecem profundamente os ensinamentos que aqui são reproduzidos, e, de forma atenta e competente, em sua nobre tarefa que é a Puericultura (seguimento dinâmico da evolução dos pequenos pacientes ao longo de seu ritmo de crescimento e desenvolvimento), esclarecem os detalhes aos pais e demais responsáveis durante as visitas médicas que recebem.

A SBP sente-se orgulhosa de multiplicar, de forma permanente e contínua, os conhecimentos relacionados à boa condução médica especializada dos pequeninos rumo à sua cidadania plena.

Nesta nova edição, foram atualizadas várias informações, tais como a vacinação neonatal e nos dois primeiros anos de vida, bem como importantes características da alimentação do lactente.

Com meus melhores cumprimentos, desejo que aproveitem os didáticos textos a seguir.

Clóvis Francisco Constantino
Presidente da Sociedade Brasileira de Pediatria
(Gestão 2022-2024)

Carta da Sociedade Brasileira de Pediatria para os pais – 2ª edição

Todos nós pediatras sabemos que o que há de mais precioso para as pessoas são seus filhos!

Os pediatras são os únicos especialistas capacitados a assistir, orientar e tratar as crianças, os adolescentes e as suas famílias, exercendo um papel fundamental para orientar hábitos saudáveis e para responder às dúvidas dos pais. A consulta presencial é indispensável desde a gestação e periodicamente durante toda a vida da criança e do adolescente. A presença do pediatra é necessária em todos os níveis de atendimento, seja primário, secundário ou terciário, no consultório, no hospital e na terapia intensiva.

A Sociedade Brasileira de Pediatria, maior sociedade médica do país, tem como objetivos atualizar a cada dia o conhecimento, lutar pelas políticas públicas que envolvem as crianças e os adolescentes e valorizar esses profissionais. Além disso, sempre se voltou para a educação em saúde junto aos pais e recentemente ampliou no seu site a área de orientação para as famílias, com sugestões adequadas nos cuidados dos pacientes pediátricos desde o recém-nascido até o adolescente. O aconselhamento correto é fundamental para as famílias com relação aos seus filhos, do ponto de vista de crescimento e desenvolvimento, socialização, aspectos cognitivos e psicológicos, com sugestões de reflexões diante dos desafios vividos na atualidade. Essa interlocução com o pediatra é indispensável para o bem-estar dos pacientes que crescem a cada dia e para maior segurança dos pais.

Este livro, atual em seu conteúdo, foi construído com a colaboração de vários pediatras dedicados a essa ação educativa e está em segunda edição para ajudar a todos que cuidam de crianças e adolescentes!

Com os cumprimentos,

Luciana Rodrigues Silva
Ex-Presidente da Sociedade Brasileira de Pediatria
(2016-2019 e 2019-2021)

Carta da Sociedade Brasileira de Pediatria para os pais – 1ª edição

A Sociedade Brasileira de Pediatria (SBP) tem forte compromisso social, reconhecido em todo o território nacional. Coerente com os objetivos das ações que desenvolve, projetadas para promover a saúde da infância e da adolescência, nobre prioridade que cumpre estabelecer no País, a SBP decidiu prestar mais um relevante serviço à sociedade brasileira.

Preocupada com a adequada orientação dos pais a respeito dos cuidados necessários ao crescimento e desenvolvimento saudáveis de suas crianças, a entidade empenhou-se na produção desta preciosa obra intitulada *"Filhos – da gravidez aos 2 anos – dos pediatras da Sociedade Brasileira de Pediatria para os pais"*.

Trata-se de um livro moderno, atual, de fácil manuseio, claro, prático e adequadamente ilustrado, que se destina a responder, com base científica sólida, as questões que surgem no cotidiano dos cuidadores do ser humano no período de vida marcado por muitas fragilidades e riscos relevantes. Resultado de importante parceria com a Editora Manole, o livro está estruturado de forma bastante explicativa, instruindo os pais sobre como proceder no convívio saudável com os filhos. Mostra-lhes também as medidas mais corretas que devem adotar nas situações imprevistas e emergenciais, apontando o tipo de profissional ao qual se deve recorrer em cada uma delas.

Temas essenciais à orientação dos pais, desde a gravidez até o final do segundo ano de vida da criança, são abordados de forma objetiva, visando a conferir referência segura à família para o perfeito exercício de suas funções. Assim, podem ser esclarecidas todas as dúvidas sobre o acompanhamento obstétrico; o preparo para o parto; os critérios para a escolha do pediatra e da maternidade; e os primeiros cuidados com a criança em casa, tais como banho, troca de fraldas, choro, cólicas, bem como os alertas para a segurança do bebê. Além disso, os pais terão acesso às técnicas e cuidados para uma amamentação bem-sucedida e conhecerão as dicas para a mãe manter a amamentação na volta ao trabalho fora do lar, assim como as normas para o desmame e transição para uma alimentação balanceada. São também abordadas as recomendações sobre o crescimento, o desenvolvimento e o perfil comportamental dos filhos; as vacinas e as consultas ao pediatra; os cuidados com os dentes, com a pele, além dos exames para avaliação da visão e da audição. Até orientações sobre as brincadeiras ideais para proporcionar a adequada estimulação da criança estão presentes neste guia.

Para atingir plenamente a finalidade com que foi concebido, o livro vai além de conteúdos puramente práticos. Dedica especial atenção à parte emocional do convívio entre pais e filhos e à formação do vínculo materno e paterno, fundamentos insubstituíveis da educação das crianças. Fornece conceitos importantes sobre situações especiais e pouco discutidas, como adoção, teste de paternidade, gêmeos, bebês prematuros e portadores de necessidades especiais.

Esta obra, inovadora na forma e sólida no conteúdo, resulta de trabalho convergente dos pediatras que integram os vinte e sete departamentos científicos da SBP. Representa, por isso, um valioso instrumento educativo, capaz de contribuir para maior segurança dos pais nas tarefas que lhes cabe desempenhar, com acerto, para prover os melhores cuidados aos seus filhos.

Dioclécio Campos Júnior
Ex-Presidente da Sociedade Brasileira de Pediatria (SBP)

Como usar este livro

leitura direta e dinâmica, especialmente elaborada como se você estivesse no consultório de um pediatra, tendo uma conversa com seu médico

página que mostra o conteúdo geral do livro e os ícones das dicas distribuídas pelo livro todo

Prefaciais

Recém-nascido - 0 a 28 dias

Lactente - 28 dias a 2 anos

Ícones

ATENÇÃO

BRINCADEIRAS QUE ELE VAI GOSTAR

O QUE VOCÊ DEVE SABER

O QUE VOCÊ DEVE FAZER

O QUE VOCÊ NÃO DEVE FAZER

O QUE OBSERVAR

CONSULTE O PEDIATRA

O QUE O PAPAI PODE FAZER

Resultados de estudos da Organização Mundial da Saúde (OMS), ao longo dos últimos 10 anos, confirmam o risco de gravidez em nutrizes sem menstruar de 1,7% até o 6º mês, passando para 7%, até o 12º mês pós-parto, independentemente da idade de introdução de complementos alimentares para o bebê.

Uma pesquisa com 130 mulheres, no Chile, avaliou a probabilidade acumulada de gravidezes, em 6 meses de uso do método LAM. Observou-se que, nas nutrizes sem menstruação, a probabilidade de engravidarem foi de 1,8%; nas nutrizes com menstruação presente, a probabilidade elevou-se para 27,2%. Portanto, **a ausência de menstruação é essencial para garantir a eficácia do método LAM.**

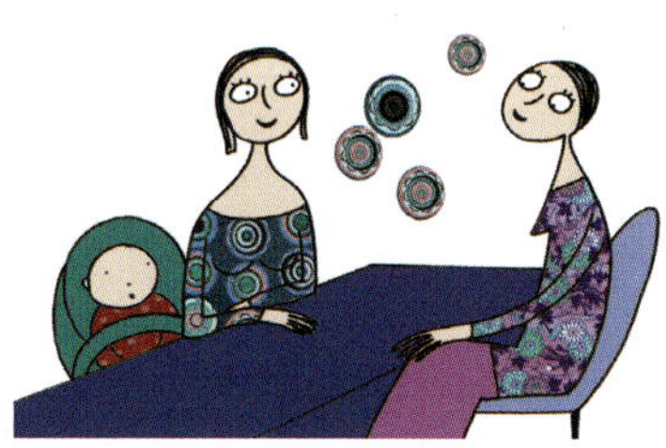

O QUE VOCÊ DEVE FAZER

Obedecer às 3 regras básicas para que o método da lactação-amenorreia seja eficaz.

Lactente

CONSULTE O PEDIATRA

Se algum dos critérios que garantem a eficácia do método da lactação-amenorreia não estiver sendo satisfeito, buscar orientação médica para associar ou adotar outro método de anticoncepção que possibilite a manutenção da amamentação, esteja de acordo com a sua situação socioeconômica, com seus valores religiosos e culturais e que agrade a você e seu companheiro.

O QUE VOCÊ NÃO DEVE FAZER

- Não utilizar chupetas e/ou mamadeiras.
- Não introduzir líquidos ou sólidos na alimentação do bebê antes dos 6 meses (exceto nos casos em que houver recomendação médica).
- Não fazer longos intervalos entre as mamadas.

Esses fatores podem interferir diretamente na produção de leite, permitindo a oscilação da liberação do hormônio prolactina, o que aumenta a chance de ovulação e, consequentemente, de uma nova gravidez.

211

ícones de fácil localização criados para destacar as informações

Vacinação do lactente (29 dias a 2 anos)

Idade	Vacinas	Doses	Doenças evitadas	Data em que foi vacinado(a)
Ao nascer	Hepatite B (HBV) [1]	1ª dose	Hepatite B	
	BCG ID [2]	Dose única	Tuberculose	
2 meses	Tríplice bacteriana (DTPa ou DTP) [3]	1ª dose	Difteria, tétano e coqueluche	
	Hib [4]	1ª dose	*Haemophilus influenzae* tipo b	
	HBV [1]	2ª dose	Hepatite B	
	VIP/VOP [5]	1ª dose	Poliomielite (paralisia infantil)	
	Pneumocócica conjugada (Pn) [6]	1ª dose	Pneumonia e meningites causadas pelo pneumococo	
	Rotavírus [7]	1ª dose	Diarreia por rotavírus	
3 meses	Meningocócica C e A, C, W, Y conjugadas [8]	1ª dose	Meningite	
	Meningocócica B recombinante [9]	1ª dose	Meningite	

calendário de vacinação no início de cada seção para preencher com a data em que foi vacinado(a)

quadros de leitura rápida, contendo alertas importantes

ATENÇÃO

Algumas meninas podem apresentar uma secreção vaginal esbranquiçada ou ligeiramente sanguinolenta, ocasionada pela passagem de hormônios maternos, durante a gestação. Essa secreção é considerada normal e a limpeza nesta região deve ser feita delicadamente.

O QUE VOCÊ NÃO DEVE FAZER

- Não trocar a fralda do bebê logo após a amamentação, para evitar regurgitações.
- Não usar produtos de proteção que contenham corticosteroides ou antifúngicos, pois estes são usados para tratamento e o objetivo é a prevenção! Deve-se lembrar sempre que a prevenção pode e deve ser feita pelos pais, mas o tratamento deve ter a supervisão do pediatra.

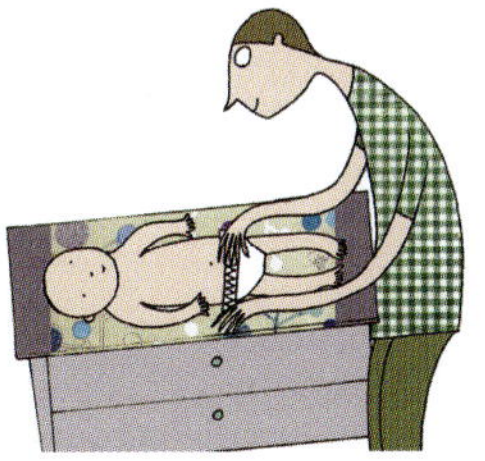

delicadas ilustrações que reproduzem os momentos mais especiais dos pais com os filhos, trazendo vida ao texto

Produtos para a prevenção de assaduras e irritação da pele do bebê

Os recém-nascidos urinam até vinte vezes ao dia e, mesmo que diversas trocas de fralda sejam realizadas, a pele ainda fica sujeita à irritação. Por esse motivo, há algum tempo, **eram** bastante utilizados talcos e amido de milho para prevenir assaduras, pois ambos possuem boa capacidade de absorção, diminuindo a umidade na área das fraldas.

No entanto, a possibilidade de o bebê aspirar o talco em dispersão no ar, bem como a maior chance de surgirem infecções por fungos em decorrência do uso do amido de milho, tornaram o uso desses produtos desaconselhável.

Atualmente, encontram-se disponíveis comercialmente **pastas, cremes e pomadas para a proteção da pele do bebê.** Esses produtos normalmente contêm óxido de zinco, que produz uma camada de proteção sobre a pele, diminuindo a chance de irritação e prevenindo as assaduras.

68

informações atuais e completas para os pais bem informados e que buscam uma maior profundidade nos assuntos. Além de temas que desafiam os pais no dia a dia, traz o que há de mais novo na legislação brasileira

À espera do bebê

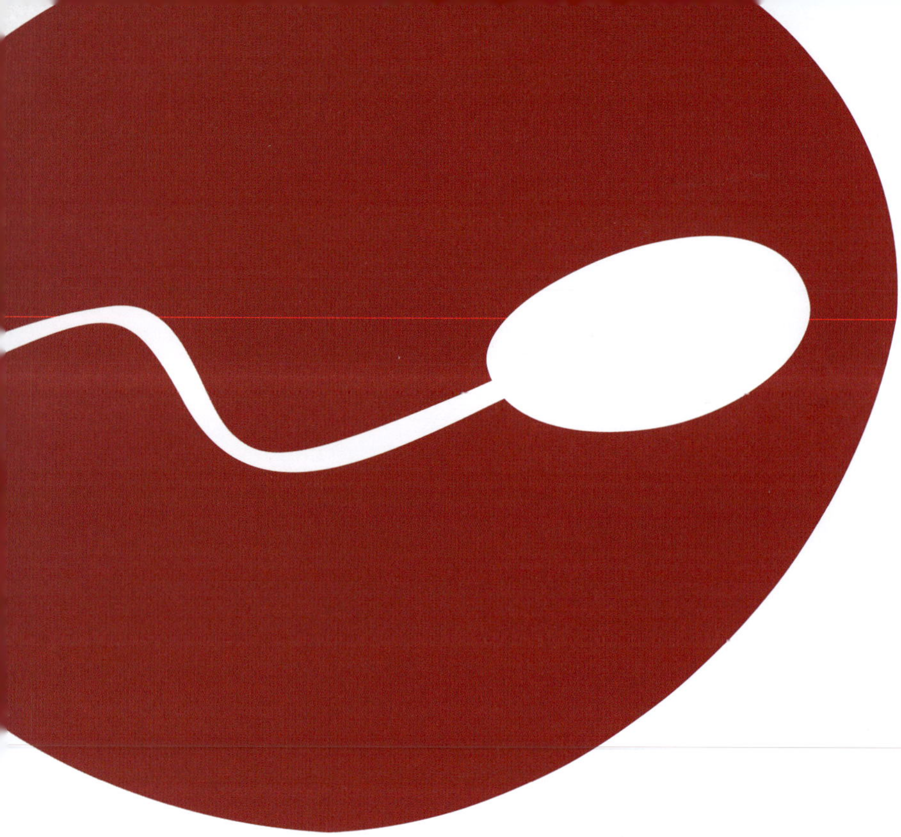

À espera do bebê

Capítulos

À espera do bebê

Conteúdo

A gravidez

A gestação de uma nova vida proporciona grande alegria e realização para a mulher. Na gravidez, o corpo feminino apresenta transformações que garantem o desenvolvimento do feto e preparam seu nascimento. O psiquismo da mulher também necessita de alterações peculiares à nova identidade que começa a surgir: **a de mãe.**

Porém, não é só a mulher que passa por adaptações durante a gravidez; trata-se de um fenômeno diferenciado **na vida de um casal.** Dessa forma, o homem tende a participar cada vez mais ativamente da gestação, que **pode** e **deve** ser uma etapa vivida a dois.

Além da alegria pela chegada próxima do bebê, surgem, nessa época, tanto no pai como na mãe, incertezas, medos e ansiedade. A seguir, são esclarecidas as dúvidas mais comuns que atormentam o casal nessa fase tão especial de sua vida.

A compreensão dos momentos iniciais responsáveis pela formação do vínculo mãe-bebê é extremamente importante, e a gestação é um momento privilegiado para esse entendimento.

Vínculo pais-filho na gravidez

O papel da mãe é essencial para a formação do psiquismo (parte psicológica) do bebê. Os acontecimentos que envolvem o binômio mãe-filho são fundamentais para a adequada estruturação da personalidade do pequeno ser, sendo amplamente reconhecida a relevância do vínculo materno-infantil para o desenvolvimento emocional, social e cognitivo saudável da criança ao longo de toda a sua vida. A atitude emocional da mãe orienta o bebê, conferindo

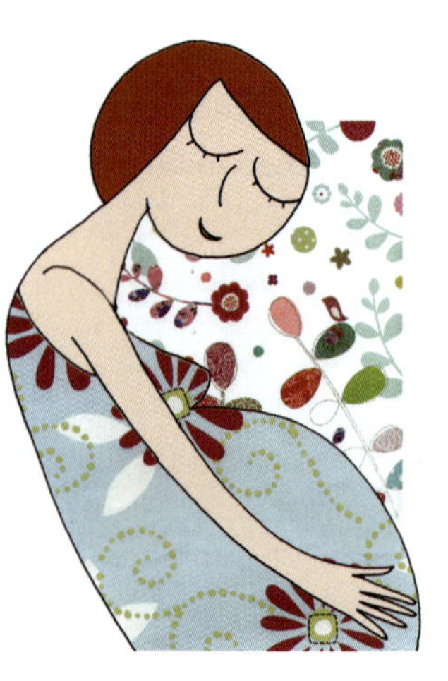

qualidade de vida à sua experiência e servindo como organizadora da sua vida psíquica.

A vivência da gestação, com todos os seus sentimentos intensos, variados e ambivalentes, está intimamente relacionada à história e às situações vividas pela gestante ao longo de sua vida.

Essa vivência influirá na adaptação da mulher a seu novo papel e na formação do vínculo com seu filho. A formação do vínculo está muito relacionada aos sentimentos e às expectativas da futura mãe quanto ao pequeno ser que se desenvolve em seu útero.

A relação **mãe-pai-bebê** começa, de fato, no período pré-natal, no qual os pais, baseados em informações como sexo da criança e características de sua movimentação no ambiente intrauterino, começam a interagir com o feto.

O feto já demonstra capacidade de audição desde a **sexta semana** da gravidez, podendo reconhecer a voz dos pais e os batimentos cardíacos de sua mãe. Além das vozes de seus pais, a criança é capaz de captar todas as emoções que as acompanham. Dessa forma, o bem-estar físico e emocional da gestante é essencial para promover o adequado crescimento e desenvolvimento fetais, evitando o nascimento de recém-nascidos com baixo peso, hiperatividade, dificuldades alimentares e futuros distúrbios psíquicos.

O QUE VOCÊ DEVE FAZER

Interagir e procurar conhecer o seu filho antes do nascimento, conversando com ele, pensando nele, imaginando suas características e sentindo seus movimentos, são atitudes bastante positivas para a construção de um relacionamento saudável com a criança.

ATENÇÃO

A gestação **não pode** ser encarada como um momento especial apenas para a mulher. O **homem deve compartilhar** os sentimentos de alegria, tristeza, preocupação, medo, sonhos, fantasias e angústia, embora com características e intensidade diferentes da mãe. O papel do pai na gravidez tem sido cada vez mais valorizado. Os maus-tratos à gestante ou o seu abandono por parte do companheiro podem afetar profundamente o feto em desenvolvimento.

O QUE O PAPAI PODE FAZER

O pai pode manter um contato físico com o seu filho por meio das carícias no abdome materno ou da comunicação verbal com o feto dentro do útero. "Conversar com uma barriga" pode parecer constrangedor, mas é por intermédio dessa atitude que o feto se sente amado, desejado, compreendido e respeitado. O pai deve ainda elogiar o corpo da grávida e apreciar as modificações que nele estão ocorrendo, mostrando-se sempre disponível e participativo nas tomadas de decisão que envolvam o bebê.

ATENÇÃO

É possível que o pai tenha ciúmes do importante papel da mãe na gestação, alegando que lhe é negada a participação direta no binômio mãe-bebê, ou seja, o pai pode se sentir excluído da relação. A mãe deve ser perspicaz para perceber esse tipo de situação e promover uma participação mais ativa do companheiro, incluindo-o nessa relação íntima e fortalecendo o vínculo pai-filho.

O pai não carrega o filho no ventre durante os nove meses, nunca o amamenta e só ocasionalmente permanece ao lado de seu filho por tanto tempo quanto a mãe. No entanto, é indiscutível que o vínculo que se forma entre pai e filho pode ser **tão forte e vital quanto o vínculo mãe-filho.**

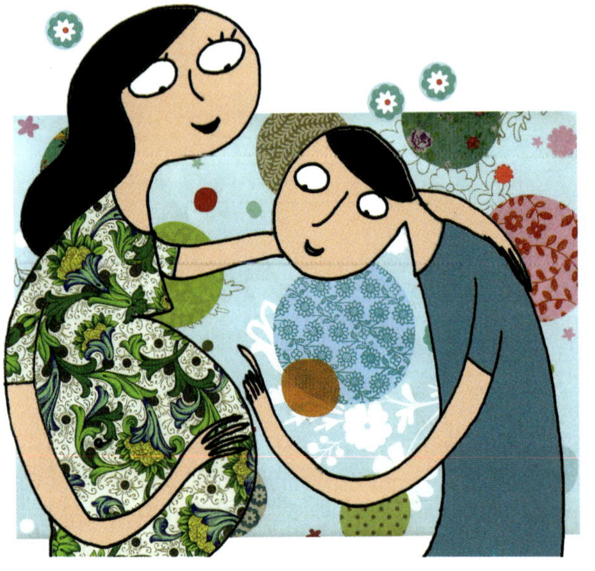

Várias pesquisas demonstram a importância do pai para o feto e para o recém-nascido. Foram descritas taxas significativas de distúrbios psiquiátricos, especialmente esquizofrenia, em crianças cujo pai faleceu durante a gestação. Após o parto, a ausência de um pai verdadeiro ou substituto resulta em vazios afetivos no bebê. Filhos de pais divorciados podem apresentar baixo rendimento escolar, agressividade, maior probabilidade de utilizar drogas, angústia e depressão.

O vínculo e o nascimento

O nascimento do bebê é um momento de grande vulnerabilidade emocional, no qual os sentimentos predominantes durante a gestação sofrem profundas modificações. O bebê imaginário do ventre materno pode ser muito diferente do recém-nascido real. Muitos pais tendem a negar essa realidade nas primeiras semanas de vida do bebê, especialmente se ele não corresponder às suas expectativas. O período de adaptação gradual entre pais e filho, nos primeiros dias após o nascimento, é muito significativo para a formação do vínculo, podendo determinar a qualidade da ligação afetiva que irá se estabelecer por toda a vida.

O acompanhamento obstétrico

A partir da fecundação, quando o espermatozoide encontra o óvulo e nele penetra, a gravidez dura, normalmente, **266 dias ou 38 semanas** ou nove meses solares. Entretanto, como nem sempre se sabe quando ocorreu a fecundação, é praxe contar o tempo de gravidez desde **o primeiro dia da última menstruação,** que costuma acontecer duas semanas antes (pelo menos em mulheres com ciclos menstruais regulares de 28 dias). Segundo essa contagem, a duração total da gravidez é de **280 dias ou 40 semanas** ou dez meses lunares.

CONSULTE UM OBSTETRA

Tão logo saiba que está grávida, a mulher deve escolher um bom obstetra e iniciar o acompanhamento pré-natal, que durará todo o tempo da gestação, até o momento do parto. Durante o pré-natal, a saúde da mãe e a do bebê serão controladas minuciosamente, para prevenir e, por vezes, tratar qualquer intercorrência que perturbe o bom desenvolvimento da gravidez. Nas visitas regulares ao obstetra, serão avaliadas as condições físicas da mãe e o desenvolvimento do bebê, por intermédio de exames clínicos, laboratoriais e ultrassonografias.

Quais os períodos da gravidez?

Os nove meses de duração da gravidez podem ser divididos em **três trimestres,** devido às peculiaridades de cada um desses períodos.

1º trimestre (do 1º ao 3º mês)

O óvulo fecundado passa por várias divisões, transforma-se em embrião e depois em feto. É uma fase crítica do desenvolvimento: os cuidados começam pelo acompanhamento pré-natal.

Sintomas comuns: predominam os enjoos e eventuais vômitos, principalmente matinais, que desaparecerão no segundo trimestre. Outras alterações comuns nesse início de gravidez são: sensação de cansaço, sonolência, perda de peso, aumento do volume dos seios, vontade de urinar frequentemente, cólicas abdominais discretas e aumento da sede. Também são comuns as alterações emocionais: nessa fase, a mulher se sente fragilizada e é comum chorar à toa.

O QUE VOCÊ DEVE SABER

Sabendo o sexo do bebê
É possível saber o sexo do seu bebê logo no início da gestação, mas ainda não vale a pena, porque a identificação do sexo é feita por exames invasivos que trazem algum risco para a própria gravidez (biópsia de placenta, amniocentese) ou por ser muito dispendiosa, com a pesquisa de células fetais no sangue da mãe.

2º trimestre (do 4º ao 6º mês)
Fase mais tranquila devido ao maior conforto físico. Ao completar 20 semanas, o bebê costuma pesar meio quilo e já está com todos os seus órgãos desenvolvidos, mas ainda não maduros, por isso ainda não está pronto para nascer.

Sintomas comuns: os sintomas do início da gravidez tendem a desaparecer – há uma maior adaptação do organismo às mudanças gestacionais. **A barriga finalmente aparece.** Surgem as primeiras sensações dos movimentos do bebê. No final dessa fase, podem surgir sintomas desagradáveis como a queimação no estômago e as dores nas costas.

DICA

O melhor é aguardar a **ultrassonografia morfológica,** que é feita na metade da gravidez (entre **18 e 20 semanas**), com inspeção de todos os órgãos do bebê. Procure saber qual a confiança no resultado obtido, pois **qualquer informação que não apresente 100%** de certeza pode estar errada. Dependendo de uma série de fatores, mesmo profissionais com muitos anos de experiência podem achar que o sexo é masculino em função de uma parte do cordão umbilical estar localizada entre as pernas do bebê. Em outros casos, a posição em que o bebê se encontra no momento do exame pode dificultar a identificação de algum indício de sexo masculino e, por exclusão, o profissional deduz que se trata de uma menina. **Por isso, é importante saber qual a segurança da informação recebida.**

CURIOSIDADE

Certa vez, uma gestante, mãe de duas meninas, ficou conformada quando o exame ultrassonográfico revelou que seu terceiro bebê era outra menina. O pai, que desejava muito ter um menino, ainda pediu para repetirem o exame mais duas vezes e, em todos, o resultado confirmou: uma menina. Presente na sala de parto no momento da cesariana, o pai quase teve um chilique quando viu nascer **um menino.** E ainda comentou: "Foi o melhor erro médico que já presenciei em toda minha vida!".

3º trimestre (do 7º ao 9º mês)

Sintomas comuns: período de grande sobrecarga física e emocional, principalmente nas últimas semanas. A grávida sente certa dificuldade para respirar e para se locomover devido à "barrigona", que costuma ser o centro das atenções. Não há posição para dormir!

Quais as queixas mais comuns durante a gravidez?

Enjoos

São os sintomas mais comuns e podem se constituir no primeiro sinal de gravidez. A maioria das grávidas tem náuseas em maior ou menor grau, principalmente na primeira gestação. Dependendo da intensidade do enjoo, pode ser seguido de vômito incontrolável. Os enjoos tendem a desaparecer a partir do **4º mês.** O motivo mais provável para os enjoos é a presença de hormônios produzidos em grande quantidade pela placenta e que provocam relaxamento de toda a musculatura do tubo digestivo, o que torna a passagem dos alimentos mais demorada e enjoativa. Em alguns casos, além das náuseas (e para piorá-las), pode ocorrer um aumento da salivação, chamado de ptialismo ou sialorreia.

DICA

Alimentos secos (biscoitos, torradas) logo pela manhã podem ajudar a aliviar os enjoos. Outra dica é evitar frituras, gorduras e condimentos fortes.

Azia

Conforme a gravidez se desenvolve, o útero cresce e provoca aumento da pressão intra-abdominal, que, associada à menor capacidade de retenção do estômago, faz uma pequena quantidade de alimentos voltar para o esôfago, o chamado **refluxo gastroesofágico.** Isso causa uma desagradável sensação de queimação. Intervalos longos entre as refeições também provocam a mesma sensação desagradável.

DICA

Algumas medidas simples são muito eficazes para evitar essa azia como, por exemplo, fazer várias pequenas refeições ao longo do dia, em intervalos mais curtos, e não se deitar após as refeições.

ATENÇÃO

No final do 3º trimestre, a grávida deve estar em estado constante de prontidão, em função da iminência do parto. Ao final, o bebê pesará em torno de três quilos, irá se movimentar menos e estará pronto para nascer.

Cãibras

De causa incerta, alguns especialistas apontam, de forma empírica, que é causada pela deficiência de cálcio. Quando presentes, as cãibras musculares costumam ocorrer nos membros inferiores e mais à noite.

DICA

Massagens locais e exercícios passivos com os pés e artelhos costumam trazer algum alívio.

Prisão de ventre

Bastante comum, a obstipação intestinal pode surgir na gravidez ou, no decorrer dela, agravar-se. Ocorre pelo fato de o funcionamento intestinal ser mais lento durante a gestação. Pode também estar relacionada a eventuais mudanças de hábitos alimentares ou a causas emocionais.

ATENÇÃO

É bom lembrar que a prisão de ventre favorece o surgimento de hemorroidas.

DICA

Independentemente da causa, uma **dieta rica em fibras,** especialmente verduras, legumes e frutas, a ingestão de líquidos à vontade e caminhadas diárias contribuem para normalizar a função intestinal da gestante.

Vontade de urinar frequentemente

A vontade de urinar frequentemente é inevitável e acontece porque a bexiga é comprimida durante toda a gravidez: inicialmente pelo aumento do volume do útero e, bem no final, por uma intensificação do sintoma quando a cabeça do bebê encaixa na bacia da mãe (a chamada "queda do ventre" das duas últimas semanas).

Inchaço

A maioria das grávidas apresenta inchaço (edema) no último trimestre, principalmente nos pés e nas pernas. De modo geral, não constitui sinal de alerta, exceto quando tende a se manifestar em outras áreas, como as mãos e o rosto. Nesses casos, é prudente um controle mais rigoroso da pressão arterial.

DICA

Uma boa dica é prestar atenção se surge alguma dificuldade em retirar a aliança ou outros anéis. O repouso com os pés elevados pode ajudar a diminuir o inchaço. Quanto à dieta, a única recomendação com base científica é que a grávida não deve abusar do sal na comida, o que não significa eliminá-lo por completo.

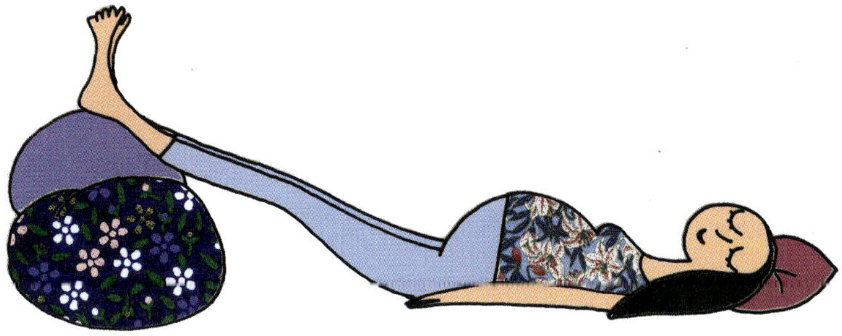

Varizes

A dilatação das veias dos membros inferiores ocorre devido à dificuldade de retorno da circulação venosa em função da compressão ocasionada pelo constante aumento do volume do útero.

DICA

O uso de meias elásticas sob orientação médica, assim como o hábito de manter os pés elevados ao se sentar e não permanecer parada em pé por longos períodos, pode aliviar o problema. Se você precisa ficar muito tempo em pé, não fique parada, procure se locomover! Outra dica é colocar calços nos pés da cama, a fim de manter o tronco e a cabeça mais baixos que as pernas, aliviando a pressão venosa dos membros inferiores durante o período de sono.

Hemorroidas

A dilatação das veias hemorroidárias, conhecida como hemorroida, ocorre pelo mesmo motivo das varizes, acrescido do hábito intestinal inadequado, especialmente a "prisão de ventre". As mesmas recomendações já apontadas tanto para "prisão de ventre" quanto para varizes valem também para evitar as hemorroidas.

Sangramento da gengiva

A gravidez determina um aumento da vascularização (circulação de sangue) na gengiva, o que facilita a ocorrência de sangramentos locais.

DICA

Não há como prevenir essa maior vascularização, mas o sangramento gengival pode ser evitado com uma boa higiene bucal após todas as refeições, além do uso de escova dental com cerdas macias.

CONSULTE O DENTISTA

Durante o pré-natal, **a gestante deve ir ao dentista,** ao menos uma vez, mesmo sem queixas. Na gestação, ocorrem alterações na cavidade oral que favorecem o surgimento de gengivite e formação de placas bacterianas, que predispõem à doença periodontal crônica, uma causa importante de parto prematuro.

O QUE VOCÊ DEVE SABER

As radiografias devem ser evitadas, porém, se forem inevitáveis devem ser realizadas somente **a partir do 4º mês,** e, durante o procedimento, o restante do corpo deve ser protegido com avental de chumbo. Não há impedimento para uso de anestésicos locais para tratamento dentário.

Mamas doloridas e pesadas

A gravidez provoca um aumento importante no volume do tecido mamário, devido à ação hormonal para preparo para a futura lactação.

DICA

Manter os seios horizontalizados, ou seja, usar sutiã que os sustente, porém sem comprimi-los. Essa recomendação vale para a gestação e também para o período de aleitamento.

Exames importantes no decorrer da gestação

Apesar de existirem algumas variações entre os exames solicitados pelos obstetras, os exames descritos a seguir devem ser realizados durante a gestação.

Exames de sangue

- **Identificação do tipo sanguíneo e do fator Rh.** Objetivo do exame: verificar o grupo sanguíneo da mãe (O, A, B ou AB) e identificar se ela apresenta fator Rh positivo ou negativo. Atenção: caso a mãe seja Rh negativo e o cônjuge, positivo, existe o risco de a mãe produzir anticorpos contra o sangue do bebê, o que pode ser evitado com imunoglobulina específica.

- **Hemograma.** Objetivo do exame: detectar possíveis anemia (redução de glóbulos vermelhos) e infecções (aumento de glóbulos brancos).

- **Glicemia.** Objetivo do exame: detectar diabete e, em casos mais leves, intolerância à glicose, ambos podendo se manifestar apenas durante a gestação. Se os índices estiverem normais, o exame é repetido entre 26 e 28 semanas de gestação.

- **Sorologia.** Objetivo do exame: detectar doenças precocemente. Algumas doenças infecciosas podem repercutir negativamente sobre o bebê, como sífilis, rubéola, toxoplasmose, hepatite e Aids. Quando as sorologias são negativas, recomenda-se sua repetição nos trimestres seguintes.

ATENÇÃO

Em certos casos, como quando a mãe está contaminada pelo vírus da Aids (HIV), se o tratamento for instituído no momento oportuno e de forma correta, a chance de transmissão para a criança pode ser reduzida drasticamente. No caso da sífilis, o tratamento adequado (com penicilina) cura tanto a mãe quanto o bebê, caso tenha sido atingido.

Exame de urina

É realizado para a detecção de infecção urinária com ou sem sintomas (esta, chamada de bacteriúria assintomática). Pode ser útil para o acompanhamento de gestantes diabéticas e hipertensas, para detectar presença de proteína na urina. Ocasionalmente, a presença de cristais pode indicar a tendência da gestante a formar cálculos urinários ("pedras nos rins").

Ultrassonografia

Objetivo do exame

A ultrassonografia é realizada para verificar se o feto está posicionado no lugar certo, para ver quantos fetos existem, calcular a idade gestacional e a data provável do parto. Além disso, permite observar se o feto é bem-formado, a sua movimentação e também o sexo.

Lembre-se: cuidado com diagnóstico de sexo muito precoce ou com "diagnóstico muito provável".

Este exame revolucionou o diagnóstico por imagem da gravidez, entretanto, o que se observa é o uso excessivo deste exame, com realização de ultrassonografias quase mensais, muitas vezes desnecessárias.

Papanicolaou

As mulheres devem realizar o exame de "prevenção de câncer do colo do útero" uma vez por ano. O exame pode ser realizado normalmente durante a gravidez.

Exame de fezes

Apesar de não ser obrigatório, o exame protoparasitológico de fezes é recomendado, pois a maioria das parasitoses intestinais é passível de tratamento a partir do segundo trimestre da gravidez.

Pesquisa de estreptococo do grupo B

Essa bactéria, quando presente na gestante, pode provocar sérios problemas respiratórios no bebê após o nascimento, independentemente do parto ser normal ou cesariana. Por isso, a presença dessa bactéria é pesquisada na secreção vaginal, no final da gravidez. Quando presente, realiza-se o tratamento com antibiótico específico, ainda durante o pré-natal, e, se for necessário, também na maternidade.

O QUE VOCÊ DEVE SABER

Atualmente, indicam-se 2 exames ultrassonográficos para todas as grávidas: um no primeiro trimestre, entre **11 e 13 semanas** de gestação e o outro entre **18 e 20 semanas,** chamado de morfológico, para avaliar se há má-formações. Qualquer exame adicional será realizado em situações especiais, como, por exemplo, para avaliar possíveis desvios de crescimento do bebê ou alterações de volume de líquido amniótico.

ATENÇÃO

As gestantes devem receber algumas vacinas para, além de protegê-las, prevenir doenças em seu recém-nascido, como tétano, gripe, hepatite B, Covid-19 e coqueluche. Além da vacinação da mamãe, outra excelente estratégia de prevenção de algumas doenças nos bebês é a atualização vacinal de todos aqueles que conviverão com eles: pai, avós, irmãos e babás; especialmente contra a gripe, coqueluche, sarampo, rubéola, catapora, caxumba, Covid-19, entre outras.

Preparo para o aleitamento: os seios da mamãe

Alguns cuidados durante a gravidez podem ajudar a preparar melhor os seios para a futura amamentação. São eles:

- **a partir do sexto mês,** lavá-los (especialmente os mamilos) apenas com água. Não usar sabonete nem sabão de espécie alguma.

- **utilizar diariamente sutiã com um furo no centro,** pois permite um leve atrito do mamilo com a roupa, podendo ajudar a torná-lo mais resistente.

- expor os mamilos ao sol, durante 5 a 10 minutos, antes das dez horas da manhã e/ou após as quatro horas da tarde como maneira de ajudar a prepará-los. Como alternativa, pode-se expô-los a um banho de luz com uma lâmpada de 40 watts a cerca de 20 cm (um palmo) de distância, também por 5 a 10 minutos diários. Mesmo sendo uma atitude saudável e sem contraindicações, também não há estudo científico que comprove sua eficácia.

ATENÇÃO

Alguns profissionais recomendam friccionar os mamilos com buchinha durante o banho e com a toalha, após o banho, para torná-los mais resistentes contra possíveis rachaduras (fissuras). **Não há evidência científica que comprove a eficiência de qualquer uma dessas medidas.** Inclusive, deve-se tomar o devido cuidado para não os ferir com essas fricções. O que está comprovado que realmente protege os mamilos é a amamentação irrestrita com técnica correta (bebê bem posicionado) desde a primeira mamada e o suporte prático e emocional que você deverá receber, tanto dos profissionais quanto de seus familiares.

O QUE VOCÊ NÃO DEVE FAZER

Não existe produto farmacêutico que ajude a preparar os mamilos. Portanto, não use qualquer creme ou pomada sobre os mamilos ou as aréolas (parte mais escura em volta dos mamilos), pois, além de não ajudar, esses produtos podem sensibilizar os mamilos e, assim, deixá-los muito menos resistentes à amamentação.

Independentemente de qualquer preparo, o que evitará as rachaduras no bico do seio e o acúmulo de leite (seio empedrado) será utilizar diariamente uma técnica correta de amamentação em regime de livre demanda, ou seja, sem qualquer restrição de horário para começar e terminar. Para mais informações, consulte o item "Aleitamento materno", nas seções 1 – Recém-nascido e 2 – Lactente.

Alimentação da gestante e da lactante

Durante a gravidez, a mulher não necessita comer mais: deve comer da maneira mais saudável possível e sem exageros, isto é, na quantidade adequada e equilibrada.

Pode-se fracionar a alimentação em várias pequenas refeições e consumir alimentos naturais, como legumes, verduras e frutas. Com isso, evita-se a azia, o intestino funciona melhor e consegue-se controlar o ganho de peso, que deve girar em torno de **12 kg para toda a gravidez.**

Algumas orientações são:

- Ingerir alimentos ricos em proteínas, como as carnes magras de vaca, frango ou peixe, ovos, leite e laticínios em geral.
- Beber muito líquido é indispensável. O ideal é ingerir 6 a 8 copos diários principalmente de água e sucos naturais, nos intervalos das refeições.
- Evitar carnes cruas ou malpassadas e queijos de origem desconhecida (podem ter sido elaborados com leite não pasteurizado).
- Lavar muito bem os legumes, verduras e frutas para eliminar qualquer resquício de terra, sujeira e defensivos agrícolas.
- Também é importante reduzir ao mínimo possível a ingestão de produtos que contenham cafeína, como café, chá, refrigerantes (guaraná e "colas") e chocolate. Além de estimulantes, o consumo desses produtos em excesso pode interferir no ganho de peso do bebê.

Suplementos alimentares

A gestante deve receber 2 suplementos obrigatórios: **ácido fólico** (folato) e **ferro.** O ácido fólico ajuda a prevenir problemas neurológicos graves no bebê e o ferro evita que a mãe tenha anemia.

ATENÇÃO

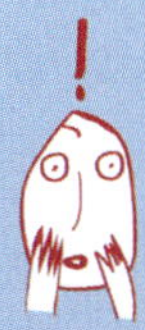

O ácido fólico só vai proteger o bebê se a mulher começar a tomá-lo **antes da gravidez** (pelo menos, 1 a 2 meses) e continuar, ao menos, durante os três primeiros meses. Apesar de apresentar outros benefícios menores em casos particulares, como na gravidez de gêmeos, começar a tomar folato só **depois** de iniciado o pré-natal **não protege** o sistema nervoso fetal. Alguns alimentos ricos em ácido fólico são: farinha de trigo, feijão, hortaliças (acelga, beterraba, couve-flor, espinafre, escarola, brócolis, repolho), cereais integrais e amêndoas.

Quanto ao ferro, o suplemento só deve ser iniciado a partir do **segundo trimestre** e mantido até o final da gestação. É comum o obstetra receitar vitaminas especiais para as gestantes, que incluem esses suplementos e vários outros.

Lembre-se: alimentos ricos em carboidratos e gorduras (pães, biscoitos, massas, doces, frituras, gordura animal etc.) devem ser evitados, não só por serem de mais difícil digestão, como, principalmente, por provocarem um grande e indesejado aumento de peso. Entretanto, o **ômega 3,** presente na gordura natural de alguns peixes, como truta, salmão e sardinha, é benéfico para o desenvolvimento do bebê.

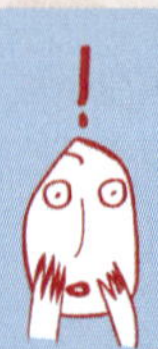

ATENÇÃO

Não se assuste se, no finalzinho da gravidez, seu bebê se mexer menos, isto é **normal.** A gestante só deve prestar atenção quando ele (ou ela!) **não se mexer absolutamente nada por mais de 12 horas seguidas,** fato que deve ser comunicado **imediatamente ao obstetra.**

Alimentação da lactante

Durante a amamentação, valem os mesmos conselhos dados para o período de gravidez. Alguns tabus devem ser eliminados, pois não têm fundamento. Não existe alimento sólido ou líquido que aumente a produção de leite materno, portanto, não há indicação de ingerir cerveja doce, leite de vaca ou canjica com essa finalidade. Por outro lado, não há razão para se deixar de comer frutas ácidas, como o abacaxi, ou peixes. O cuidado alimentar da nutriz deve ser no sentido de evitar consumo excessivo desses e outros produtos que possam provocar eventual alergia no lactente, como, por exemplo, café, chocolates, ovos, frutas secas, amendoim, trigo e soja. Para mais informações consulte o item "Principais mitos e tabus sobre a amamentação", na seção 2 – Lactente.

Preparo para o parto

O parto está próximo? O que acontece no organismo da gestante?

Alguns sinais da proximidade do parto são característicos e podem surgir até 2 semanas antes do parto:

- **"Queda do ventre".** Quando o bebê desce e encaixa a cabeça na pelve materna (bacia), costuma ocorrer a chamada "queda do ventre". Esse processo diminui um pouco o tamanho da barriga, o que traz um certo alívio para a gestante, facilitando a respiração e a digestão. Também para se sentar, a grávida sente-se mais confortável, pois diminui a sensação de compressão do útero. Por outro lado, algumas mulheres passam a ter uma sensação de peso na região do baixo ventre, que, por vezes, incomoda até para andar. Para aliviar essa pressão, o uso de cintas adequadas, prescritas pelo obstetra, pode ajudar.

- **Diminuição da quantidade de movimentos fetais.** Depois que a cabeça do bebê se encaixa na bacia, é comum diminuírem os movimentos fetais. Desse modo, a gestante costuma senti-los em menor frequência, porém com maior intensidade.

- **Eliminação do sinal ("tampão mucoso").** O "tampão mucoso" é uma secreção que lembra catarro, de cor branca, às vezes com um pouco de sangue, que sai pela vagina quando o parto está próximo. Esse "catarro" preenche o canal cervical (colo do útero), formando uma barreira entre a bolsa amniótica e a vagina. Com o início da dilatação do colo, que acontece normalmente **10 a 15 dias antes do parto,** a secreção começa a ser eliminada pela vagina e por isso é chamada de **sinal.**

- **Contrações (uterinas).** No início, são absolutamente indolores e muito espaçadas. Com o passar dos dias, vão ficando mais frequentes e começam a se assemelhar à cólica menstrual, inicialmente fraca e progressivamente mais intensa. A sensibilidade começa pela região dorsal (costas) e espalha-se em direção à barriga e aos quadris.

O QUE VOCÊ DEVE FAZER

Quando achar que as contrações estão ficando muito frequentes, deite-se de lado e comece a contar as contrações por 30 minutos. Se, nesse intervalo, ocorrerem **3 contrações,** de maneira regular **(1 contração a cada 10 minutos),** você está entrando em trabalho de parto (ainda bem no início).

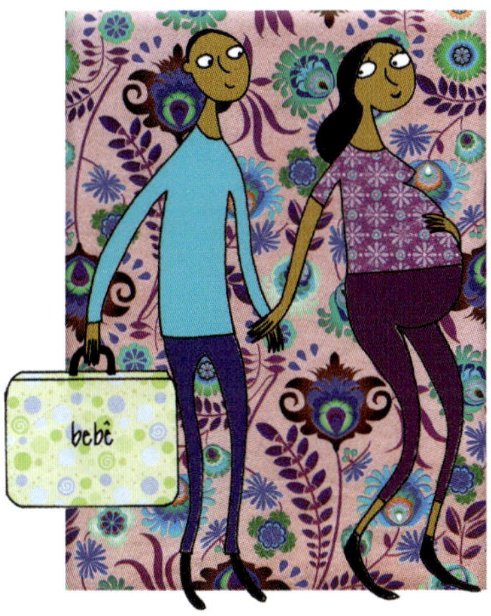

O QUE VOCÊ DEVE SABER

Na primeira gravidez, o **trabalho de parto** pode durar **8 horas** ou até mais. Portanto, quando perceber que as contrações estão regulares, com muita calma, pegue a mala, que já deve estar pronta há tempo, **avise seu obstetra e dirija-se à maternidade.**

Cursos de preparação para o parto

Os cursos psicoprofiláticos de preparação para o parto, com algumas variações, costumam ser dirigidos ao casal (futuros pais) e ensinam noções teóricas sobre anatomia feminina, fisiologia da gravidez, nutrição, postura corporal, desenvolvimento fetal, mecanismo do parto e período pós-parto, incluindo técnicas de amamentação. Na parte prática, o objetivo principal é que a gestante aprenda técnicas posturais, de relaxamento e de respiração a serem empregadas durante o trabalho de parto, de modo a enfrentar este momento com maior segurança e confiança em si mesma.

ATENÇÃO

Como a cesariana é uma cirurgia, essa modalidade de parto teoricamente deveria ser praticada apenas quando houvesse uma razão médica. Um dos principais motivos para os elevadíssimos índices de cesarianas no Brasil é a comodidade, tanto para a grávida como para o obstetra, pois é possível marcar dia e hora do nascimento, o que não acontece com o parto espontâneo. Além disso, o medo da dor do parto vaginal e o receio quanto ao futuro desempenho sexual também fazem muitas mulheres optarem pela cesariana.

O QUE VOCÊ DEVE FAZER

Conversar francamente com seu obstetra para eliminar medos decorrentes de desinformação. Esse é o melhor caminho para uma decisão conjunta e consciente sobre a melhor maneira para o seu bebê vir ao mundo.

Tipos de parto

Basicamente, existem **dois tipos de parto:** vaginal ou cesariana, cada um com suas variedades técnicas.

Cesariana

A cesariana é uma ótima alternativa de parto e, muitas vezes, é necessária, quando houver alguma dificuldade ou impedimento para o parto normal.

Partos vaginais

O **parto vaginal** é o ideal para a mulher e o bebê, porque o risco de complicações para ambos é menor que no parto cirúrgico. Dentre as vantagens do parto normal para a mulher, destacam-se **o menor risco de hemorragia e infecção, a recuperação mais rápida e a maior disposição para amamentar.** As vantagens para o bebê são que ele não corre o risco de ser retirado da barriga da mãe antes do tempo certo, sofre menos problemas respiratórios e tem menor risco de adquirir doenças, como, por exemplo, infecções.

Tipos de partos vaginais

- **Parto normal.** É todo parto que ocorre pela vagina e no qual não é utilizado qualquer instrumento cirúrgico (fórcipe ou vácuo-extrator) para ajudar na saída do bebê. Assim, toda vez que a criança nasce espontaneamente, trata-se de um **parto normal.** Esse tipo de parto admite o uso de anestesia (peridural, raquidiana ou local) e eventual corte na vagina no momento da saída do bebê, chamado episiotomia. Muitas vezes, o parto normal é antecedido por procedimentos, como uso de soro na veia com substância para estimular as contrações do útero, monitoração eletrônica dos batimentos do coração do bebê e rompimento artificial da bolsa amniótica.

- **Parto natural.** É o parto normal em que praticamente não há intervenção humana. Tudo corre por conta da natureza; o obstetra só acompanha a evolução do parto. Nenhum procedimento é realizado: nem soro, nem anestesia, nem episiotomia. A única atuação do profissional é ouvir periodicamente o coração do bebê e realizar alguns toques vaginais para saber como está progredindo a dilatação do colo do útero.

- **Parto na água.** A banheira (específica ou adaptada) com água quente pode ser utilizada tanto para relaxamento e alívio das dores durante o trabalho de parto, como para o parto propriamente dito. Se tudo estiver evoluindo bem e a mulher se sentir confortável, não há contraindicação para essa modalidade de nascimento. Apesar de comum no exterior, principalmente na Europa, poucas maternidades brasileiras oferecem essa opção para a mulher.

- **Parto de cócoras.** Nessa modalidade de parto, muito praticada em populações indígenas, a mulher não se deita para dar à luz, mas fica de cócoras, geralmente numa cadeira especial. As principais vantagens dessa posição "verticalizada" são evitar a **compressão de vasos sanguíneos** e **aproveitar ao máximo a força da gravidade** (que diminui o tempo de expulsão) para facilitar a saída do bebê.

- **Parto vaginal cirúrgico.** Às vezes, toda a força que a mãe faz é insuficiente para possibilitar o nascimento da criança. Nesses casos, pode ser preciso utilizar um equipamento para ajudar a mãe e o bebê. Um desses equipamentos é o fórcipe (ou fórceps), que funciona como uma pinça com duas grandes colheres que se adaptam à cabeça da criança para puxá-la, e o outro é o vácuo-extrator, que se fixa na região posterior da cabeça como uma ventosa. Apesar de complicados e de existirem muitas histórias assustadoras sobre o seu uso no passado, esses instrumentos são utilizados atualmente com **total segurança.** Só devem ser empregados para evitar sofrimento da mãe ou do bebê e, ainda, nas raras situações em que a sua aplicação é mais vantajosa do que fazer uma cesariana.

É possível ter um parto vaginal sem dor?

O parto sem dor pode ser realizado com o emprego correto de método eficiente de eliminação da dor no momento mais adequado do trabalho de parto, de modo a não prejudicar a sua evolução. **A anestesia peridural contínua** é a que melhor apresenta essas características. Há quem defenda os métodos não farmacológicos de combate à dor (também chamados de "alternativos"), como banhos de imersão, massagens e outros "métodos naturais".

DICA

O preparo psicoprofilático durante o pré-natal também ajuda a eliminar o medo do desconhecido e a consequente tensão, o que reduz bastante a sensação de dor durante o trabalho de parto. De qualquer modo, só pode ser chamado de parto sem dor aquele em que a mulher se sente absolutamente confortável física e emocionalmente para dar à luz por via vaginal. Para mais informações, consulte o item **"Cursos de preparação para o parto",** neste capítulo.

Atividade física antes do parto e no pós-parto

A atividade física é muito importante também durante a gravidez. Exercícios controlados e orientados pelo obstetra contribuem para o bem-estar da gestante, ajudando-a a suportar melhor a sobrecarga da gravidez. Essa atividade aumenta a disposição física para o trabalho, proporciona relaxamento físico e mental, melhora as condições para o parto e ajuda na recuperação pós-parto.

Vários tipos de exercícios podem ser praticados pela gestante, como caminhadas, ioga, natação, alongamentos e **hidroginástica.** Esta última é a atividade física mais recomendada pelos médicos. Dentre os vários benefícios, destacam-se a diminuição da lombalgia (dor nas costas), o menor estresse sobre as articulações (menor risco de traumas), melhor condicionamento físico, a prevenção de inchaços e a maior percepção corporal, com consequente aumento da autoestima das gestantes.

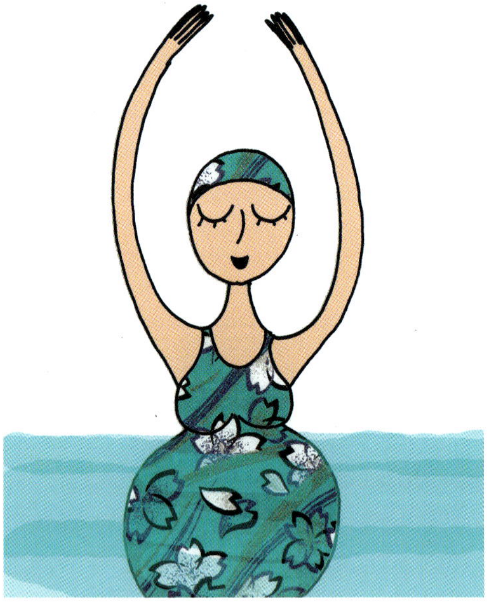

Exercícios no pós-parto

A prática de exercícios após o parto contribui para a recuperação da forma física e o combate da flacidez abdominal. Se o parto for normal, os exercícios podem ser iniciados **em 2 semanas.** Se for cesariana, deve-se aguardar a recuperação completa para o início da atividade física, geralmente, em torno **de 5 a 6 semanas.**

DICA

Recomendamos para o período pós-parto exercícios respiratórios, com expansão torácica e contração da musculatura abdominal. Outro grupo de exercícios apropriados para esse período é realizado deitando-se de costas, sem travesseiro, com os braços encostados no corpo e as pernas esticadas. Levante e abaixe as pernas juntas ou alternadamente. Também pode ser realizado levantando alternadamente a perna esticada e dobrando-a até que encoste a coxa na barriga.

Há inúmeras variedades de exercícios que podem ser praticados, estimulando os vários grupos musculares do organismo.

ATENÇÃO

Os exercícios no período pós-parto devem ser realizados durante alguns minutos e repetidos diariamente até que se atinja meia hora, sempre com orientação médica.

Outros cuidados importantes na gestação

Vestuário

As roupas utilizadas nesse período devem ser bastante confortáveis, especialmente na região do abdome, por isso as batas são bastante apropriadas na segunda metade da gravidez.

Algumas opções são:

- **sutiã** diariamente, de preferência com alças largas, para manter os seios firmes (sem os apertar) e, assim, diminuir as dores nas costas. Verificar com o seu obstetra a opção do sutiã com furo no centro para o atrito com a roupa proporcionar resistência aos mamilos.

- **calcinhas de algodão,** pois é o único tecido que não provoca irritação local, especialmente na região genital. O desconforto nesse local e o aumento da secreção vaginal, tão comuns na gestação, podem ser bastante piorados pelo uso constante de roupas íntimas de tecidos sintéticos.

- **meia soquete** ou meia-calça e evitar qualquer meia que provoque compressão local no tornozelo, no meio da perna ou logo acima do joelho, o que dificulta a circulação do sangue e favorece o surgimento de varizes.

- utilizar **sapatos cômodos** e com salto baixo, pois o salto alto facilita a ocorrência de quedas. O inchaço nos pés pode tornar necessário o uso de sapatos com numeração maior.

DICA

No final da gravidez, é comum a sensação de peso no baixo ventre, que pode ser bastante aliviada com o uso de cinta apropriada, sempre com orientação do obstetra.

DICA

Algumas técnicas de relaxamento, como massagens e ioga podem colaborar com o seu sono noturno. Se você puder, procure descansar após o almoço e, lembre-se, quando estiver sentada, procure ficar com os pés para cima para prevenir o inchaço.

Sono e repouso

Cansaço e certa sonolência são comuns no começo e no final da gravidez. Principalmente no terceiro trimestre, podem indicar que você precisa relaxar ou descansar mais do que está fazendo. Durante a gravidez, o ideal é dormir **8 horas por noite.** A melhor posição é deitada de lado. Qual lado? O que você se sentir melhor, lembrando que se **deitar do lado esquerdo ajuda seus rins a funcionarem melhor**.

Cigarro e álcool

O cigarro sempre faz mal à saúde e deve-se parar de fumar, de preferência, antes de engravidar. Fumar durante a gravidez interfere no ganho de peso da criança e aumenta a chance de abortamento espontâneo, parto prematuro e morte do bebê dentro do útero (óbito fetal). As chances são maiores quanto maior o número de cigarros consumidos, incluindo problemas respiratórios no futuro.

O álcool também faz muito mal ao bebê, podendo provocar defeitos congênitos graves, quando consumido com regularidade ou de maneira isolada, mas em grande quantidade. **O ideal é não ingerir álcool durante a gravidez,** exceto em certas ocasiões especiais, sempre após o primeiro trimestre e com **muita moderação,** como um cálice de vinho ou de licor, uma taça de espumante ou mesmo um copo de cerveja.

Remédios

O QUE VOCÊ NÃO DEVE FAZER

Nunca tome algum tipo de medicamento sem o conhecimento e a autorização do seu médico.

O QUE VOCÊ DEVE FAZER

Na primeira consulta de pré-natal, informe seu obstetra sobre quais remédios você está acostumada a tomar para saber se deverá ou não continuar a usá-los. De modo geral, a regra é evitar tomar qualquer medicamento durante a gravidez, **exceto os estritamente necessários e recomendados pelo seu obstetra.** Assim, você evita o risco de provocar algum dano ao bebê.

Atividade sexual

Salvo algumas restrições de ordem médica, **nada impede a atividade sexual durante a gravidez**. Não tenha medo quanto ao bebê, pois ele está bem protegido dentro do útero e envolto pela bolsa amniótica, de modo que a relação sexual nunca irá machucá-lo.

Escolhendo o hospital/maternidade

Há vários aspectos a serem analisados na escolha do melhor local para o parto. Em nossa cultura, a grande maioria opta por um hospital ou maternidade, pela maior **segurança** oferecida, em caso de haver alguma complicação na hora do parto.

As casas de parto intra ou extra-hospitalares, no Brasil também chamadas de "centros de parto normal", conduzidas por enfermeiras obstétricas (especializadas em parto normal), constituem uma alternativa razoável para as mulheres brasileiras que, a princípio, não desejam uma cesariana apenas por comodidade. Principalmente nos grandes centros urbanos, deve-se ter a cautela de optar por um **ambiente que permita o rápido deslocamento até um hospital com recursos para atender qualquer situação de emergência,** seja com a mãe ou com a criança.

CONSULTE O OBSTETRA

A ocorrência de dor, perda de líquido ou sangramento durante a relação sexual deve ser comunicada imediatamente ao seu médico.

CURIOSIDADE

Os partos domiciliares, que eram maioria até a metade do século XX, mesmo em grandes cidades como São Paulo, atualmente são mais bem aceitos no exterior do que aqui. Na Holanda, o parto domiciliar é a regra e o parto hospitalar, a exceção.

O QUE VOCÊ DEVE FAZER

- Verificar se o hospital de sua escolha é credenciado a atender o seu plano de saúde, se coincide com a recomendação do seu obstetra e qual o melhor caminho para chegar lá, pois o parto pode ocorrer justamente na hora de maior trânsito de veículos e, nessa hora, sempre é bom conhecer uma rota alternativa.

- Levar em conta as características da instituição, não só quanto à qualidade reconhecida, é lógico, mas também quanto às facilidades disponíveis. Por exemplo, se a mulher deseja um parto normal em ambiente hospitalar, é bom conhecer o espaço em que ocorre o trabalho de parto: no próprio quarto ou numa enfermaria, se o pré-parto é próximo às salas de parto (pelo menos no mesmo andar!), se existem as salas chamadas de "suítes de parto" ou salas PPP (do inglês LDR – *labor and delivery room* – quarto de pré-parto e parto), que se assemelham ao ambiente de casa e favorecem o parto normal.

- Saber se o hospital/maternidade obedece à legislação e permite a presença de um acompanhante sem cobrar nenhuma taxa adicional por isso.

- Se o hospital/maternidade permite o sistema de alojamento conjunto, ou seja, que o bebê permaneça no quarto junto à mãe na maior parte do tempo. Esse sistema é altamente recomendado para fortalecer o vínculo entre os pais e a criança. A escolha entre este sistema e o berçário tradicional deve ser feita exclusivamente pelo casal. Para mais informações sobre o sistema de alojamento conjunto, consulte o capítulo "Alojamento conjunto", na seção 1 – Recém-nascido.

- Visitar o hospital/maternidade e conhecer todos os seus detalhes bem antes do parto.

- Informar-se se a maternidade/hospital que pretende escolher conta com a presença de pediatra, treinado pela Sociedade Brasileira de Pediatria (SBP) em todos os partos, e se esse hospital possui os equipamentos necessários para o atendimento do recém-nascido em situações normais e, principalmente, em situações emergenciais. Para mais informações, consulte o capítulo "Atendimento pediátrico na sala de parto", na seção 1 – Recém-nascido.

- Ouvir a opinião de quem já deu à luz no mesmo local, mas não se deixe influenciar apenas por conselhos de outros casais amigos ou parentes, pois as experiências, boas ou más, podem não se repetir na sua vez.

A escolha do pediatra antes do parto

Quando o casal deve começar a procurar o pediatra que vai acompanhar seu filho?

A resposta é simples: **ainda durante a gravidez.** A escolha deve se basear na consulta à lista do plano de saúde, na indicação do obstetra, de outros médicos, de outros pais ou de amigos. É muito importante que o casal se sinta à vontade com a pessoa escolhida e que estabeleça um vínculo com o profissional. É indispensável que o comportamento do pediatra transmita confiança ao casal, tranquilizando-o e diminuindo sua ansiedade em relação a cuidados ou distúrbios apresentados pelo recém-nascido. Os futuros pais devem selecionar nomes de profissionais e marcar entrevistas com alguns deles, ainda durante a gestação.

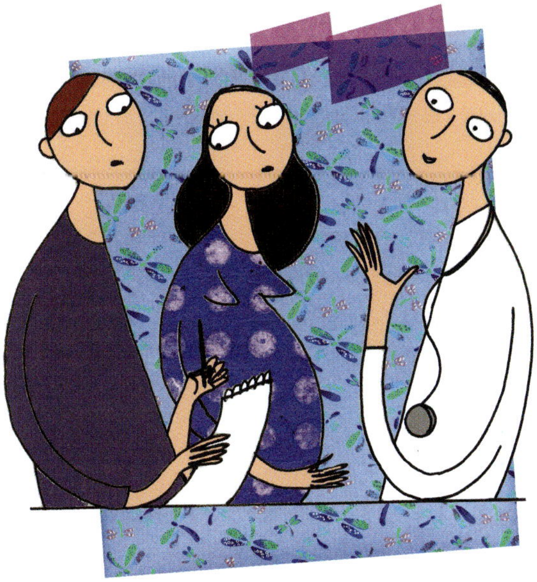

O que se deve observar na primeira entrevista?

Em primeiro lugar, é necessário verificar se a localização do consultório e a sua aparência são adequadas às expectativas do casal. A seguir, é preciso saber o preço da consulta, se está de acordo com o orçamento doméstico ou se o profissional é filiado ao plano de saúde da família.

Avalie também a adequação do estilo e da personalidade do pediatra às características dos pais, a conveniência dos dias e horários de atendimento e a disponibilidade do profissional ou de seus auxiliares em situações de emergência. É desejável que os pais perguntem especificamente como encontrar o pediatra em casos de necessidade e o que fazer se não conseguirem localizá-lo. O casal deve ainda questionar o médico sobre a possibilidade de tirar dúvidas por telefone, bem como se tais "consultas por telefone" costumam ser cobradas.

Não é obrigatório que o pediatra selecionado atenda o bebê já na sala de parto. Muitas maternidades contam com profissionais especializados em recém-nascidos (neonatologistas) para cuidar da criança desde o nascimento até a alta hospitalar. No entanto, é importante que a escolha do pediatra já tenha sido feita no momento da alta, para que os pais se sintam mais seguros ao levar o bebê para casa.

Quando os pais devem levar o bebê pela primeira vez ao pediatra?

A primeira visita ao pediatra deve ocorrer por volta do 5º ao 7º dia após a alta hospitalar, a não ser em situações específicas, nas quais tenha sido orientada, na maternidade, uma consulta mais precoce. Para mais informações, consulte o capítulo "Consulta do 5º dia", na seção 1 – Recém-nascido.

É muito importante que os pais estejam satisfeitos e seguros quanto à competência e ao desempenho do pediatra. Caso contrário, nunca é tarde demais para procurar outro profissional, uma vez que cuidará da criança durante muito tempo e será o responsável pela tranquilidade do casal com relação à saúde de seu filho.

Farmacinha do bebê

A farmacinha inclui itens importantes para a higiene do bebê, bem como para aliviar alguns desconfortos dos quais ele pode ser vítima nos primeiros dias de vida.

O QUE VOCÊ DEVE FAZER

Providenciar, antes de ir para a maternidade:

- uma caixa de fraldas descartáveis tamanho recém-nascido (RN): devem ser compradas em locais que efetuem a troca por tamanhos maiores, caso seja necessário. As fraldas descartáveis devem ter o tamanho adequado para o bebê e ser de boa qualidade, para evitar pressão e lesão da pele. Afinal, o bebê também gosta de conforto! Para mais informações, consulte o item "A troca de fraldas", na seção 1 – Recém-nascido.

- caixas de hastes flexíveis com pontas de algodão (cotonete): que não podem ser utilizados dentro das orelhinhas do bebê, mas apenas nas dobrinhas externas. São úteis também para a higiene do coto umbilical e dos genitais, especialmente das meninas;

- pacotes de algodão em bolas;

- pote plástico para colocar o algodão;

- sabonete neutro líquido: no início, deve-se comprar apenas um, pois a mãe vai precisar testar se aquela marca é a mais adequada à pele do seu filho;

- um frasco de xampu infantil: também é recomendável comprar somente 1, para testar a tolerância do bebê ao xampu;
- álcool a 70% para a higiene do coto umbilical e do ambiente (muitas vezes, as maternidades oferecem antissépticos para o cuidado com o coto umbilical);
- garrafa térmica para **água morna:** a lavagem dos genitais e nádegas com água morna é a melhor forma de se evitar as assaduras;
- um pote de lenços umedecidos: a higiene do bebê com esses lencinhos é muito prática, mas deve ser reservada para quando mãe e filho estiverem **fora de casa;**
- tesourinha sem ponta para cortar as unhas;
- pente e escova de cabelos com cerdas macias;
- termômetro;
- termômetro para banheira;
- pomada para prevenção de assaduras: as pomadas à base de óxido de zinco, vitaminas A e D são muito úteis para a prevenção das assaduras, mas a mãe deve, antes de comprar, perguntar ao pediatra já selecionado qual a sua preferência. Para mais informações, consulte o capítulo "Cuidados com a pele", na seção 1 – Recém-nascido;
- soro fisiológico para uso nasal: o produto comercial também deve ser escolhido de acordo com a indicação do pediatra;
- bolsa de água quente pequena, de preferência redonda: é útil especialmente para aliviar as cólicas do recém-nascido;
- aspirador nasal com pera de borracha: não se trata de um item obrigatório, mas é útil para aspirar secreções das narinas do bebê;
- medicamento antitérmico: também deve ser comprado de acordo com a orientação do pediatra;
- medicamento para cólica: também não é um item obrigatório, uma vez que nem todos os bebês sofrem com cólicas. Siga a orientação de seu pediatra!
- cesta ou bandeja para reunir todos os itens acima.

DICA

- Não deixe para efetuar as compras nas últimas semanas de gravidez, pois vai estar mais pesada, cansada e sobrecarregada com outras tarefas. Inicie o preparo do enxoval assim que possível.

- Cuidado para não exagerar na quantidade de peças, especialmente daquelas muito pequenas, pois os bebês crescem rapidamente e as roupinhas logo deixam de servir.

Lembre-se: não é só a beleza das roupinhas que importa; o conforto das peças é fundamental para o recém-nascido.

Enxoval do bebê: itens que não podem faltar

Montar o enxoval do bebê é normalmente uma alegria, um grande prazer para a família que aguarda a chegada de uma criança.

O QUE VOCÊ DEVE FAZER

- De início, adquirir apenas algumas peças nos tamanhos recém-nascido e pequeno; a partir daí, renova-se a coleção de acordo com o crescimento da criança e com a estação do ano.

- Preferir os tecidos naturais, como o algodão e a malha de algodão, pois os tecidos sintéticos podem irritar a pele do bebê. Cuidado com muitos bordados, pois aqueles mais grosseiros também causam lesões cutâneas.

- Verificar se as roupinhas contêm botões, zíperes, Velcros®, fechos metálicos, costuras e fios soltos. Eles podem atrapalhar os movimentos, a respiração e a circulação sanguínea da criança.

- Retirar as etiquetas das roupas que forem ficar em contato direto com a pele delicada de seu filho, com o objetivo de evitar possíveis lesões.

- Escolher peças folgadas, para permitir a livre movimentação da criança. Ela se irrita com roupinhas apertadas, o que pode prejudicar o sono e as mamadas.

Limpeza das peças

- Preferir peças, além de confortáveis, que sejam higiênicas, fáceis de trocar e lavar.

- Lavar as roupinhas, inclusive as de cama e banho, antes do uso e a cada troca, com sabão neutro e separadamente das demais roupas da casa.

- Preferir sabão em pó ou líquido que indique no rótulo ser específico para a limpeza das roupas de bebês.

- Evitar amaciantes, pois podem provocar irritações da pele.

- Passar todas as peças com ferro quente, pois ajuda a matar as bactérias e os fungos que podem contaminar o bebê.

Preparando as malas para a maternidade

Mala do bebê

A mala com as roupinhas destinadas ao uso na maternidade deve ser preparada com antecedência de cerca de 15 dias a um mês em relação à data provável do parto.

O QUE VOCÊ DEVE FAZER

Incluir a quantidade de roupinhas necessárias para 3 dias, considerando-se a possibilidade de 2 trocas ao dia, conforme listado abaixo:

- 6 macacões de "plush" (tecido leve e macio, próprio para roupinhas de bebê), linha ou lã, dependendo da estação do ano;
- 6 conjuntos de camisetas-pagão ou *body* (camisetas que são abotoadas sobre a fralda, entre as pernas do bebê);
- 6 culotes (calças de malha com ou sem pezinho; no inverno, é melhor que tenham pezinho);
- 2 mantas de linha ou lã, de acordo com a estação do ano;
- 6 viras de manta, tecido (cortado em forma triangular) que é colocado nas bordas da manta para que não incomode o bebê (opcionais);
- 6 pares de meias de algodão;
- 4 pares de sapatinhos de linha ou lã, de acordo com o clima à época do parto;
- 6 casaquinhos de linha ou lã, também de acordo com a estação do ano;
- 1 touquinha de lã, linha ou malha para sair da maternidade;
- 6 "fraldas de boca"; são fraldas de pano para proteger a mãe e o bebê durante e logo após a mamada, se houver retorno de leite;
- enfeite para a porta do quarto;
- lembrancinhas para oferecer às visitas (quantidade variável de acordo com o número de pessoas esperado).

DICA

- Organizar as peças para todas as trocas, colocando-se cada conjunto em um envelope apropriado para tal finalidade. Se quiser, a mãe pode identificar as roupinhas do primeiro, segundo e terceiro dias.
- Não é necessário levar produtos de higiene à maternidade, pois eles são fornecidos pelo próprio hospital.

Importante: lembre-se de trazer o cartão de pré-natal.

Mala da mamãe

A mala da mamãe também deve estar pronta 15 dias antes da data provável para o parto. Alguns itens básicos são:

- camisolas ou pijamas confortáveis e com abertura na frente, para facilitar a amamentação;
- penhoar (roupão);
- sutiãs para amamentação de algodão (com abertura parcial na frente), evite rendas e costuras internas;
- 2 pares de chinelos;
- conchas ou protetores de seio (para reter o leite que pode vazar nesse período);
- produtos de higiene pessoal.

O enxoval do bebê para uso em casa

Deve incluir os seguintes itens:

- 6 macacões compridos tamanho "P";
- 6 macacões curtos tamanho "P";
- 6 culotes com ou sem pezinho;
- 6 conjuntos de camisetas-pagão ou *body;*
- 4 conjuntos de lã (macacão, casaco, touca, sapatinhos) se o bebê nascer no inverno;
- 3 casaquinhos avulsos de lã ou linha, conforme a estação;
- 4 pares de sapatinhos de linha ou lã avulsos (cores básicas, fáceis de combinar);
- 2 toucas de linha ou malha avulsas;
- 6 pares de meias de algodão;
- 6 babadores;
- 6 viras de mantas (opcionais);
- 2 mantas de lã;
- 2 mantas de linha ou algodão;
- 2 cobertores de berço;
- 4 jogos de lençóis e fronhas para berço;
- 2 lençóis avulsos para berço;

- 4 jogos de lençóis de carrinho;
- 2 colchas;
- 1 jogo de protetor de berço (opcional);
- 1 mosquiteiro para o berço (opcional);
- 1 protetor para colchão;
- 1 travesseiro antissufocante (perguntar a opinião do pediatra, pois alguns preferem que não se use travesseiro para o bebê nos primeiros meses de vida);
- 4 toalhas felpudas (de preferência com capuz);
- 4 toalhas-fraldas;
- 12 fraldas de pano ("fraldas de boca");
- 1 trocador (que pode ser na cômoda ou avulso);
- 1 carrinho com moisés;
- 1 mosquiteiro para o carrinho (opcional);
- 1 bebê-conforto;
- 2 bolsas (1 pequena e 1 grande, esta com trocador);
- 1 banheira (observando que deve ser de fácil limpeza, sem reentrâncias que possam acumular sujeiras).

ATENÇÃO

Deve-se lembrar que a utilização dos mosquiteiros de berço e de carrinho, assim como do protetor de berço, é opcional, sendo aconselhável consultar o pediatra antes de adquirir esses itens. Isso se justifica pelo fato de tais peças acumularem poeira. Se for utilizá-las, lave-as com frequência, pelo menos **a cada 15 dias.**

Montando o quarto ideal para o bebê

Preparar o ambiente para a chegada do bebê é um dos momentos mais mágicos para os pais e as mães. Para os pais de primeira viagem, os nove meses de gravidez são marcados por diversos momentos emocionantes, como a primeira ultrassonografia, o reconhecimento dos batimentos cardíacos, a descoberta do sexo do bebê e outros. A hora de planejar o quarto do novo membro da família também é especial, principalmente para as futuras mamães.

Enquanto esperam a chegada do bebê, pensam em todos os detalhes para tornar o espaço bonito e aconchegante. Porém, não basta pintar o quarto e enchê-lo de brinquedos. A escolha dos móveis e acessórios precisa levar em conta, acima de tudo, a **segurança** e o **bem-estar** do recém-nascido.

DICA

- Iniciar os preparativos a partir do 4º mês de gestação, quando já é possível saber o sexo do bebê.
- Um dia antes da alta da maternidade, é necessária uma limpeza e o arejamento do ambiente.

ATENÇÃO

Os brinquedos com cores mais vivas são bem-vindos, mas é melhor não os colocar em número excessivo. Eles não devem conter superfície áspera e tampouco peças pequenas facilmente destacáveis que possam ir à boca, sufocando a criança. Os bichos de pelúcia acumulam pó, razão pela qual se recomenda que haja poucos no ambiente. Eles precisam ser aspirados semanalmente e lavados ao menos 1 vez ao mês. Os carpetes, tapetes e cortinas também devem ser evitados; é preferível utilizar persianas na janela e piso de vinil, que podem ser limpos apenas com pano úmido, sem necessidade de produtos com odores fortes. Além disso, é recomendável que se retire o bebê do quarto ao se fazer a limpeza diária de seu interior.

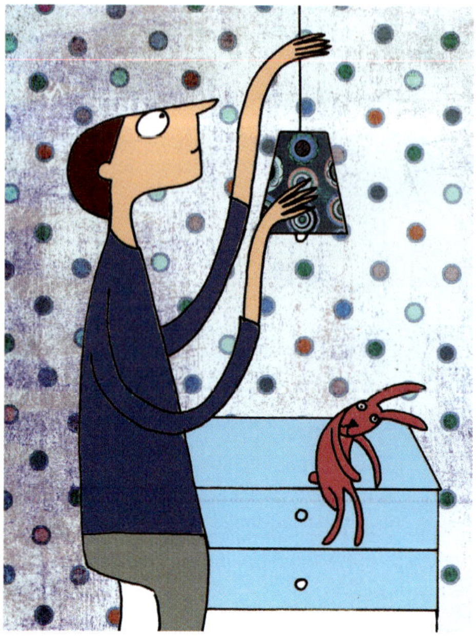

O **ambiente físico ideal** para o recém-nascido deve ser ensolarado, arejado e sem umidade. Durante o dia, aproveita-se a luz natural, mas à noite é necessária uma luz indireta e fraca, de preferência com intensidade regulável, como a de um abajur ou de um *dimmer*. Quanto aos ruídos ambientais, é importante que o local destinado ao sono do bebê seja tranquilo, embora não se recomende evitar o barulho habitual da casa; as conversas em tom de voz normal, os sons do telefone e da campainha auxiliam o recém-nascido a distinguir o dia da noite.

As paredes devem ser pintadas com tinta acrílica, que é a mais resistente, e em tons pastel, para dar mais tranquilidade ao bebê. Os papéis de parede também podem, alternativamente, ser utilizados.

O quartinho do bebê precisa ser funcional e ter espaço suficiente para a circulação de pessoas, assim como para a entrada do carrinho. Dessa forma, deve conter, basicamente, **um berço, um armário, uma poltrona para amamentação e uma cômoda para trocar o bebê.** Se o espaço for pequeno, pode-se retirar a cômoda e usar o próprio berço para trocar as fraldas.

Se o berço for uma peça antiga da família, pode conter pintura com chumbo, metal pesado bastante tóxico para o organismo do bebê. O ideal, nesses casos, é retirar toda a tinta com lixa e pintar o móvel com uma camada de tinta atóxica, de difícil destaque. Isso se justifica pelo fato de que, quando surgem os primeiros dentinhos no lactente, ele vai gostar de ficar em pé no berço e "roer" a grade. O estrado deve ser regulável quanto à altura, para ser abaixado à medida que o bebê cresce.

Os espaços entre as ripas da grade não devem exceder 6 cm, para que não haja risco de prender a cabeça da criança.

A cômoda deve conter um trocador, de preferência com borda de proteção e com altura adequada para permitir a troca do bebê em posição confortável. É muito importante que os pais deixem **todos os utensílios à mão para não saírem de perto do bebê, uma vez que ele pode virar-se e cair.** As gavetas precisam ter travas para que não caiam sobre a cabeça dos pequenos curiosos assim que eles começarem a engatinhar.

ATENÇÃO

Não deixe o berço e o trocador embaixo da janela e tampouco perto de cordões das cortinas, para se evitar acidentes. É aconselhável, ainda, posicioná-los em local distante de luminárias, enfeites de parede ou móveis que possam ser usados como apoio para pular. Recomenda-se também a instalação de grades de proteção ou telas na janela do quarto, bem como nas demais janelas e sacadas da casa.

O QUE VOCÊ DEVE FAZER

Quando o bebê começar a ficar em pé, é aconselhável que o topo da grade do berço esteja na altura de seu queixo. A grade deve ser móvel, mas é preciso muito cuidado para não a esquecer abaixada! Os espaços entre as ripas da grade não devem exceder 6 cm, para que não haja risco de prender a cabeça da criança.

Para mais informações, consulte os capítulos "Alertas de segurança para o recém-nascido" e "Alertas de segurança para o lactente".

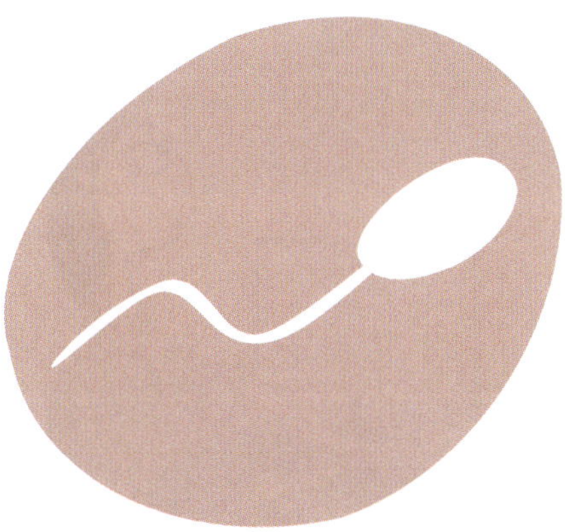

Leis que protegem a gestante e a nutriz

O QUE VOCÊ DEVE SABER

Direitos das gestantes, das nutrizes e dos pais:

- Direito à estabilidade de emprego desde o momento da concepção até 5 meses após o parto
- Direito à licença-maternidade
  - Licença-maternidade de 120 dias
  - Licença-maternidade para mães adotivas
  - Licença-maternidade para mães de prematuro
  - Direito à prorrogação da licença-maternidade por 60 dias
- Intervalos no horário de trabalho para amamentar o seu filho
- Garantia de local apropriado para permanência de seu filho durante a jornada de trabalho
- Direito à licença-paternidade
- Direitos da mãe estudante
- Direitos das mães privadas de liberdade

O conhecimento das leis que protegem a gestante e a nutriz é essencial para que as mães possam exercer sua cidadania, garantindo a si e a seus filhos os direitos assegurados por lei. Apresentamos, a seguir, os artigos que consolidam **os direitos das gestantes, nutrizes e também dos pais.**

Quais os direitos das mães trabalhadoras?

Conciliar a maternidade com a carreira profissional é sempre um desafio para qualquer mulher, principalmente quando o bebê ainda é muito pequeno e extremamente dependente da mãe. Para enfrentar esse desafio, é fundamental que você conheça os seus direitos.

Direito à estabilidade de emprego desde o momento da concepção até 5 meses após o parto

Ato das Disposições Constitucionais Transitórias (aditivo à Constituição Federal)

Art. 10 - Até que seja promulgada a lei complementar a que se refere o Art. 7º, I, da Constituição:

[...]

II - fica vedada a dispensa arbitrária ou sem justa causa:

[...]

b) da empregada gestante e lactante, desde a confirmação da gravidez até cinco meses após o parto.

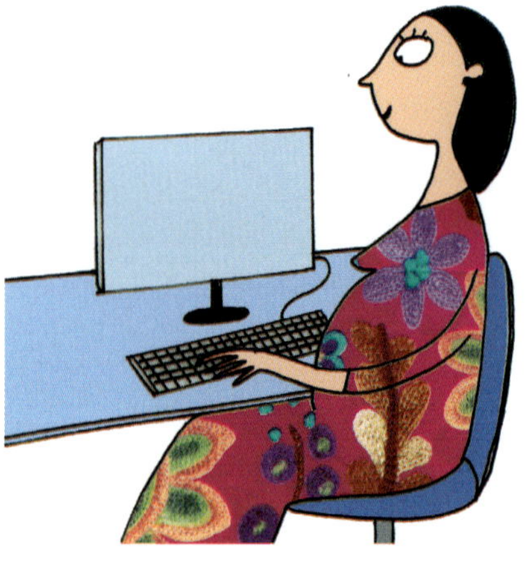

Consolidação das Leis do Trabalho (CLT)

Art. 391 - Não constitui justo motivo para a rescisão do contrato de trabalho da mulher o fato de haver contraído matrimônio ou de encontrar-se em estado de gravidez.

Direito à licença-maternidade

- *Licença-maternidade de 120 dias*

  Constituição Federal

  Art. 7º - São direitos dos trabalhadores urbanos e rurais, além de outros que visem à melhoria de sua condição social:

  [...]

  XVIII - licença à gestante de 120 dias consecutivos, sem prejuízo do emprego e do salário, podendo ter início no primeiro dia do nono mês de gestação, salvo antecipação por prescrição médica.

  Consolidação das Leis de Trabalho

  Art. 392 - A empregada gestante tem direito à licença-maternidade de 120 (cento e vinte) dias, sem prejuízo do emprego e do salário.

  § 1º A empregada deve, mediante atestado médico, notificar o seu empregador da data do início do afastamento do emprego, que poderá ocorrer entre o 28º (vigésimo oitavo) dia antes do parto e ocorrência deste.

  § 2º Os períodos de repouso, antes e depois do parto, poderão ser aumentados de 2 (duas) semanas cada um, mediante atestado médico.

  Art. 393 - Durante o período a que se refere o art. 392, a mulher terá direito ao salário integral e, quando variável, calculado de acordo com a média dos 6 (seis) últimos meses de trabalho, bem como aos direitos e às vantagens adquiridos, sendo-lhe ainda facultado reverter à função que anteriormente ocupava.

• *Licença-maternidade para mães adotivas*

Aproveitamos a oportunidade para mencionar que o direito à licença-maternidade também é dado às mães adotivas.

Consolidação das Leis do Trabalho

Art. 392-A – À empregada que adotar ou obtiver guarda judicial para fins de adoção de criança será concedida licença-maternidade nos termos do art. 392, observado o disposto no seu § 5°.

§ 1° No caso de adoção ou guarda judicial de criança até 1 (um) ano de idade, o período de licença será de 120 (cento e vinte) dias.

§ 2° No caso de adoção ou guarda judicial de criança a partir de 1 (um) ano até 4 (quatro) anos de idade, o período de licença será de 60 (sessenta) dias.

§ 3° No caso de adoção ou guarda judicial de criança a partir de 4 (quatro) anos até 8 (oito) anos de idade, o período de licença será de 30 (trinta) dias.

§ 4° A licença-maternidade só será concedida mediante apresentação do termo judicial de guarda à adotante ou à guardiã.

• *Licença-maternidade para mães de prematuro*

A Portaria conjunta n. 28, de 19 de março de 2021, comunica cumprimento de decisão cautelar na Ação Direta de Inconstitucionalidade n. 6.327. O Supremo Tribunal Federal – STF determinou, de acordo com o art. 1°, a prorrogação do benefício de salário-maternidade quando, em decorrência de complicações médicas relacionadas ao parto, houver necessidade de internação hospitalar da segurada e/ou do recém-nascido. No § 1°, a decisão do STF recai sobre os requerimentos de salário-maternidade que têm o parto como fato gerador, objetivando resguardar a convivência entre mãe e filho para preservar seu contato no ambiente residencial, de forma a impedir que o tempo de licença seja reduzido nas hipóteses de partos com complicações médicas. O art. 2° afirma que a segurada deverá requerer a prorrogação do benefício de salário-maternidade a partir do processamento da concessão do benefício.

• *Direito à prorrogação da licença-maternidade por 60 dias*

De acordo com a Lei n. 11.770/2008, fruto da campanha da Sociedade Brasileira de Pediatria ("Licença-maternidade: seis meses é melhor!"), as servidoras públicas e as empregadas de empresas que aderirem ao Programa Empresa Cidadã (a partir de 2010) têm direito a solicitar a prorrogação, por 60 dias, de sua licença-maternidade.

Como a prorrogação é **facultativa,** alertamos que a mãe deve **lutar para que seu empregador lhe conceda esse benefício** tão fundamental para garantir o sucesso do aleitamento materno exclusivo e para propiciar os estímulos necessários para o desenvolvimento físico, emocional e intelectual do bebê.

Inúmeros estados e municípios já aderiram ao programa que possibilita a prorrogação da licença-maternidade.

Lei n. 11.770/2008 cria o Programa Empresa Cidadã, destinado à prorrogação da licença-maternidade mediante concessão de incentivo fiscal.

Art. 1° É instituído o Programa Empresa Cidadã, destinado a prorrogar por 60 (sessenta) dias a duração da licença-maternidade prevista no inciso XVIII do *caput* do art. 7° da Constituição Federal.

§ 1° A prorrogação será garantida à empregada da pessoa jurídica que aderir ao Programa, desde que a empregada a requeira até o final do primeiro mês após o parto, e concedida imediatamente após a fruição da licença-maternidade de que trata o inciso XVIII do *caput* do art. 7° da Constituição Federal.

§ 2° A prorrogação será garantida, na mesma proporção, também à empregada que adotar ou obtiver guarda judicial para fins de adoção de criança.

Art. 2° É a administração pública, direta, indireta e fundacional, autorizada a instituir programa que garanta prorrogação da licença-maternidade para suas servidoras, nos termos do que prevê o art. 1° desta Lei.

Art. 3° Durante o período de prorrogação da licença-maternidade, a empregada terá direito à sua remuneração integral, nos mesmos moldes devidos no período de percepção do salário-maternidade pago pelo regime geral de previdência social.

Art. 4° No período de prorrogação da licença-maternidade de que trata esta Lei, a empregada não poderá exercer qualquer atividade remunerada e a criança não poderá ser mantida em creche ou organização similar.

Intervalos no horário de trabalho para amamentar o seu filho

As mães que não puderem prorrogar a licença-maternidade por 60 dias têm direito a **duas pausas, de meia hora cada uma,** para amamentar seu filho até que ele complete 6 meses. Algumas mães negociam com seu empregador para, em substituição às pausas, entrarem 1 hora mais tarde ou saírem 1 hora mais cedo do trabalho, para amamentar.

Consolidação das Leis de Trabalho

Art. 396 - Para amamentar o próprio filho, até que este complete 6 (seis) meses de idade, a mulher terá direito, durante a jornada de trabalho, a 2 (dois) descansos especiais, de meia hora cada um.

Parágrafo único. Quando o exigir a saúde do filho, o período de 6 (seis) meses poderá ser dilatado, a critério da autoridade competente.

Garantia de local apropriado para permanência de seu filho durante a jornada de trabalho

Consolidação das Leis de Trabalho

Art. 389 - Toda empresa é obrigada:

[...]

§ 1º Os estabelecimentos em que trabalharem pelo menos 30 (trinta) mulheres com mais de 16 (dezesseis) anos de idade terão local apropriado onde seja permitido às empregadas guardar sob vigilância e assistência os seus filhos no período da amamentação.

§ 2º A exigência do § 1º poderá ser suprida por meio de creches distritais mantidas, diretamente ou mediante convênios, com outras entidades públicas ou privadas, pelas próprias empresas, em regime comunitário, ou a cargo do SESI, do SESC, da LBA ou de entidades sindicais.

(...)

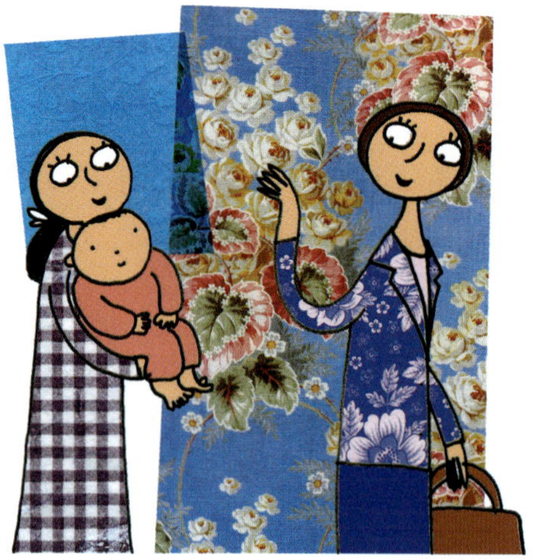

Art. 397 - O SESI, o SESC, a LBA e outras entidades públicas destinadas à assistência à infância manterão ou subvencionarão, de acordo com suas possibilidades financeiras, escolas maternais e jardins de infância, distribuídos nas zonas de maior densidade de trabalhadores, destinados especialmente aos filhos das mulheres empregadas.

Art. 399 - O Ministro do Trabalho e da Administração conferirá diploma de benemerência aos empregadores que se distinguirem pela organização e manutenção de creches e de instituições de proteção aos menores em idade pré-escolar, desde que tais serviços se recomendem por sua generosidade e pela eficiência das respectivas instalações.
Art. 400 - Os locais destinados à guarda dos filhos das operárias durante o período da amamentação deverão possuir, no mínimo, um berçário, uma saleta de amamentação, uma cozinha dietética e uma instalação sanitária.

Direito à licença-paternidade

Constituição Federal

De acordo com o art. 10, §1°, do Ato das Disposições Constitucionais Transitórias da CF/1988, os pais têm direito a uma licença de 5 dias para auxiliar a mãe do seu filho durante o período que se segue ao parto (puerpério) e também para registrar o seu bebê.

Prorrogação da licença-paternidade

O Projeto de Lei n. 3.935/2008, em tramitação no Congresso Nacional, propõe a extensão da licença-paternidade para **15 dias,** tanto para o pai biológico quanto para o pai adotivo. O benefício valerá para os trabalhadores regidos pela Consolidação das Leis do Trabalho. Dessa forma, o pai terá mais tempo para auxiliar a mãe no período pós-parto, em que se encontra, normalmente, mais fragilizada, e poderá conviver de forma mais intensa com seu filho recém-nascido, fortalecendo seu vínculo-afetivo com ele.

Direitos da mãe estudante

As estudantes estão amparadas pela Lei n. 6.202/1979 que permite a **obtenção de notas** com trabalhos realizados **em casa.**

Art. 1° A partir do oitavo mês de gestação e durante três meses a estudante em estado de gravidez ficará assistida pelo regime de exercícios domiciliares instituído pelo Decreto-lei n. 1.044, 21 de outubro de 1969.

Parágrafo único. O início e o fim do período em que é permitido o afastamento serão determinados por atestado médico a ser apresentado à direção da escola.

Art. 2° Em casos excepcionais devidamente comprovados mediante atestado médico, poderá ser aumentado o período de repouso, antes e depois do parto.

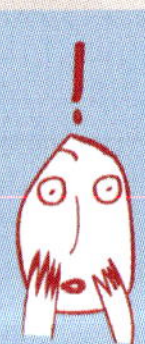

ATENÇÃO

Resumidamente, os principais direitos das mães trabalhadoras são:

- licença-maternidade de 120 dias;
- após os 120 dias de licença-maternidade:

- prorrogação da licença por 60 dias, permitida às servidoras públicas e às empregadas de empresas que aderirem ao Programa Empresa Cidadã (a partir de 2010);

- prorrogação da licença por 2 semanas, mediante a apresentação de atestado médico, visando à continuidade da amamentação exclusiva ao peito;

- duas pausas (de meia hora cada uma) para amamentar durante a jornada de trabalho, até que o bebê complete 6 meses.

Até o momento, os homens têm direito a uma licença-paternidade de 5 dias.

Parágrafo único. Em qualquer caso, é assegurado às estudantes em estado de gravidez o direito à prestação dos exames finais.

Direitos das mães privadas de liberdade

A Lei de Execuções Penais (art. 83, § 2º, e art. 89) e o Estatuto da Criança e do Adolescente (art. 9º) permitem às mulheres privadas de liberdade **permanecerem com seus bebês até o 4º mês** para amamentar.

Sites para pesquisa das leis

Conheça alguns sites em que você pode obter mais informações sobre a legislação brasileira:

- Ato das Disposições Constitucionais Transitórias (em especial, o art. 10, inciso II, b, sobre a estabilidade de emprego da gestante): www.dji.com.br/constituicao_federal/cfdistra.htm;

- Consolidação das Leis de Trabalho: www.planalto.gov.br/CCIVIL/Decreto-Lei/Del5452.htm;

- Constituição da República Federativa do Brasil: www.senado.gov.br/legislacao/const;

- Estatuto da Criança e Adolescente (em particular, o art. 8º e o art. 9º, sobre os direitos das gestantes e nutrizes): www.planalto.gov.br/CCIVIL_03/LEIS/L8069.htm;

- Lei n. 6.202/1979 (sobre os direitos da estudante gestante): www.planalto.gov.br/ccivil_03/Leis/1970-1979/L6202.htm;

- Lei n. 11.770/2008 (sobre a prorrogação da licença-maternidade por 60 dias): www.planalto.gov.br/ccivil_03/_Ato2007-2010/2008/Lei/L11770.htm;

- Lei de Execuções Penais (em especial, o art. 83, § 2º, e o art. 89 sobre os direitos das gestantes e nutrizes): www.planalto.gov.br/CCIVIL_03/LEIS/L7210.htm;

- Portaria conjunta n. 28, de 19 de março de 2021: https://www.in.gov.br/en/web/dou/-/portaria-conjunta-n-28-de-19-de-marco-de-2021-309562565;

- Sociedade Brasileira de Pediatria: www.sbp.com.br.

Filhos adotivos

A decisão de adotar uma criança traz **diversas questões:**

- Qual o motivo da adoção?
- Qual o melhor momento para o fazer?
- Qual a idade ideal para que uma criança seja adotada?
- Estamos prontos para essa mudança na família?
- Que tipo de problemas poderá vir com essa adoção?

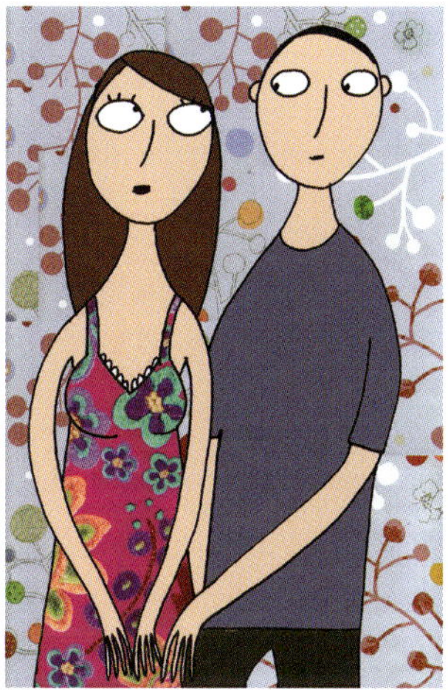

Na maioria das vezes, essas perguntas também fazem parte da decisão de um casal sobre ter ou não um filho biológico. Esses questionamentos e inseguranças são normais e permeiam as duas situações. Sempre que possível, essas questões devem ser acolhidas com interesse pelos profissionais que orientarão o casal, e a empatia entre os profissionais e as famílias é fundamental para proporcionar segurança no processo de decisão.

Os pretendentes a uma adoção devem estar cientes de que esse ato terá **repercussões** para o resto de suas vidas, mudando radicalmente os conceitos, as preocupações e as rotinas do dia a dia. Assim, a adoção deve ser um ato **plenamente consciente, pensado e planejado.**

A decisão deve considerar o caráter permanente dessa escolha, portanto é importante que os pretendentes tentem visualizar a sua situação econômica, social e ambiental a longo prazo. Além disso,

ATENÇÃO

A decisão de adotar uma criança envolve inúmeros fatores e não deve ser realizada de forma passional.

O QUE VOCÊ DEVE SABER

O ato da adoção não deve ser visto como um fator discriminante, já que as influências ambientais, potencialmente, proporcionam as condições para que a criança adotada se transforme em um indivíduo socialmente competente e adaptado.

deve-se considerar que a criança, dependendo da idade, uma vez exposta à convivência da família adotiva, será integrada a conceitos, heranças socioculturais e hábitos que podem ser estranhos ao seu cotidiano.

Vários estudos mostram que, em crianças adotadas, é mais frequente a presença de problemas de desenvolvimento conforme a idade e a história de vida. É comum a adoção de crianças provenientes de zonas conflagradas, que são retiradas da sua região de origem e colocadas em comunidades culturalmente distintas, o que representa um maior risco de estranhamentos ao novo ambiente.

Por outro lado, a maioria das crianças adotadas não apresenta qualquer diferença em relação aos filhos naturais, mostrando que a adoção pode ser considerada uma **história de sucesso.**

Estamos prontos para a adoção?

Na maioria das vezes, o caminho natural das pessoas que procuram adotar uma criança é o de casais que se descobrem impossibilitados de terem filhos. Querem e desejam dar continuidade à sua família para poderem transmitir a uma nova geração sua experiência de vida e sua história. O desejo de procriação e de transmitir ideias e valores está intimamente ligado à espécie humana.

Em geral, a motivação por adotar uma criança aparece mais forte em um dos cônjuges, mas a decisão final deve resultar da **concordância de ambos.**

É recomendável que os candidatos à adoção façam esta pergunta para si mesmos: **"Por que estou querendo adotar uma criança?"**

São bastante comuns adoções motivadas por:

- casais que pretendem substituir a perda de um filho;
- famílias que têm crianças com necessidade especiais em busca de uma criança com desenvolvimento normal para ajudar no desenvolvimento da outra;
- desejo de garantir a presença de alguém que, no futuro, possa cuidar dos pais adotivos;

- vontade de resgatar a relação do casal. Lembre-se: a tentativa de salvar um relacionamento por intermédio da adoção de uma criança, em geral, é desastrosa e frustrante tanto para o casal como para a própria criança;

- pessoas com importantes problemas emocionais acreditando que a criança possa aliviar o seu sofrimento.

ATENÇÃO

Nenhuma criança, seja adotiva ou não, deve compor uma família com uma função programada, uma missão. Ainda que a tendência natural de os filhos cuidarem de seus pais se manifeste de maneira espontânea, essa motivação para a adoção tende a criar dificuldades no relacionamento. Muitas vezes, os benefícios oferecidos à criança ao longo da vida são cobrados como obrigações por seus pais adotivos. **Lembre-se: não é correto vincular manifestações afetivas a benefícios materiais.**

O que devo fazer para adotar um filho?

Tendo decidido que se quer adotar um filho, o processo de adoção é composto por uma série de etapas. Embora a demora para que o processo de adoção se concretize seja bastante criticada, ela pode ser, de certa forma, necessária e benéfica. Assim como, em uma gestação, o futuro casal de pais tem tempo para elaborar mentalmente o seu filho e preparar-se para o exercício da paternidade, da mesma forma, os candidatos à adoção devem passar por experiência semelhante, imaginando, durante o processo de adoção, a mudança que ocorrerá em suas vidas. Muitas vezes, o encurtamento desse processo pode trazer alguns prejuízos.

Quando necessário, a agência responsável por intermediar a adoção deve garantir um cuidado da gestante durante o período pré-natal, proporcionando assistência médica, psicológica e nutricional.

A agência também deve acompanhar:

- a elaboração por parte do casal do momento e da motivação para a adoção;

O QUE VOCÊ DEVE FAZER

Os candidatos devem seguir **as normas legais para a adoção,** com o suporte técnico de uma equipe multidisciplinar e em consonância com a legislação local. Apesar das questões burocráticas, essa é a melhor alternativa.

O sigilo e a confidencialidade entre pais adotivos e pais naturais são **princípios invioláveis.** Tecnicamente, esses pares não devem ter qualquer possibilidade de contato, evitando, no futuro, possíveis arrependimentos ou dupla mensagem; ou seja, que os pais adotivos e biológicos ofereçam diferentes orientações, muitas vezes antagônicas, confundindo a criança.

- a inscrição em um programa de adoção legal, com garantia de sigilo e confidencialidade;
- a escolha do "bebê" adequado para a família;
- o acolhimento da criança no lar e na família;
- o acompanhamento longitudinal do crescimento e desenvolvimento pelo pediatra.

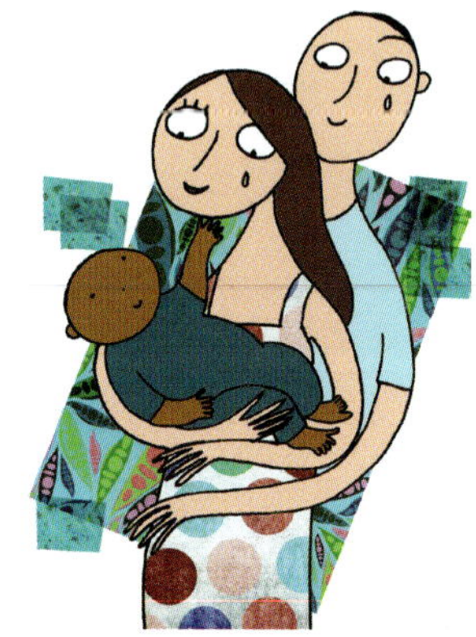

ATENÇÃO

A lei para adoção, Lei n. 12.010/2009, sancionada pelo presidente Luiz Inácio Lula da Silva, em agosto de 2009, elimina alguns processos burocráticos e vem com algumas mudanças:

- impede que crianças e adolescentes permaneçam mais de 2 anos em abrigos públicos;
- prevê que a situação de meninos e meninas em instituições públicas ou famílias acolhedoras seja reavaliada a cada 6 meses;
- oficializa cadastros nacional e estaduais de crianças em condições de serem adotadas e de pessoas habilitadas à adoção;
- não permite a separação de irmãos, ou seja, deverão ser adotados pelo mesmo casal;
- incentiva a adoção de crianças indígenas dentro de suas próprias comunidades;
- dá prioridade para a adoção nacional.

Além disso, a legislação estabelece que mulheres grávidas ou mães que por alguma razão desejem entregar seus filhos para adoção recebam assistência do Estado, para evitar que os menores sejam abandonados. Consulte a lei em http://www.planalto.gov.br/ccivil_03/_Ato2007-2010/2009/Lei/L12010.htm.

A criança adotada necessita de alguma avaliação especial?

A avaliação de crianças adotadas segue uma rotina semelhante à de todos os filhos biológicos, incluindo: acompanhamento pediátrico regular, com avaliação do crescimento e do desenvolvimento.

Além da avaliação rotineira comum a todas as crianças, é recomendável que, **caso não se obtenham todas as informações** a respeito da gestação e do parto, a criança passe por uma avaliação específica de possíveis doenças que possa ter adquirido durante a gestação, como toxoplasmose, rubéola, sífilis, entre outras. Consulte o pediatra para obter todos os detalhes sobre essa avaliação.

Como acontece a vinculação dos pais com a criança adotada?

Na maioria das vezes, o vínculo entre pais e filho adotivo se estabelece de maneira semelhante ao processo natural que acontece com o filho biológico. O sentimento inicial é de proteção e cuidado, intuitivos aos pais, sejam adotivos ou biológicos.

O amor e a consequente criação de uma relação afetiva acontecem a partir dos primeiros contatos e vão se consolidando de forma crescente e profunda, estimulados pelas interações do dia a dia. A construção de uma relação segura e afetivamente saudável garantirá uma base sólida para o desenvolvimento de uma criança afetiva e socialmente competente. Quanto menor a criança, mais rapidamente esses laços são formados.

Quando as crianças são adotadas em uma faixa etária maior, o vínculo pode demorar mais para se estabelecer, pois a criança precisa desconstruir o modelo anterior de relacionamento e construir um novo. Em geral, quando existem dificuldades iniciais para a formação do vínculo, isso se deve a eventos negativos muito importantes que a criança tenha vivenciado no passado ou a uma motivação para a adoção mal elaborada ou mal planejada.

Quando são seguidos os passos recomendados, o vínculo e o apego se estabelecem naturalmente.

O QUE VOCÊ DEVE FAZER

Os pais adotivos **têm o direito** e devem receber informações precisas sobre a **saúde da criança** que estão adotando. Nenhuma informação deve ser omitida!

Consulte, nas seções 1 e 2 deste livro, os capítulos sobre crescimento e desenvolvimento.

Para mais informações, leia os capítulos "Vínculo pais-filho" e "Vínculo mãe-filho", nas seções 1 – Recém-nascido e 2 – Lactente.

O QUE VOCÊ DEVE FAZER

- Enfatizar que a criança não nasceu da barriga de sua mãe, mas que o sentimento dos seus pais adotivos por ela é muito forte e intenso.
- Ressaltar que o fato de não ser filho biológico não é importante.
- Reforçar que a criança foi escolhida, e que toda a família se preparou para a sua chegada.
- Enfatizar os sentimentos de amor que permearam todo o processo da adoção.

Devo contar ao meu filho que ele é adotado?

Em princípio, toda criança, adotada ou não, gosta de saber, em algum momento do seu desenvolvimento, da sua origem: se foi desejada, se cresceu dentro da barriga da sua mãe e como foi o seu passado.

Esse desejo é bastante comum e começa a se manifestar **na fase pré-escolar (2 a 7 anos).** Esse pode ser o melhor momento para contar à criança que ela é adotada, já que permite, por exemplo, o reforço do vínculo da criança com sua família.

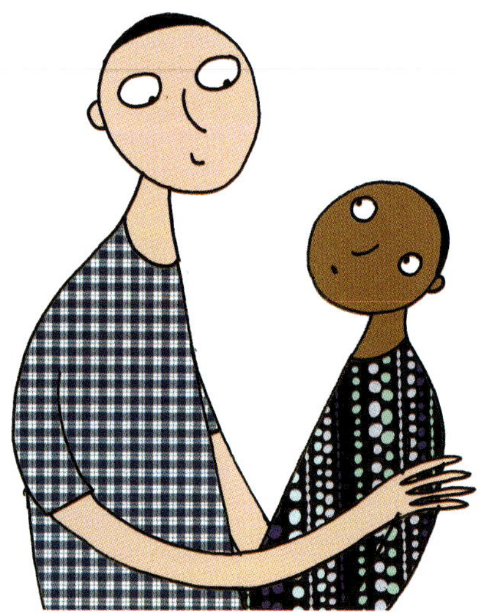

ATENÇÃO

- A decisão sobre quando contar à criança que ela é adotada deve ser tomada por ambos os pais e, quando necessário, discutida com assistente social e psicólogo.
- Nem sempre existe a coincidência entre o momento em que os pais planejam contar e o momento em que a criança deseja saber. Os pais devem estar preparados para explicar o processo de adoção à criança não necessariamente em um momento planejado.

A escolha do momento para relatar a adoção deve estar relacionada com as circunstâncias da família. Nem sempre o momento planejado poderá ser recebido de forma satisfatória pela criança.

O QUE VOCÊ NÃO DEVE FAZER

- **Evitar a mentira** ou que a criança seja a última a saber da adoção.
- Cuidar para que a criança não fique sabendo da adoção por pessoas com as quais tenha menos intimidade afetiva.
- **Não ressaltar possíveis pontos negativos dos pais biológicos,** como a incapacidade de criar a criança ou mesmo a falta de vontade de assumi-la. Pode-se dizer à criança que os pais biológicos não podiam cuidar dela por dificuldades pessoais. É importante que seu filho saiba disso, pois, do contrário, pode fantasiar de que não era bom o suficiente para seus pais biológicos. Essas informações podem, em maior ou menor grau, criar um sentimento de rejeição.

Meu filho reagiu mal à notícia de que é adotado, o que faço agora?

Toda criança que recebe a notícia de que é adotada tem, em maior ou menor intensidade, a sensação de insegurança quanto ao sentimento que seus familiares nutrem por ela e quanto ao seu futuro. A maioria das reações indesejadas é consequência desse sentimento e deve, sempre que possível, ser contornada.

O QUE VOCÊ DEVE FAZER

A melhor forma de lidar com essa situação é:

- garantir à criança que o fato de ser adotada não interfere em nada no sentimento que os pais nutrem por ela;
- assegurar à criança que o seu futuro está ligado à "nova" família sem risco de interrupção.

O QUE VOCÊ NÃO DEVE FAZER

- Evitar minimizar os sentimentos de insegurança com presentes ou compensações materiais.
- Não nutrir o sentimento de cobrança, evitando, sobremaneira, ressaltar as condições desfavoráveis, materiais ou afetivas, que motivaram os pais biológicos a colocarem a criança para adoção.

ATENÇÃO

A base da ação dos pais deve ser oferecer confiança e segurança à criança, seja ela adotiva ou não. Uma relação entre pais e filhos biológicos ou adotivos é construída sob pilares sólidos que são: **afeto, confiança e segurança.**

Existe alguma diferença ao disciplinar filhos adotivos?

Muitas vezes, os pais adotivos têm receio de corrigir e disciplinar seus filhos adotivos! A razão para esse sentimento vem do medo de que, por não serem pais biológicos, possam vir a perder o amor de seus filhos.

Uma criança desejada e querida, adotada ou não, necessita de alguém que **a corrija e a oriente com carinho,** mas com firmeza em relação às suas atitudes e aos seus comportamentos. A indecisão ou inadequação nesse controle gera muita insegurança por parte da criança, que tende a buscar esse comando fora de casa, longe do modelo parental.

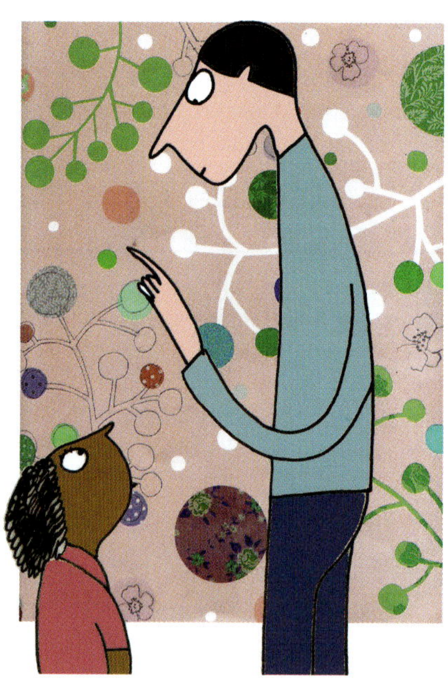

Teste de paternidade

Histórico

Desde 1944, já se conhece o fato de que o DNA (ácido desoxirribonucleico) contém o material genético (os genes) dos seres vivos e transmite as características hereditárias dos pais para os filhos. Porém, o avanço da biologia molecular teve início apenas em 1953, com o trabalho de James Watson e Francis Crick, que estabeleceram a estrutura helicoidal do DNA. O mapeamento dos primeiros genes só ocorreu vinte anos depois, enquanto a técnica atualmente utilizada da PCR (*polymerase chain reaction* ou reação em cadeia da polimerase) foi idealizada ainda após uma década, por Kary Mullis.

O primeiro centro de estudos genéticos da América Latina e do Brasil, o Núcleo de Genética Médica de Minas Gerais, foi fundado em Belo Horizonte, no ano de 1982. Nessa época, o público desconhecia a sigla e o significado do DNA. Atualmente, a descoberta de novos genes já se tornou um assunto incluído no cotidiano das pessoas. Não há dúvidas de que o exame de investigação de paternidade foi um grande divulgador dessa tecnologia.

O QUE VOCÊ DEVE SABER

Todos os seres vivos são constituídos de células. Essas contêm um núcleo, onde se encontram os pares de cromossomos, cada um com duas cópias do DNA ou material genético do indivíduo. Uma dessas cópias é incorporada ao filho pelo pai biológico por meio do espermatozoide, enquanto a outra cópia é proveniente do óvulo fornecido pela mãe biológica. A união do espermatozoide com o óvulo dá origem a uma criança, cujo desenvolvimento embrionário tem a duração de nove meses.

O teste de paternidade, também chamado de "teste de DNA", consiste em comparar as formas gênicas observadas no DNA da criança com aquelas encontradas no DNA do suposto pai. O teste permite determinar com **absoluta confiabilidade** se o suposto pai é ou não o pai biológico da criança, uma vez que o padrão de DNA de cada pessoa é único, exceto para gêmeos idênticos.

A investigação de paternidade por meio do mapeamento do DNA extraído dos glóbulos brancos (leucócitos) do sangue do suposto pai, da mãe e do filho possibilita a comprovação da paternidade real com grau de acerto de 99,99%. O DNA pode também ser extraído de outros materiais biológicos, como fragmentos de unha, fios de cabelo ou amostras de sêmen, mas sua utilização é reservada para casos de investigações de crimes. Já as amostras de sangue, por conterem maior quantidade e melhor qualidade de DNA, são as preferidas para os testes de paternidade.

Como é realizado o exame?

É mais prudente que o teste seja realizado após o nascimento da criança, por meio da coleta de amostras sanguíneas do bebê, da mãe e do suposto pai, após consentimento do pai e da mãe. Se, entretanto, não for possível aguardar o parto, como, por exemplo, em casos de estupro, pode-se colher uma amostra do tecido da placenta na 11ª semana de gestação ou ainda do líquido amniótico na 15ª semana. Alternativamente, existe também a possibilidade de se retirar uma amostra do sangue do cordão umbilical no decorrer do nascimento do bebê.

Recomenda-se que ambas as partes presenciem as coletas, efetuadas no mesmo local e horário.

As pessoas envolvidas devem, por ocasião da coleta do material, comprovar sua identidade por meio de documentos com foto. No caso de menores, é necessária a certidão de nascimento. Pode-se também fotografar e, eventualmente, filmar todos os membros de ambas as partes.

Resultado do teste

Nos casos judiciais, o resultado do teste de paternidade é enviado diretamente ao juiz. Em casos extrajudiciais, como o exame é estritamente confidencial, o resultado só pode ser fornecido à pessoa que o solicitou ou a alguém por ela indicada. Não é necessária ordem médica ou judicial para a realização do teste.

ATENÇÃO

- Doenças e tratamento médico de qualquer um dos envolvidos não impedem a realização do exame. No entanto, transfusões de sangue ou derivados realizadas nos últimos 90 dias ou transplante de medula óssea podem interferir no resultado. A ingestão prévia de alimentos não prejudica as análises, razão pela qual não é necessário jejum e tampouco outro tipo de preparo.
- A ausência da mãe não inviabiliza o teste, mas requer a análise de maior numero de genes, o que aumenta a complexidade do exame. Por outro lado, se o pai já tiver falecido, será necessário o exame de familiares até o segundo e terceiro graus para a obtenção do material genético. Existe ainda a opção de exumação do cadáver, com retirada de materiais como dentes, fios de cabelo, fragmentos de ossos e outros.

Por motivo de segurança, são colhidas duas amostras, analisadas por equipes diferentes; a comparação dos resultados e a emissão do laudo final são de responsabilidade do diretor do laboratório, de preferência, um médico especialista em genética. O laudo final é liberado em 15 a 20 dias úteis a partir da data da coleta, prazo que pode ser estendido em casos especiais, envolvendo pessoas falecidas ou mãe ausente. O resultado é fornecido mais rapidamente mediante o pagamento de uma taxa de urgência. Nos casos de exclusão da paternidade, é necessária uma segunda amostra para confirmação, sendo o laudo final liberado apenas 7 dias após a chegada da segunda amostra ao laboratório.

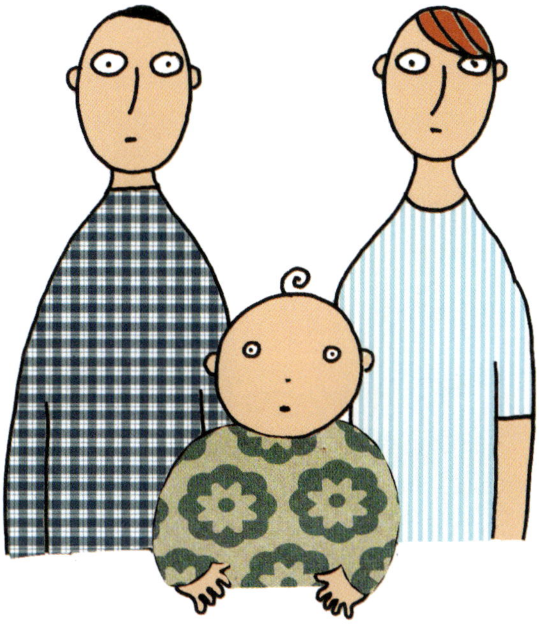

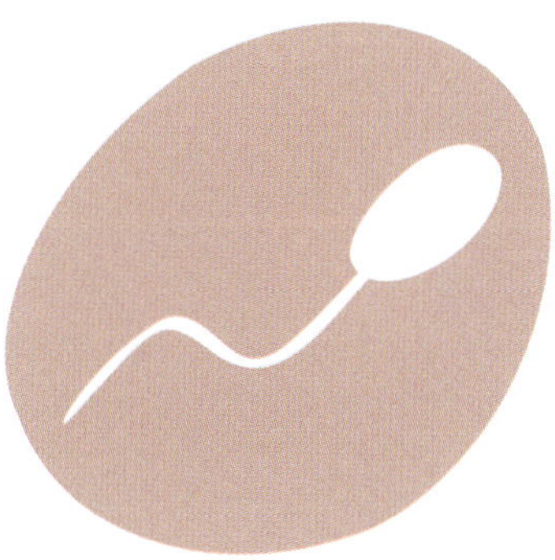

Recém-nascido

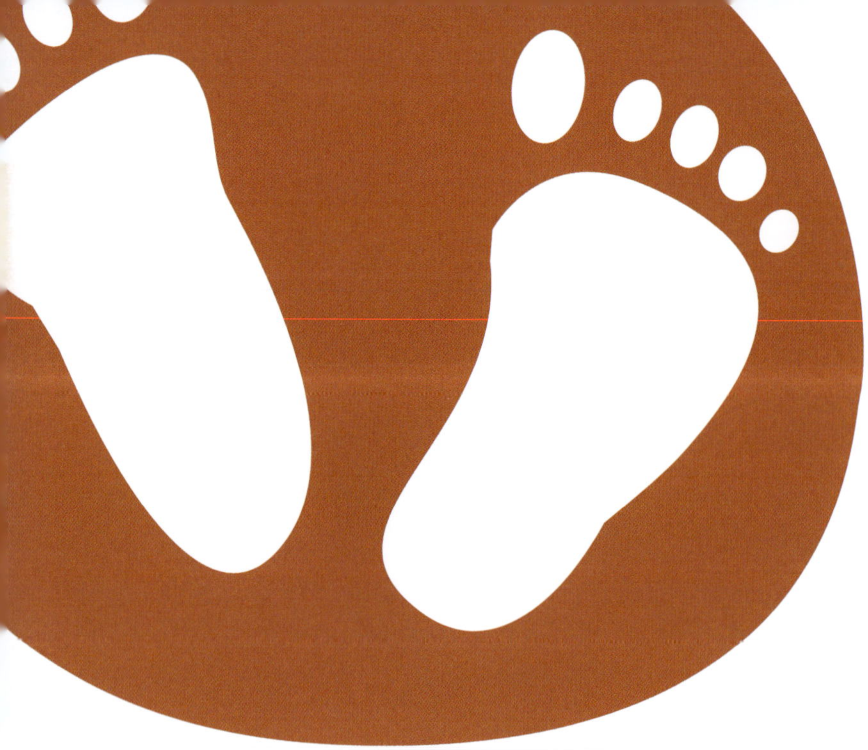

Recém-nascido

0 a 28 dias

Capítulos

Recém-nascido

0 a 28 dias

Conteúdo

Vacinação do recém-nascido (0 a 28 dias)

Vacinas	Doses	Doenças evitadas	Data em que foi vacinado(a)
BCG-ID [(1)] (Bacilo de Calmette-Guérin)	Dose única	Formas graves de tuberculose	
Hepatite B [(2)]	1ª dose	Hepatite B	

(1) *BCG (Bacilo de Calmette-Guérin): aplicada em dose única ao nascer, preferencialmente ainda na maternidade.*
(2) *Hepatite B (HBV): a vacina hepatite B deve ser aplicada nas primeiras 12 horas de vida. A 2ª dose pode ser aplicada com 1 ou 2 meses de vida. Crianças com peso de nascimento igual ou inferior a 2 kg ou com menos de 33 semanas de idade gestacional devem receber quatro doses da vacina (esquema 0, 1, 2 e 6 meses): 1ª dose ao nascer; 2ª dose após 1 mês; 3ª dose 1 mês após a segunda dose; 4ª dose 6 meses após a primeira dose. Crianças e adolescentes não vacinados no esquema anterior devem receber três doses da vacina (esquema 0, 1 e 6 meses).*

Para consultar o Calendário Vacinal 2022 completo da SBP, acesse: https://www.sbp.com.br/fileadmin/user_upload/sbp/2022/setembro/23/23625e-DC_Calendario_Vacinacao_-_Atualizacao_2022.pdf

Preparando-se para receber seu bebê

É natural e desejável que os pais queiram permanecer junto ao seu filho tão logo ele nasça. Essa íntima e intensa interação é muito importante para atender às necessidades do bebê e permite que o vínculo que já vinha sendo estabelecido entre pais e filho – durante a gestação – se fortaleça ainda mais. A nova família que se forma possibilita o desenvolvimento de uma ligação afetiva estável e duradoura, com reflexos positivos para toda a vida da criança.

Especialmente para os pais de primeiro filho, entender o desenvolvimento e cuidar do recém-nascido implica viver um aprendizado, influenciado por diversos fatores, que incluem situações vividas antes, durante e depois do parto!

Aspectos de sua história de vida que podem influenciar os cuidados com o seu bebê

Toda a sua história de vida e a qualidade das experiências vivenciadas influenciam na maneira como você se relaciona e cuida de seu bebê. Essas experiências incluem:

- as suas **vivências de infância**: o ambiente em que foi criado, a maneira como foi cuidado por seus pais e os exemplos positivos que recebeu;
- **o planejamento ou não da gestação**. Se não foi planejada, como foi sua aceitação, se a gestação foi ou não considerada bem-vinda;
- se houve **gestações anteriores** interrompidas por abortos ou partos prematuros;
- sua **história familiar** quanto à ocorrência de doenças e a natural apreensão de que o filho nasça com alguma anormalidade;

Toda a sua história de vida e a qualidade das experiências vivenciadas influenciam na maneira como você se relaciona e cuida de seu bebê.

- a maneira como **tabus e preconceitos**, muitas vezes injustificados, foram discutidos nas consultas do pré-natal;

- **preocupações financeiras** e/ou com a interferência que o nascimento do bebê terá no seu ritmo de vida, visto que cuidar e conviver com seu filho exige adaptação e envolve renúncias e mudanças importantes de hábitos pessoais;

- **a presença do pai** ou outros membros da família durante o período de gravidez, dando apoio e proporcionando confiança e bem-estar emocional, importantes para o bom êxito da gestação;

- a **segurança** que o obstetra lhe transmite. A confiança na equipe de saúde é essencial para dar tranquilidade e propiciar um parto satisfatório.

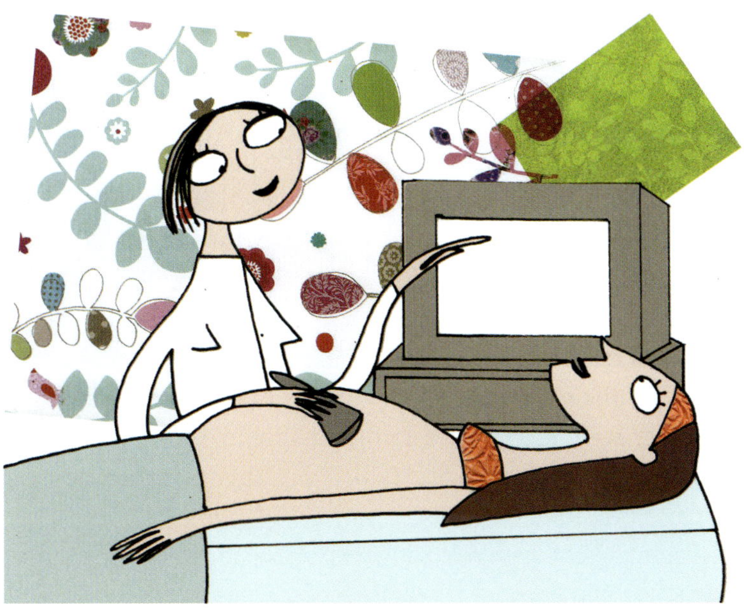

O QUE VOCÊ DEVE SABER

Algumas atitudes favorecem uma interação positiva com seu filho já nos primeiros minutos pós-parto. Veja as recomendações neste item.

O QUE VOCÊ DEVE FAZER

- Manter-se tão tranquila quanto possível.
- Visitar a maternidade.
- Solicitar que o bebê permaneça na sala de parto.
- Evitar que o ambiente naturalmente festivo por ocasião do nascimento comprometa a sua interação com o bebê.
- Aproveitar o período pós-parto em que estará na maternidade para receber orientações e esclarecer dúvidas com a equipe médica e de enfermagem.
- Usufruir a licença-maternidade por completo.
- Conhecer as características do seu bebê, conversando sempre com o pediatra e as enfermeiras.

Cuidados com o decorrer e o pós-parto que favorecem uma boa interação com o seu bebê

Da mesma forma que as situações vividas antes e durante a gestação, existem fatores relacionados ao decorrer e ao pós-parto que influenciam na maneira como você cuidará de seu filho. Por esse motivo, apresentamos, a seguir, algumas **recomendações e cuidados** que podem favorecer uma interação intensa e positiva com o seu bebê já nos primeiros minutos pós-parto.

- **Manter a tranquilidade.** A maior ou menor tranquilidade e segurança com que o casal vivencia o parto pode ter significativa influência na maneira como cuidará de seu bebê. Os cuidados visando à preparação para o trabalho de parto, como buscar informações sobre os procedimentos que serão realizados, e a presença positiva do pai, apoiando e participando ativamente de todo o processo do nascimento, podem dar maior tranquilidade e segurança ao casal, favorecendo uma interação positiva com o seu bebê.

- **Visitar a maternidade.** Sempre que possível, é interessante que os pais visitem a maternidade onde ocorrerá o parto, para se familiarizarem com as instalações e, até mesmo, com os profissionais que estarão envolvidos nos cuidados com a mãe e o bebê.

- **Solicitar que o bebê permaneça na sala de parto.** Durante o pré-natal ou mesmo no pré-parto imediato, os pais devem solicitar que, após o nascimento, o bebê permaneça na sala de parto até que o obstetra termine os procedimentos. Vários estudos destacam a importância do contato precoce e íntimo do recém-nascido com os pais ainda na sala de parto para o estabelecimento de uma relação adequada por toda a vida.

  A maioria dos bebês suga o seio materno na sala de parto, se tiver a oportunidade de estar junto à mãe, o que propicia o sucesso da amamentação. Para mais informações sobre os procedimentos na sala de parto, consulte o capítulo "Atendimento pediátrico na sala de parto", a seguir.

  Nas situações em que o bebê necessitar de cuidados especiais, como a imediata transferência para unidades de cuidados intensivos (UTI neonatal), o estabelecimento de uma relação adequada não está necessariamente comprometido. O contato posterior, se possível diário, nas visitas dos pais às referidas unidades, estreitará os vínculos com o filho.

- **Evitar que o ambiente naturalmente festivo por ocasião do nascimento comprometa a sua interação com o bebê**. Para o estabelecimento de uma relação adequada entre mãe e filho, ainda na sala de parto, é fundamental que as ações sejam propiciadoras, permitindo que a mãe concentre sua atenção no recém-nascido enquanto são finalizados os cuidados obstétricos.

Esse mesmo cuidado é válido para quando a mãe já estiver no quarto com o seu bebê. As visitas ao bebê costumam ser frequentes na maternidade. Entretanto, muitas visitas podem causar barulho excessivo e comprometer a sua interação com o seu filho. Por esse motivo, a mãe deve estar atenta para que nada prejudique sua disposição e seu humor em amamentar e cuidar do bebê. Se perceber que algo está atrapalhando o andamento de suas atividades com o seu filho ou que seus sentimentos estão se modificando – por exemplo, tornando-se mais instáveis do que gostaria –, a mãe deve pedir ajuda ao seu companheiro ou a outra pessoa em quem confie. O mais importante nesse momento é estar bem emocionalmente para poder oferecer todo o seu amor a seu bebê!

- **Aproveitar o período pós-parto em que estará na maternidade para receber orientações e esclarecer dúvidas com a equipe médica e de enfermagem.** No período seguinte ao do atendimento em sala de parto, a interação entre pais e filho intensifica-se.

Muitos pais necessitam de tempo para assimilar os conhecimentos e sentirem-se seguros para cuidar de seu bebê. Por esse motivo, o Departamento de Neonatologia da Sociedade Brasileira de Pediatria e a Portaria n. 1.016 do Ministério da Saúde **recomendam que a alta hospitalar não ocorra antes que o recém-nascido complete 48 horas de vida.**

Lembramos que, apesar da importância da orientação de profissionais qualificados nesse momento, a mãe não deve desprezar seus sentimentos e suas intuições, visto que são determinantes para a identificação das necessidades do bebê.

- **Usufruir a licença-maternidade por completo.** A licença-maternidade é essencial para que a mãe tenha tempo para cuidar de seu bebê, fortalecendo o seu vínculo com ele a cada dia.

O QUE O PAPAI PODE FAZER

Se perceber que algo está atrapalhando o andamento de suas atividades com o seu filho ou que seus sentimentos estão se modificando – por exemplo, tornando-se mais instáveis do que gostaria –, a mãe deve pedir ajuda ao seu companheiro ou a outra pessoa em quem confie.

DICA

O contato com o bebê é favorecido quando ele permanece junto de sua mãe, no mesmo quarto, em sistema de **alojamento conjunto.** Esse sistema hospitalar permite que os pais possam vivenciar como é cuidar e conviver com seu filho recém-nascido e recebam as importantes orientações da equipe médica e de enfermagem.

Para mais informações sobre cuidados com as visitas durante a permanência na maternidade, consulte o capítulo "Alojamento conjunto", nesta seção.

O QUE OBSERVAR

Veja no capítulo "Quais as principais características do recém-nascido?" (nesta seção) as principais mudanças do seu bebê. Consulte também o capítulo "Alertas de segurança para o recém-nascido" para conhecer alguns cuidados fundamentais neste primeiro mês.

CONSULTE O PEDIATRA

Consulte sempre o seu pediatra quando quiser esclarecer dúvidas sobre o seu bebê.

ATENÇÃO

Em 9 de setembro de 2008, foi sancionado o projeto de lei que **amplia** a licença-maternidade para **6 meses,** sendo a concessão dos últimos 60 dias **opcional** à empresa.

O direito, que também é dado às mães adotivas, já é válido para as servidoras públicas e, para as empresas privadas, entra em vigor em 2010 (e precisa ser negociada com o empregador).

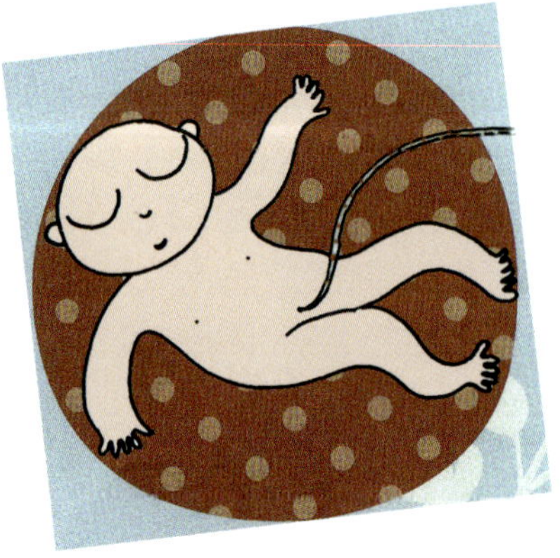

Além disso, é extremamente importante para propiciar o sucesso da amamentação exclusiva ao peito. Por essas razões, a mãe deve evitar o retorno precoce ao trabalho. A Sociedade Brasileira de Pediatria (SBP), por intermédio da campanha "Licença-maternidade: **seis meses é melhor**", com projeto de lei sancionado pelo Congresso Nacional para a prorrogação facultativa da licença, empenhou-se em defender o direito da mãe de postergar o seu retorno ao trabalho, para que permaneça mais tempo com o seu filho. É importante que as mães lutem para que seu empregador conceda-lhe a ampliação da licença por 60 dias (a partir de 2010), para que possam garantir esse benefício para si e seus filhos. Divulguem a campanha para as pessoas do seu relacionamento e no ambiente de trabalho, direcionando-a aos empresários, associações, políticos, gestores e pessoas que possam implementar a extensão da licença-maternidade.

Para mais informações sobre os direitos da mãe que amamenta, consulte o item "Leis que protegem a gestante e a nutriz", no capítulo "À espera do bebê", no início do livro.

- **Conhecer as características do seu bebê.** Ao interagir com o seu bebê, os pais devem se lembrar de que aquele pequeno ser tem características próprias e que passará por um processo progressivo de amadurecimento de todas as suas funções orgânicas e emocionais. Já no primeiro mês de vida, os pais perceberão, a cada semana, significativas mudanças no comportamento e na percepção de seu bebê e o fato de conhecerem suas peculiaridades favorecerá uma interação adequada com ele.

Atendimento pediátrico na sala de parto

Importância da presença do pediatra na sala de parto

O período de gestação está chegando ao fim e aproxima-se o nascimento de seu filho, o dia mais aguardado dessa longa espera de tantas transformações físicas e emocionais. Nesse momento especial, mãe e filho devem receber o atendimento adequado e, para que isso aconteça, é fundamental que a **equipe médica** seja composta por um obstetra, um anestesista e também um pediatra.

A importância da presença do pediatra ou, até mesmo, de um neonatologista na sala de parto é reconhecida pelo Ministério da Saúde desde 1993. A partir dessa data, a presença do pediatra passou a ser requisitada para assistir todos os partos.

Vejamos, a seguir, quais os principais procedimentos realizados pelo pediatra na sala de parto e qual a importância desses cuidados para o seu filho.

Na sala de parto, o pediatra toma os primeiros cuidados com o recém-nascido e, principalmente, intervém nas situações emergenciais, garantindo um nascimento sem complicações para o bebê.

Conheça algumas providências que os pais podem tomar para que o nascimento transcorra da melhor maneira possível.

- **Comparecer a todas as consultas do pré-natal.** Algumas das situações de risco para o bebê ao nascimento podem ser prevenidas com a realização de um adequado acompanhamento da gestação pelo obstetra. Por esse motivo, é fundamental que a mãe compareça a todas as consultas do pré-natal e siga as recomendações de seu obstetra, zelando pela sua saúde e pela saúde de seu bebê!

- Procurar **conhecer o pediatra** ou neonatologista que participará do parto em consulta pediátrica do pré-natal. A empatia com os profissionais que participarão do nascimento de seu filho pode lhe trazer maior confiança e tranquilidade na ocasião do parto.

O QUE VOCÊ DEVE FAZER

Comparecer a todas as consultas pré-natal.

O QUE VOCÊ DEVE SABER

Para que seja capaz de prestar atendimento de forma ideal na sala de parto, o pediatra deverá ser habilitado e ter recebido treinamento para atuar em situações emergenciais. Além disso, deve ter à sua disposição todos os equipamentos necessários em local de fácil acesso e prontos para uso imediato. Em cada parto, deverá estar informado sobre a saúde da mãe, a evolução da gravidez e suas possíveis intercorrências.

Neonatologista é o pediatra especialista em cuidar do recém-nascido até o 28º dia de vida.

CONSULTE O PEDIATRA

Sobre partos múltiplos, este livro tem informações no decorrer de cada item em "A gravidez", no capítulo "À espera do bebê", no início do livro. Mas é importante **consultar o pediatra** para mais detalhes.

Caso não seja possível conhecer o pediatra que participará do parto, você deve se informar se a maternidade que pretende escolher conta com a presença de pediatra treinado pela Sociedade Brasileira de Pediatria (SBP) em todos os partos, e se esse hospital possui os equipamentos necessários para o atendimento do recém-nascido em situações normais e, principalmente, em situações emergenciais. Esses fatores devem ser decisivos para a escolha da maternidade.

- Em caso de partos múltiplos (gêmeos, trigêmeos etc.), certificar-se de que haverá um pediatra para atender cada recém-nascido e um equipamento completo disponível para cada um.

- Tentar entender o nascimento e os fenômenos que ele envolve para compreender quais intervenções serão necessárias e como é possível prevenir que ocorram problemas com o seu filho.

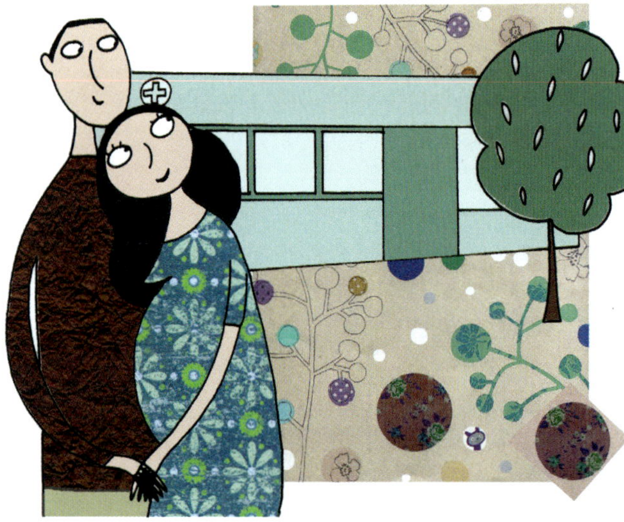

Acompanhamento pediátrico no decorrer do nascimento

Durante a gravidez, o feto (nome dado ao bebê enquanto ele ainda se encontra no útero) é alimentado através dos vasos sanguíneos da placenta, que têm a função de nutrir e de promover a troca gasosa, enviando oxigênio para o feto e eliminando o gás carbônico. Nessa fase, o pulmão do feto ainda está cheio de líquido e o coração também tem funcionamento bastante restrito. Como o feto depende do bom funcionamento da placenta para sobreviver, este deve ser sempre verificado por seu obstetra de confiança.

Com o nascimento, o ar entra com intensidade nos pulmões, por meio do choro, expulsando o líquido que havia no seu interior e substituindo-o pelo oxigênio. Assim, inicia-se a troca gasosa nos pulmões e, como consequência, os vasos pulmonares são dilatados e direcionam o sangue para o lado esquerdo do coração. Dessa forma, o nascimento ocasiona o funcionamento do pulmão do bebê de forma independente de sua mãe e a circulação sanguínea muda para aquela que se tornará definitiva para toda a vida.

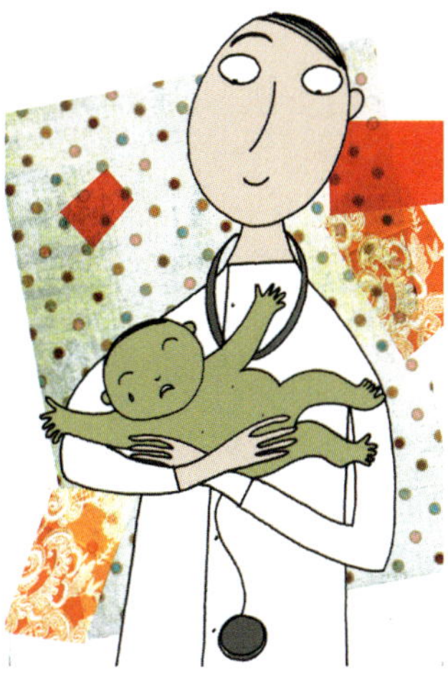

Após o nascimento, o cordão umbilical é obstruído, e a placenta perde totalmente a sua função, não alimentando mais o bebê, que assume, de forma definitiva, a sua nutrição e oxigenação.

Por se tratar de um fenômeno complexo e que exige uma série de ajustes no organismo do bebê, o nascimento deve ser acompanhado pelo pediatra para que ele avalie se o bebê está se comportando da forma esperada ou se é necessário intervir para auxiliá-lo nesses momentos iniciais e decisivos para a sua saúde.

Primeiros cuidados com o recém-nascido após o nascimento

Imediatamente após o nascimento, o pediatra avalia com atenção o estado do recém-nascido: se o bebê não é prematuro, se o líquido amniótico é claro, isto é, sem mecônio (o que significa que o bebê não está em sofrimento), se a respiração é regular ou se está chorando, e se o bebê está com os braços e as pernas flexionados. Se isso acontecer, o nascimento ocorreu de forma ideal, sem intercorrências! Felizmente, na maioria dos nascimentos, não existe necessidade

O QUE OBSERVAR

Neste item, você conhecerá o que acontece com o corpo do seu bebê logo que nasce e como o pediatra cuida dele.

O QUE VOCÊ DEVE SABER

O nascimento deve ser acompanhado pelo pediatra para que ele avalie se o bebê está se comportando da forma esperada ou se é necessário intervir para auxiliá-lo nesses momentos iniciais e decisivos para a sua saúde.

de intervenção, e o bebê deve ser levado para junto de sua mãe, privilegiando o contato mãe-filho e fortalecendo esse vínculo. Se possível, **iniciar a amamentação ainda na sala de parto.**

No entanto, caso o bebê seja prematuro ou apresente líquido amniótico meconial ou não chore ou na ausência de flexão dos membros, o pediatra deverá proceder às medidas **rotineiras de emergência** iniciais:

- prover calor ao recém-nascido, para mantê-lo aquecido através do berço de calor irradiante;
- possibilitar que o recém-nascido respire com facilidade, mantendo as vias aéreas desobstruídas. Para isso, o pediatra posiciona a cabeça do recém-nascido de forma adequada e aspira a boca e o nariz com uma sonda ligada ao vácuo ou aspirador de borracha (perinha);
- secar todo o corpo do recém-nascido com compressas, dando ênfase à cabeça e, especialmente, à fontanela (moleira);
- logo após, a cabeça é reposicionada e avaliadas as funções vitais para medidas imediatas, se necessárias.

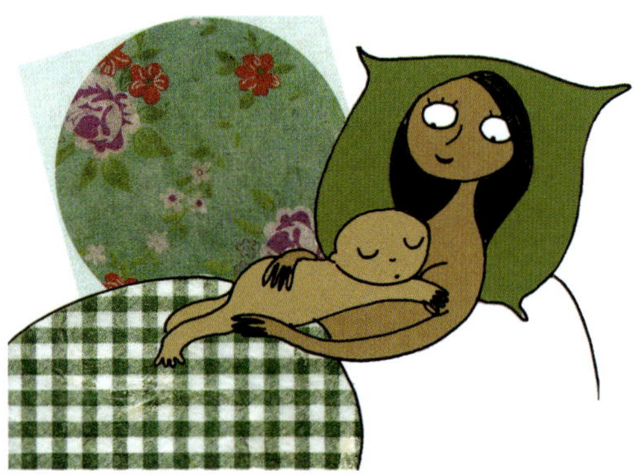

O primeiro contato entre pais e filho!

Já com o seu filho nos braços, a mãe pode iniciar a amamentação. Esse ato, sem dúvida, vai propiciar o sucesso do aleitamento materno e fortalecer o vínculo entre a mãe e seu filho. É importante que o **pai participe ativamente**, dando apoio, segurança e carinho à mãe.

O QUE VOCÊ DEVE SABER

Naquelas situações emergenciais, ou seja, em que o recém-nascido não se encontra em condições ideais ao nascimento, o pediatra inicia uma sequência de procedimentos cada vez mais complexos até que o recém-nascido apresente as três funções vitais (respiração, frequência cardíaca e cor) de acordo com os padrões esperados. Assim, o objetivo principal do atendimento pediátrico em sala de parto é atuar para que, em pouco tempo, o recém-nascido respire espontaneamente, tenha frequência cardíaca normal (mais de 100 batimentos por minuto) e esteja corado nos lábios.

CONSULTE O PEDIATRA

Suas dúvidas podem ser esclarecidas mais precisamente pelo pediatra.

Escala de Apgar

A escala de Apgar é utilizada pelos pediatras para avaliar a vitalidade do recém-nascido no primeiro, quinto, e, às vezes, décimo minuto de vida, baseado em cinco parâmetros:

- cor;
- respiração;
- frequência cardíaca;
- tônus muscular;
- resposta a estímulos por sonda.

Os recém-nascidos podem receber notas de 0 a 10. A nota recebida revela a forma como ele está respondendo à vida fora do útero. É normal que, nos primeiros momentos de vida, o bebê fique com as mãos e os pés mais frios e arroxeados; isso não tem qualquer significado ruim, mas altera em um ou dois pontos o resultado do Apgar. Assim, a nota dificilmente é 10 e resultados maiores do que 8 são considerados normais.

O sucesso do nascimento

Felizmente, a grande maioria dos recém-nascidos nasce bem e não exige cuidados especiais na sala de parto. Após os procedimentos pediátricos de rotina, o primeiro e inesquecível contato dos pais com o bebê e a primeira mamada, os pais serão encaminhados, preferencialmente, para o **alojamento conjunto**. Lá, terão a oportunidade de conviver com o seu pequeno filho, contando ainda com os auxílios da equipe médica hospitalar.

Para mais informações sobre o sistema de alojamento conjunto, consulte o capítulo "Alojamento conjunto", a seguir. Também recomendamos a leitura de outros capítulos para conhecer as técnicas e a importância do aleitamento materno exclusivo ("Aleitamento materno") e os cuidados com o recém-nascido em casa ("Cuidando do recém-nascido em casa").

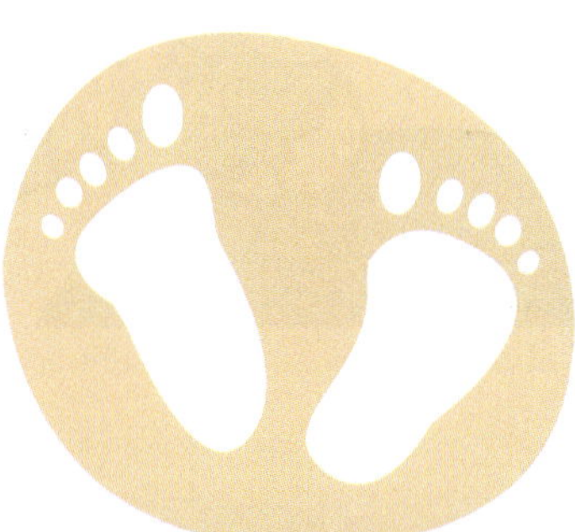

O QUE OBSERVAR

Tomados os primeiros cuidados, inicia-se outra etapa extremamente importante: o contato entre pais e filho! A mãe finalmente receberá seu filho ao colo, momento tão aguardado pelo casal. Se o pai puder estar presente, será magnífico poder vivenciar esse momento tão sublime: o nascimento bem-sucedido!

ATENÇÃO

Para que os pais se sintam seguros, tranquilos e preparados para cuidar de seu filho, é importante a orientação inicial recebida na consulta pediátrica pré-natal e complementada pela equipe hospitalar perinatal (pediatra, equipe de enfermagem e outros profissionais afins) durante a estadia na maternidade.

Cuidados nos berçários hospitalares

O QUE OBSERVAR

Neste item, você saberá quais os procedimentos são realizados nos berçários hospitalares.

Durante o período em que o bebê permanece no berçário, alguns procedimentos são necessários:

- uso de **vitamina K1**. O recém-nascido pode apresentar deficiência dessa vitamina e a sua ausência associa-se a problemas de coagulação na chamada doença hemorrágica do recém-nascido. Por esse motivo, a vitamina K1 é utilizada pela maioria dos berçários do mundo e administrada como injeção intramuscular, em dose única aplicada na parte lateral da coxa;

- uso do **colírio** à base de nitrato de prata ou eritromicina (método de Credé). Esse colírio é administrado no recém-nascido para prevenir a oftalmia neonatal, doença ocular infecciosa causada pela bactéria gonococo. O colírio é usado em dose única e é bastante eficaz;

- **exame clínico** do recém-nascido. Naqueles recém-nascidos sem intercorrências clínicas, o pediatra neonatologista faz o primeiro exame clínico 4 horas em média após o nascimento. Logo depois, o pediatra ou neonatologista vai ao alojamento conjunto informar à família o estado do recém-nascido, fazendo esclarecimentos e dando orientações. Até a alta hospitalar, o recém-nascido é examinado pelo pediatra diariamente.

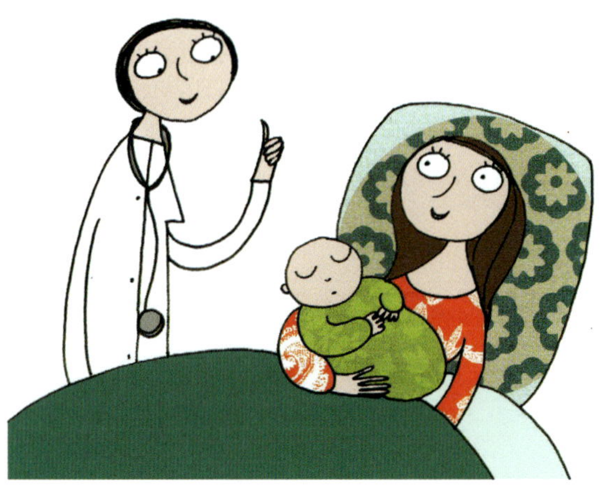

Testes de triagem neonatal: metabólica, auditiva e visual

O que são testes de triagem neonatal e para que servem?

Existem alguns testes de triagem que podem ser realizados em bebês recém-nascidos com o objetivo de identificar precocemente algumas doenças e/ou alterações físicas para que suas manifestações e sequelas possam ser prevenidas. Os exames atualmente disponíveis são a triagem metabólica (**teste do pezinho**), a triagem auditiva (**teste da orelhinha**) e a triagem visual (**teste do olhinho**).

O QUE VOCÊ DEVE SABER

Para identificar precocemente algumas doenças e/ou alterações físicas, há testes que avaliam o seu bebê:

- teste do pezinho;
- teste da orelhinha;
- teste do olhinho.

Teste do olhinho (pesquisa do reflexo vermelho)

Qual a importância do teste do olhinho?

O processo de desenvolvimento da visão depende do estímulo visual, ou seja, a criança precisa ver para desenvolver plenamente a sua visão. Até que a qualidade e a capacidade (acuidade) de percepção visual da criança estejam totalmente estabelecidas, qualquer obstáculo à formação adequada da visão pode comprometer o seu desenvolvimento. O atraso no tratamento pode levar a danos irreversíveis.

Por esse motivo, a realização do teste do olhinho é muito importante, pois permite a **detecção precoce de doenças** que comprometem a visão, como a catarata congênita, o glaucoma congênito, algumas más-formações oculares, assim como determinados tumores, como o retinoblastoma. Além disso, o exame pode detectar traumas oftálmicos decorrentes do parto, hemorragias e, eventualmente, alguns casos de inflamações ou infecções.

A pesquisa do reflexo vermelho ou teste do reflexo de Bruckner, popularmente conhecido como teste do olhinho, tem se tornado um exame cada vez mais eficaz e uniforme, graças aos trabalhos da Sociedade Brasileira de Pediatria (SBP) e seus comitês científicos.

ATENÇÃO

Solicitar ao pediatra que faça o teste do olhinho antes da alta da maternidade ou na consulta do 5° dia.

O QUE VOCÊ DEVE SABER

Independentemente da idade de seu filho, se o teste do olhinho ainda não foi realizado, ele deve ser feito pelo pediatra o quanto antes, para que seja possível prevenir as manifestações de muitas doenças que podem ser diagnosticadas inicialmente com esse método.

Como é feito o teste do olhinho?

O exame é simples e rápido. Deve ser feito na penumbra e com o oftalmoscópio (instrumento para observação do interior do olho) colocado a aproximadamente 1 metro dos olhos do recém-nascido. Dessa forma, o médico pode observar o reflexo vermelho nos dois olhos do bebê, simultaneamente.

Se as pupilas são submetidas a uma fonte de luz, em situações normais, nota-se um reflexo vermelho. Muitas vezes, esse reflexo é observado em fotografias com *flash*. Quando o recém-nascido apresenta um reflexo vermelho normal, a parte interna da retina saudável é vermelha e, por esse motivo, a luz reflete essa cor. A presença do reflexo vermelho (em tons de vermelho, laranja ou amarelo, dependendo da incidência de luz e da pigmentação da retina) em ambos os olhos do bebê revela que as principais estruturas internas do olho (córnea, câmara anterior, íris, pupila, cristalino, humor vítreo e retina) estão transparentes, permitindo que a retina seja atingida pela luz. Isso indica que o bebê está em boas condições para desenvolver a visão.

Quando há alteração na estrutura do olho, geralmente, não se observa o reflexo, ou ele não se apresenta com uma boa qualidade. Ao verificar essas alterações durante o exame de triagem visual, o pediatra deve encaminhar o bebê ao oftalmologista para que o diagnóstico seja confirmado e o tratamento possa ser iniciado.

Teste do pezinho (teste de triagem neonatal) – TTN

No Brasil, desde 2001, a obrigatoriedade de realização do teste de triagem neonatal (TNN) em hospitais/maternidades e/ou unidades básicas de saúde em todos os recém-nascidos, preferencialmente entre o 3º e o 7º dias de vida, foi estabelecida pela Portaria n. 822 de 06 de junho de 2001, do Ministério da Saúde.

Qual a importância do teste do pezinho?

O teste do pezinho **permite a detecção de uma série de doenças**, como: hipotireoidismo congênito, hemoglobinopatias (anemia falciforme), fenilcetonúria e fibrose cística. Outras doenças ou infecções também podem ser identificadas pelo teste, desde que sejam solicitadas em situações especiais.

Os recém-nascidos que obtiverem resultados positivos no teste devem ser submetidos a uma segunda coleta de sangue, para que seja confirmado o diagnóstico e, caso necessário, iniciado o tratamento.

O diagnóstico e o início do tratamento precoces, especialmente de doenças metabólicas congênitas, são extremamente importantes, pois podem modificar a evolução dessas doenças, reduzindo consideravelmente os riscos de sequelas, como anemias, problemas de crescimento e retardo mental.

Por exemplo, o diagnóstico precoce do hipotireoidismo congênito e o seu tratamento imediato, desde a primeira semana de vida, têm possibilitado um desenvolvimento neurológico normal às crianças.

Como é feito o teste do pezinho?

O teste é feito com a coleta de sangue a partir de um furinho no calcanhar, região rica em vasos sanguíneos. É praticamente indolor e deve ser realizado, preferencialmente, após 48 horas de vida do bebê, pois é necessário que o aleitamento materno já tenha se iniciado, para que possíveis alterações metabólicas possam ser detectas pelo teste.

ATENÇÃO

No Brasil, desde 2001, é obrigatória a realização do teste de triagem neonatal (TTN) em todos os recém-nascidos nos hospitais/maternidades e/ou unidades básicas de saúde, preferencialmente, entre o 3º e o 7º dia de vida. Caso o teste do pezinho não tenha sido realizado na maternidade, você deve levar o seu bebê a uma unidade básica de saúde ou a um laboratório de referência para realizar o teste, ainda na primeira semana de vida.

O QUE VOCÊ DEVE FAZER

- Solicitar que o teste do pezinho seja feito na primeira semana de vida do seu bebê.
- Conversar com o seu pediatra sobre os vários testes disponíveis e verificar qual o mais indicado para o seu bebê.
- Assim que receber o resultado do teste (nos primeiros 30 dias de vida), entregá-lo ao pediatra de seu filho.

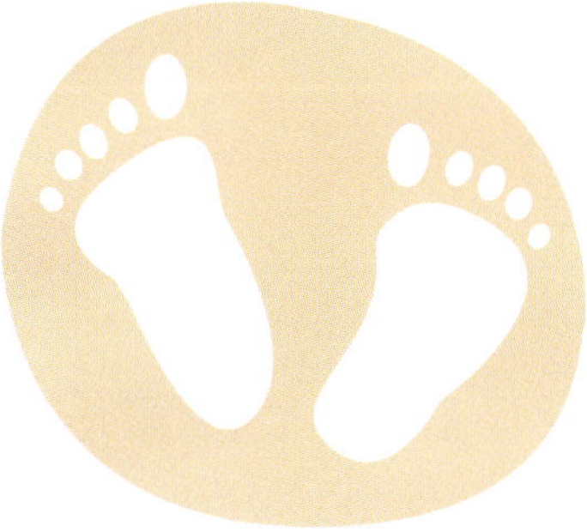

O QUE VOCÊ DEVE FAZER

- Se o teste da orelhinha não for feito antes da alta da maternidade, solicitar que seja realizado em 30 dias.

- Se o resultado do primeiro teste não for adequado, levar o seu bebê para repetir o teste em 30 dias.

Teste da orelhinha

O teste de emissões otoacústicas, popularmente conhecido como teste da orelhinha, é um método de triagem utilizado para a detecção precoce de deficiência auditiva.

Qual a importância do teste da orelhinha?

A incidência de perda auditiva ocasiona deficiências na fala e no aprendizado. No entanto, esses prejuízos podem ser reduzidos se o diagnóstico do déficit auditivo e o início do tratamento forem realizados precocemente. Quando o tratamento se inicia antes dos 6 meses, as crianças podem ter um desenvolvimento adequado da linguagem e uma melhor adaptação psicossocial, fundamental para a interação com a família, do que se o tratamento tiver início depois desse período. Portanto, o diagnóstico e tratamento precoces **podem prevenir deficiências de linguagem e de aprendizado,** permitindo que a criança desenvolva-se adequadamente, sem a necessidade de escolas especiais.

Como é feito o teste da orelhinha?

O teste é realizado por meio de um equipamento que emite ondas sonoras no ouvido do recém-nascido e analisa a resposta do ouvido a esse estímulo. Se a resposta for adequada, considera-se que a criança tem audição normal. Nos casos de não haver resposta ao estímulo, o teste deve ser repetido em 1 mês. A falha no teste pode ocorrer, nestes casos, por líquido ainda presente no ouvido da criança. Após o teste ter sido repetido e a perda auditiva ser confirmada, a investigação prossegue. Neste momento, serão necessários mais testes para identificar a causa da perda auditiva.

Alojamento conjunto

Quais os principais benefícios do alojamento conjunto?

O sistema de alojamento conjunto possibilita o contato precoce e íntimo entre pais e filho e traz uma série de benefícios a todos. Entre eles estão:

- favorece o relacionamento e o **fortalecimento do vínculo da mãe com o seu bebê**, proporcionando satisfação, tranquilidade e confiança a ambos, além de ajudar a mãe a exercer com mais segurança a sua função;

- permite que os **pais observem constantemente o seu bebê**, o que contribui para que o conheçam melhor e possibilita que informem qualquer anormalidade observada à equipe de saúde;

- oferece condições à equipe de enfermagem para **orientar melhor** os pais e dar demonstrações práticas dos cuidados indispensáveis ao recém-nascido;

- possibilita que os pais saiam da maternidade **conhecendo as principais necessidades** de seu bebê e sabendo realizar os cuidados básicos, como banho, higiene, entre outros;

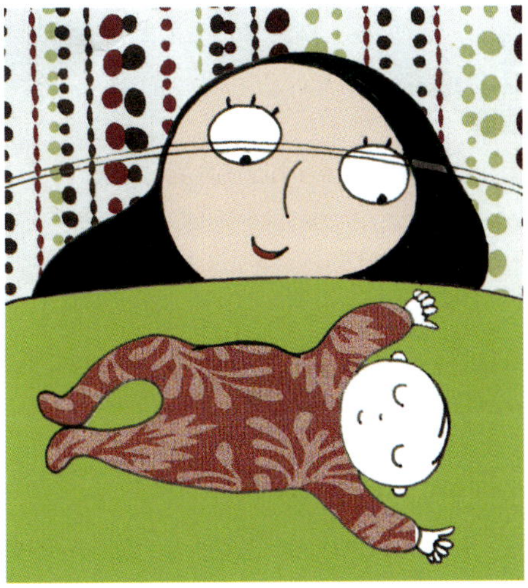

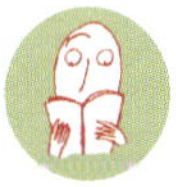

O QUE VOCÊ DEVE SABER

Depois do nascimento, o ideal para o bebê sadio é permanecer ao lado de sua mãe. Esse tipo de sistema hospitalar em que mãe e filho permanecem juntos no mesmo quarto, desde o parto até a alta, é chamado de alojamento conjunto.

• facilita o contato com o pediatra por ocasião das visitas médicas para o exame do recém-nascido, permitindo a troca de informações e o esclarecimento de dúvidas;

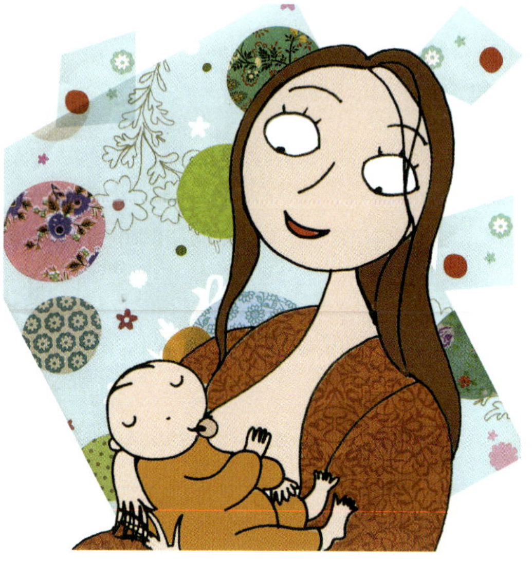

• promove a **participação do pai** na interação e nos cuidados com o bebê, propiciando a união da família;

• **favorece a amamentação,** pois o recém-nascido tem sua mãe ao seu lado durante o tempo todo e pode mamar sempre que quiser, sem horários fixos nem tempo determinado. A mãe também pode contar com o auxílio da equipe de enfermagem para aprender as técnicas de amamentação e esclarecer suas dúvidas;

• **diminui o risco de infecção hospitalar,** pois é a mãe que tem o contato mais íntimo com o seu bebê.

> **ATENÇÃO**
>
> Certos cuidados, como não oferecer outros alimentos ou líquidos além do leite materno ao bebê, exceto quando houver indicação do pediatra, e não utilizar chupetas favorecem o sucesso da amamentação e são importantes para garantir a saúde do seu bebê. Para mais informações sobre os benefícios e as técnicas de amamentação, consulte o capítulo "Aleitamento materno do recém-nascido", nesta seção.

Alguns cuidados importantes para o período de alojamento conjunto

A amamentação

Os primeiros dias de amamentação são decisivos para o sucesso do aleitamento materno. Por esse motivo, durante o período em que permanecer na maternidade, a mãe deve receber o acompanhamento e o apoio necessários para dar início a esse ato fundamental para o bom desenvolvimento físico e também emocional do seu bebê. Além disso, deve aproveitar a oportunidade para **esclarecer todas as suas dúvidas com a equipe de saúde.**

Posição do bebê para dormir

Desde os primeiros dias em que estiver convivendo com o seu bebê na maternidade, esteja atento ao posicioná-lo para dormir. O bebê **deve dormir em seu berço, de barriga para cima** e, caso apresente regurgitações e vômitos frequentes, a posição de lado pode ser adotada, desde que o bebê seja adequadamente escorado com alguma almofada para não se virar de barriga para baixo.

Além dessa medida, outros cuidados são essenciais para mantê-lo seguro enquanto dorme; para mais informações, consulte o item "Ambiente para o bebê dormir" no capítulo "Alertas de segurança para o recém-nascido".

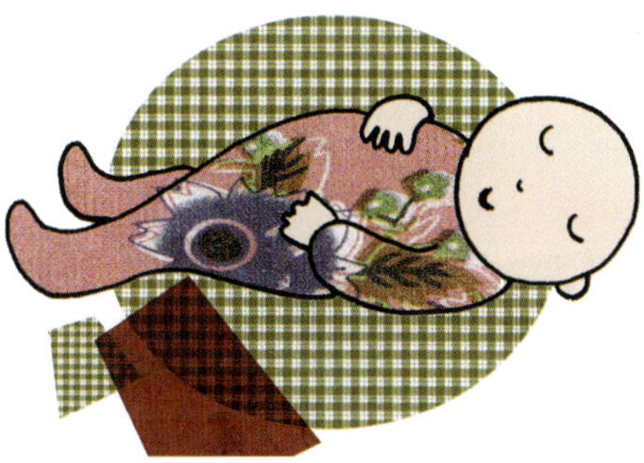

As visitas

Os horários de visita devem obedecer às normas da maternidade. Lembramos que, embora seja um momento de muita alegria e que os pais desejam compartilhar com amigos e parentes, mãe, pai e filho estão em fase de adaptação a novas situações e necessitam de toda a tranquilidade!

Por isso, as visitas devem ser restritas e antecipadamente informadas de que não deverão permanecer no mesmo ambiente em que o recém-nascido, caso apresentem algum sintoma de resfriado, gripe ou outra doença viral.

O ideal é que as visitas **evitem tocar no bebê,** mas, se o fizerem, devem lavar bem as mãos com água e sabão e/ou passar álcool-gel a 70%. O mesmo cuidado deve ser tomado pelos pais quando pegarem no bebê.

O QUE OBSERVAR

No alojamento conjunto, atentar para:

- a amamentação;
- a posição do bebê para dormir;
- as visitas;
- a alta hopitalar.

O QUE VOCÊ DEVE FAZER

Após deixarem a maternidade, você e seu filho devem comparecer à primeira consulta com o pediatra no prazo de 48 a 72 horas após a alta. Nessa consulta, serão avaliadas as condições de amamentação, a presença de icterícia e outras possíveis intercorrências. Para mais informações sobre a consulta do 5º dia, leia o capítulo "Consulta do 5º dia", nesta seção.

A alta hospitalar

A alta hospitalar **não deve ocorrer antes que o recém-nascido complete 48 horas de vida**, pois esse é um período de importantes adaptações no organismo dele. É também durante esse período que o pediatra pode detectar possíveis doenças no recém-nascido.

Assim, para receber alta, o recém-nascido deve passar por uma avaliação criteriosa de suas condições clínicas e:

- não pode ter apresentado icterícia nas primeiras 24 horas de vida;
- tem que ter eliminado o mecônio (nome dado às primeiras evacuações);
- deve estar urinando normalmente e mamando bem. Também é importante que os pais já saibam enfrentar as dificuldades na amamentação, consigam identificar a presença de icterícia (amarelão) e tenham adquirido habilidade e confiança para cuidar de seu bebê.

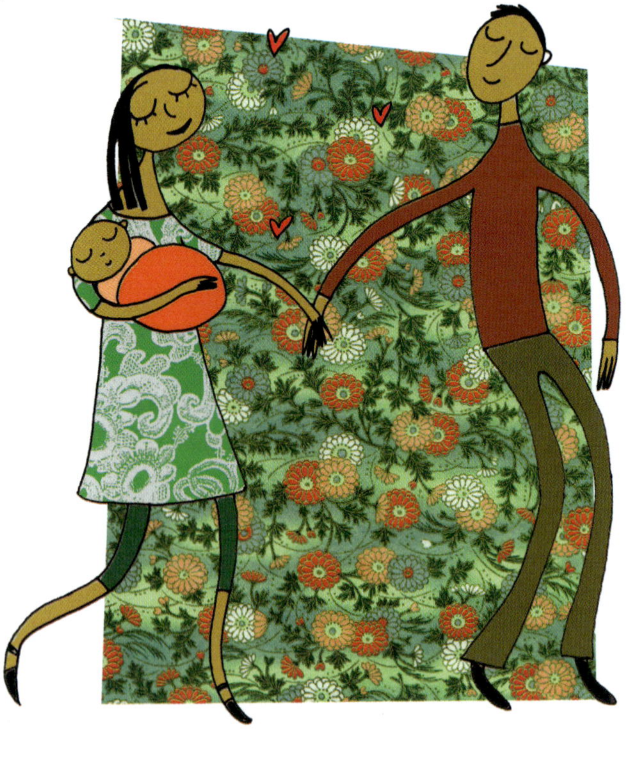

Situações que podem adiar a alta hospitalar do seu bebê

Algumas situações necessitam de maiores cuidados e podem exigir que o **recém-nascido permaneça na maternidade alguns dias após a alta materna.**

Hipoglicemia

Os recém-nascidos que apresentam risco de hipoglicemia (baixos níveis de glicose no sangue) são especialmente os prematuros, os de baixo peso, ou seja, que nascem com menos de 2.500 g, e os filhos de mães diabéticas. Eles devem ser submetidos a um controle dos níveis de glicose no sangue (glicemia) a partir do nascimento. A verificação da glicemia pode ser realizada através do glicosímetro, aparelho que mede a glicose em gota de sangue extraída do calcanhar do bebê, ou com exame realizado pelo laboratório.

A diabete materna durante a gestação pode levar à elevação transitória dos níveis de insulina do feto. Essa elevação ocasiona maior consumo da glicose do recém-nascido logo após o seu nascimento, resultando na queda dos níveis de glicose no sangue.

ATENÇÃO

O baixo nível de glicose no sangue é prejudicial ao bebê e, por esse motivo, ele deve permanecer na maternidade para acompanhamento até que não apresente mais risco de hipoglicemia, o que ocorre, normalmente, em torno de 72 horas.

Icterícia neonatal

O que é icterícia?

Mais da metade dos recém-nascidos apresenta icterícia. Trata-se da situação em que a **coloração da pele torna-se amarelada**. Essa coloração é decorrente do acúmulo de um pigmento denominado bilirrubina na pele. A bilirrubina acumula-se na pele e em outros órgãos por uma imaturidade do recém-nascido (principalmente do seu fígado) para eliminar essa substância.

Quanto maior o acúmulo de bilirrubina, mais partes do bebê tornam-se amarelas, ou seja, um recém-nascido com pouca icterícia apresenta apenas a pele do rosto e do tórax amarelas. Quando a icterícia é muito intensa, até mesmo as pernas ficam amareladas.

O QUE VOCÊ DEVE FAZER

Se o seu bebê estiver com icterícia intensa (até mesmo os pés estiverem amarelados) e reduzir sua atividade, como sugar menos o peito ou não responder a estímulos, leve-o imediatamente ao seu pediatra.

O QUE OBSERVAR

Quando os níveis de bilirrubina estão muito elevados, a icterícia passa a ser chamada de patológica. Nesses casos, o tratamento é necessário e é normalmente feito com fototerapia. Se a **icterícia patológica** for detectada pelo pediatra enquanto o bebê estiver na maternidade, **sua alta deve ser adiada,** para que ele possa realizar a fototerapia.

Caso haja necessidade de tratamento, se este tiver início imediato e for realizado adequadamente, não haverá risco para o recém-nascido.

Na maior parte dos casos, os níveis de bilirrubina encontram-se baixos e **não oferecem risco** ao recém-nascido, que continua se comportando normalmente, é o que se chama de icterícia fisiológica. Em geral, a icterícia fisiológica aparece entre o 2º e o 3º dia após o nascimento, desaparecendo em cerca de 10 dias. Esse tipo de icterícia não necessita de tratamento, exigindo apenas a observação do quadro. Já a icterícia patológica necessita de tratamento. Ver "O que observar" acima.

Se houver icterícia, o pediatra deve avaliar a intensidade e, se achar necessário, realizar exames laboratoriais para a confirmação do quadro, pois concentrações muito altas de bilirrubina podem ocasionar danos neurológicos. Esses achados podem estar relacionados a incompatibilidades sanguíneas entre a mãe e seu filho.

O QUE VOCÊ NÃO DEVE FAZER

- Não expor seu filho ao sol. A luz do sol pode reduzir a icterícia; porém, as outras radiações emitidas pelo sol podem causar queimaduras graves.

- Não oferecer qualquer produto ou chá ao seu filho para tentar reduzir a icterícia, pois essas substâncias podem prejudicar a saúde de seu bebê. Está comprovado que o aumento da amamentação reduz a icterícia, não sendo recomendada a ingestão de outras substâncias.

Como é feito o tratamento da icterícia patológica?

O tratamento de icterícia patológica mais comum é a fototerapia. A fototerapia é um tratamento simples e muito eficaz, em que o bebê é colocado sob luzes especiais (normalmente fluorescentes), sem roupas e com proteção nos olhos, para receber o "banho de luz".

O uso contínuo da fototerapia promove a queda dos níveis de bilirrubina. A fototerapia age diretamente na pele, transformando a bilirrubina em uma molécula que pode ser eliminada sem necessitar do fígado do bebê e, portanto, sem sobrecarregá-lo.

Durante o tratamento, o bebê é avaliado constantemente pelo pediatra até que haja a redução segura dos níveis de bilirrubina, quando poderá receber alta. A duração do tratamento varia de acordo com a intensidade da icterícia e é, em geral, de cerca de 10 dias. Nesse período, **o bebê deve ser amamentado normalmente**.

Cuidados com a icterícia após a alta hospitalar

Após a alta hospitalar, recomendamos que os pais de recém-nascidos que não tiverem tratado a icterícia na maternidade continuem **atentos à coloração da pele de seus bebês**.

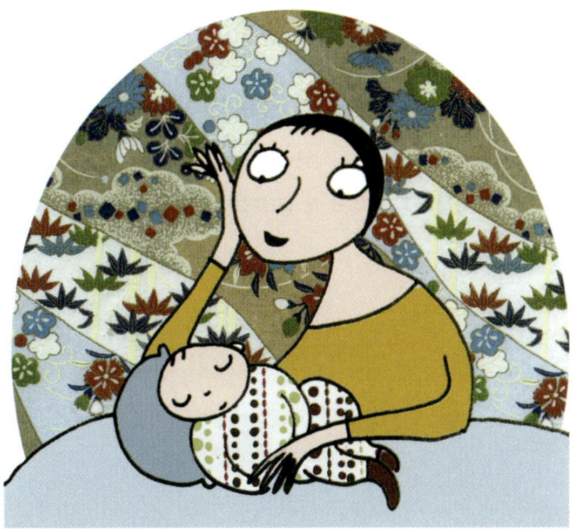

O QUE VOCÊ DEVE FAZER

- Observar a cor da pele de seu bebê. Se achar que está com icterícia, levá-lo ao seu pediatra.
- Amamentar bastante o bebê. O aumento de mamadas reduz a icterícia.

Quais as principais características do recém-nascido?

O peso

O recém-nascido a termo, ou seja, de gestação sem anormalidades, nasce pesando, em média, **3 kg (meninas) e 3,3 kg (meninos).**

Peso na primeira semana

Na primeira semana de vida, o recém-nascido pode **perder até 10% de seu peso.** Alguns fatores são responsáveis por essa perda:

- excreção do excesso de água corporal;
- eliminação do mecônio (fezes acumuladas durante a gestação);
- uso de suas próprias reservas calóricas (de gordura e glicogênio), especialmente nas primeiras 48 horas de vida, quando o volume de leite materno ainda é pequeno;
- possível baixa ingestão de leite materno nos primeiros dias.

Peso a partir da segunda semana

Após a primeira semana, **alguns fatores permitem que, normalmente, o bebê passe a ganhar peso progressivamente. São eles:**

- a natural substituição do colostro (secreção rica em calorias, proteínas e anticorpos, produzida pelo peito materno antes da descida do leite) pelo leite materno (com maior teor de gorduras);
- o fato de o bebê estar mais ativo e com sucção mais eficiente;
- a mãe já estar mais confiante e dominando melhor a técnica de amamentação.

Peso ao final do primeiro mês

Ao final do primeiro mês, espera-se que o bebê tenha engordado, em média, **30 gramas por dia.**

CONSULTE O PEDIATRA

Podem ser observadas algumas alterações na coloração da pele, que devem ser comunicadas ao pediatra:

- **palidez excessiva:** pode ser decorrente de anemia ou infecção;
- **coloração amarelada** da pele: pode indicar icterícia. A icterícia fisiológica é um fenômeno muito comum, mas que deve ser avaliado e acompanhado pelo pediatra. Para mais informações sobre icterícia, consulte o capítulo "Situações que podem adiar a alta hospitalar do seu bebê", nesta seção;
- **coloração azulada (cianose):** pode estar relacionada ao frio ou a alguma alteração circulatória que leve à falta de oxigênio nos tecidos. Normalmente, os casos mais graves são detectados no berçário.

Comprimento (estatura)

O comprimento do recém-nascido a termo varia habitualmente de **48 a 53 cm.** No primeiro mês de vida, o bebê cresce, em média, 3,5 cm. O termo comprimento refere-se à medida da estatura do bebê deitado e é utilizado para medidas de bebês/crianças entre o nascimento e os 2 anos de idade. A partir desta idade, a medida da estatura passa a ser denominada de altura e é verificada com a criança/adulto em pé.

Temperatura

A temperatura corporal, que pode ser verificada colocando-se o termômetro na axila do bebê por 3 minutos, varia de **36 a 37,3°C.**

Pele

A pele da criança é um bom indicador de sua saúde. Em recém-nascidos sadios, ela tem uma cor rosada ou avermelhada.

Alterações benignas

Existem algumas alterações cutâneas benignas comuns nos recém-nascidos, que podem ser **reconhecidas pelos pais:**

- **mancha mongólica.** Apesar do nome, não está relacionada à síndrome de Down (mongolismo). Trata-se de uma mancha azulada ou acinzentada, que, em geral, está associada à miscigenação racial. Pode surgir em qualquer região do corpo, mas é mais observada na região sacral e/ou nas nádegas. Não necessita de tratamento e, normalmente, desaparece ao longo dos primeiros meses de vida.

O QUE OBSERVAR

Alterações benignas da pele:

- mancha mongólica;
- mancha salmão;
- eritema tóxico;
- hiperplasia sebácea;
- milium sebáceo;
- miliária (brotoejas);
- melanose pustulosa transitória.

Para maiores detalhes sobre cada uma, ver texto.

CONSULTE O PEDIATRA

Se perceber **qualquer** tipo de alteração na pele de seu bebê, comunique ao pediatra.

O QUE OBSERVAR

Lanugo

O lanugo é um pelo liso e fino, que pode ser observado nos membros superiores e no dorso do recém-nascido. Normalmente, desaparece nos primeiros dias de vida.

- **mancha salmão (hemangioma plano ou *nevus flammeus*).** É uma mancha de coloração rosada ou avermelhada, não elevada, mais frequentemente encontrada na nuca, pálpebra superior ou região nasolabial (entre o nariz e os lábios). Não necessita de tratamento e tende a desaparecer ainda no primeiro ano de vida. Os leigos costumam chamar essa mancha de "bicada de cegonha".

- **eritema tóxico.** Apesar do nome, não tem como causa algum tipo de intoxicação. Trata-se de pápulas sobre uma região de pele eritematosa (avermelhada), que aparecem e desaparecem em vários locais do corpo, até desaparecerem completamente após alguns dias de vida. Não necessita de qualquer tipo de tratamento.

- **hiperplasia sebácea.** São pequenos pontos esbranquiçados ou amarelados que surgem, geralmente, no dorso do nariz, devido à hiperplasia (aumento de volume) das glândulas sebáceas. Não devem ser espremidos e tendem a desaparecer espontaneamente nas primeiras semanas de vida do recém-nascido. Frequentemente é confundida com o milium sebáceo.

- **milium sebáceo.** Pequena pápula branco-perolada, localizada, com frequência, nas bochechas, queixo, sulco entre o nariz e os lábios e região frontal. Provavelmente, tem como causa a obstrução da via de saída da glândula sebácea.

- **miliária (brotoejas).** É o conjunto de pápulas branco-peroladas, decorrente da obstrução da via de saída ou hiperplasia das glândulas sudoríparas. Geralmente, é observada nas regiões de maior sudorese (pescoço, nádegas, dobras dos braços e das pernas). Pode ser prevenida mantendo-se o bebê em ambiente fresco e arejado, evitando-se dar banho muito quente e agasalhá-lo em demasia. Recomendamos o uso de pasta d'água nos locais atingidos.

- **melanose pustulosa transitória ("impetigo asséptico").** São pequenos cistos, semelhantes à miliária, que, quando rompidos, deixam a pele temporariamente escurecida (cor de café-com-leite).

Olhos

Nos primeiros meses de vida do bebê, é comum observar pequenas hemorragias conjuntivais e discreto estrabismo. Não é necessária a avaliação imediata nesses casos, mas essas alterações devem ser **comunicadas ao pediatra** nas consultas de rotina, para que seja feito acompanhamento.

CONSULTE O PEDIATRA

As alterações no olho do recém-nascido podem ser observadas pelos pais, e devem ser comunicadas **o quanto antes** ao pediatra:

- pálpebras caídas (blefaroptose) ou permanentemente fechadas (blefarofimose);
- secreção purulenta (conjuntivite);
- olhos muito pequenos (microftalmia) ou muito grandes (macroftalmia);
- alterações na córnea (macrocórneas);
- fenda na íris – parte colorida do olho – (coloboma);
- diferença de tamanho das pupilas – orifício no centro da íris – (anisocoria);
- cristalino opaco, que é visto no centro da íris (catarata).

A visão

Ao nascimento, o recém-nascido só enxerga o que se encontra a uma distância de 20 a 30 cm de seus olhos. Curiosamente, essa é a **distância entre o seio e o rosto materno.** Como o recém-nascido já nasce com uma preferência por mirar a face humana, ele suga o peito trocando olhares com sua mãe.

O QUE VOCÊ DEVE FAZER

Certificar-se de que o **teste do olhinho**, para verificar a existência de anormalidades no olho do bebê, foi realizado na maternidade. Caso não tenha sido feito, solicitar que **seja realizado** na consulta do 5º dia. Para mais informações sobre o teste do olhinho, consulte o capítulo "Testes de triagem neonatal: metabólica, auditiva e visual", nesta seção.

ATENÇÃO

É muito importante que a mãe possa se dedicar com exclusividade à amamentação e corresponder ao seu filho, também olhando em seus olhos, conversando com ele, sorrindo, acariciando-o, prestando realmente atenção no seu jeito, conhecendo sua personalidade e percebendo como é especial e único. Assim, aos poucos, esses momentos poderão propiciar cada vez mais intimidade, fortalecendo o amor entre mãe e filho.

O QUE VOCÊ DEVE FAZER

Certificar-se de que o **teste da orelhinha,** para verificar a capacidade auditiva de seu bebê, foi realizado ainda na maternidade. Caso não tenha sido feito, solicitar que seja realizado ainda no primeiro mês de vida do bebê. Para mais informações sobre o teste da orelhinha, consulte o capítulo "Testes de triagem neonatal: metabólica, auditiva e visual", nesta seção.

CONSULTE O PEDIATRA

Se notar alguma assimetria (boca repuxada para um lado) durante o choro do bebê, comunique ao pediatra, pois pode ser ocasionada por paralisia do nervo facial.

Orelhas

A audição

O fato de já ouvir bem ao nascer, preferindo de forma também inata a voz feminina, facilita o contato precoce do recém-nascido com sua mãe.

Nariz

Nos primeiros meses, **é normal** que o bebê apresente certo grau de congestão nasal com discreto ruído ao respirar e espirros frequentes, sem que isso represente qualquer doença.

Boca

Na boca do recém-nascido, podem ser observadas **alterações benignas,** geralmente conhecidas como pérolas de Epstein, quando localizadas no palato ("céu da boca"), e como cistos de Bohn, quando localizadas na gengiva. São pequenos cistos brancos, de aspecto perolado, sem significado clínico e que **não necessitam** de algum tipo **de tratamento.**

Pode haver também pequenas lesões erosivas, com halo avermelhado, chamadas de aftas de Bednar.

Eventualmente, o recém-nascido pode nascer com **dente.** Caso isso ocorra, **o pediatra deve avaliar a necessidade ou não da sua retirada.** Para informações sobre higiene bucal, consulte o capítulo "Cuidando do recém-nascido em casa", nesta seção.

Cabeça

No recém-nascido normal, a cabeça é grande em relação ao corpo, com o perímetro cefálico medindo, em média, **34 a 35 cm** ao nascimento. Nas consultas de rotina, o pediatra acompanha o aumento da circunferência craniana, que traduz o crescimento normal do cérebro. **Ao final do primeiro mês,** o perímetro cefálico **aumenta,** normalmente, **2 a 3 cm.**

A cabeça do recém-nascido pode apresentar um formato irregular, dependendo do tipo de parto ou da posição em que o bebê permanece mais tempo deitado. Geralmente, essas alterações no formato são passageiras e resolvem-se espontaneamente, não necessitando de cuidados especiais.

Algumas **estruturas normais** na cabeça do recém-nascido são:

- **suturas.** Como os ossos do crânio do recém-nascido não podem estar soldados entre si, para permitir o crescimento do cérebro, existem suturas entre eles. As suturas podem estar mais próximas após o parto, para facilitar a saída da cabeça, ou mais afastadas, se houver crescimento exagerado do conteúdo do crânio (por exemplo, hidrocefalia), o que deve ser avaliado pelo pediatra.

- **fontanela (moleira).** São aberturas em pontos de encontro dos ossos do crânio, que não são soldados, para permitir o crescimento do cérebro. Os formatos mais comuns são:

  - fontanela anterior em forma de losango: mede aproximadamente 2 cm nos dois sentidos;

  - fontanela posterior em forma de triângulo: mede aproximadamente 2,7 cm e, em alguns casos, é quase imperceptível.

- **craniotabes.** É uma área de consistência diminuída na superfície dos ossos do crânio, que, quando pressionada, é depressível, semelhante a uma bola de pingue-pongue. A sua **persistência após os 3 meses de vida** do bebê deve ser investigada pelo pediatra, pois pode ser sinal de raquitismo.

Pescoço

O pescoço deve estar em posição que mantenha a cabeça centralizada e permita a sua mobilidade normal.

Desvios persistentes para um dos lados podem ser causados por lesão no músculo do pescoço (fibromatose do esternocleidomastoideo). Outras alterações cervicais também podem ser observadas em recém-nascidos (higroma cístico, bócio congênito, linfadenomegalias, entre outras). Se perceber alguma alteração no posicionamento do pescoço ou dificuldade de movimentação em seu bebê, **comunique ao pediatra.**

O QUE OBSERVAR

Algumas alterações benignas da cabeça podem ser observadas pelos pais:

- **bossa serossanguínea.** Edema **(acúmulo de líquido) no couro cabeludo,** que se apresenta como uma massa mole e mal-delimitada, pois se encontra abaixo do couro cabeludo e acima dos ossos. Pode ser comprimida com pressão digital e forma uma depressão temporária, conhecida como sinal do cacifo. Desaparece nos primeiros dias de vida.

- **cefalematoma.** É um sangramento abaixo do periósteo (membrana que reveste os ossos). Fica limitado a **um só osso** e não ultrapassa as suturas. **Reabsorve-se espontaneamente.**

Tórax

O ingurgitamento (aumento de volume) das mamas, com ou sem a secreção de leite, pode ocorrer normalmente em ambos os sexos, por açao dos hormônios maternos, e desaparece espontaneamente. Eventualmente, podem aparecer glândulas mamárias supranumerárias (mais do que duas), que também desaparecem com o tempo.

O QUE OBSERVAR

O tórax do recém-nascido é cilíndrico, com diâmetro lateral e anteroposterior iguais. Durante a respiração, a **movimentação do tórax deve ser suave e rítmica.**

CONSULTE O PEDIATRA

Se o tórax de seu bebê lhe parecer assimétrico ou se perceber alguma alteração de ritmo nos movimentos respiratórios ou esforço ao respirar, comunique ao pediatra. Dificuldade de movimentação de um dos braços com choro à manipulação pode ser um indício de fratura de clavícula e também deve ser relatada ao pediatra.

O QUE VOCÊ NÃO DEVE FAZER

Não espremer ou passar algum medicamento nas glândulas mamárias ingurgitadas.

Pulmões

A respiração do recém-nascido é do tipo abdominal. Os recém-nascidos respiram, geralmente, cerca de **30 a 60 vezes por minuto,** com variações na frequência e no ritmo respiratório em função da atividade física, vigília ou sonolência e choro. É comum a presença de um ritmo periódico, alternando momentos de respiração lenta e superficial com outros de frequência rápida e movimentos respiratórios mais profundos.

Pulso ou frequência cardíaca

A frequência cardíaca do recém-nascido é **superior à da criança maior e à do adulto,** geralmente varia de 100 a 160 batimentos cardíacos por minuto. Variações normais acontecem com o sono (menor frequência) ou choro (frequência aumentada).

CONSULTE O PEDIATRA

Uma frequência respiratória sempre acima de 60 vezes por minuto deve ser avaliada pelo pediatra, pois pode significar transtorno respiratório ou cardíaco.

CONSULTE O PEDIATRA

Frequência cardíaca muito alta ou baixa deve ser avaliada pelo pediatra. A presença de sopro, avaliada pelo médico, pode ser normal nos primeiros dias de vida. Se o sopro persistir por algumas semanas, é possível que esteja associado a alguma alteração e deve ser avaliado por um especialista.

Abdome

Geralmente, o abdome do recém-nascido é globoso (redondo), mas com pequena tensão à palpação.

Coto umbilical

O coto umbilical geralmente cai por volta do 10º ao 14º dia de vida do bebê. Queda mais precoce ou um pouco mais tarde não constitui problema. Pequena quantidade de secreção clara, não fétida, ou, até mesmo, um pouco de sangramento, desde que não seja de grande volume, são normais. Para informações sobre como fazer a higiene do coto umbilical, consulte o capítulo "Cuidando do recém-nascido em casa", nesta seção.

CONSULTE O PEDIATRA

- Se perceber o abdome de seu bebê muito distendido (cheio), muito escavado (fundo) ou outra alteração que lhe chame a atenção, comunique ao pediatra. Alterações na função digestiva, como vômitos e dificuldade de evacuação, devem ser observadas paralelamente ao ganho de peso.

- Se observar alguma secreção bastante purulenta (com muito pus) e/ou fétida (com cheiro forte) no coto, acompanhada de vermelhidão na pele ao redor do coto, comunique ao pediatra.

Genitália

Dos meninos

A palpação da bolsa escrotal permite verificar a presença ou ausência dos testículos. Denomina-se criptorquia a ausência de testículos na bolsa escrotal ou no canal inguinal.

CONSULTE O PEDIATRA

Qualquer aumento de volume da bolsa escro tal ou outra alteração deve ser comunicada ao pediatra.

O QUE VOCÊ DEVE FAZER

Após o banho, afastar os lábios da vagina, para evitar a aderência permanente entre eles.

CONSULTE O PEDIATRA

- Qualquer alteração no trajeto da coluna deve ser comunicada ao pediatra.
- Em função da posição intraútero, os pés do bebê podem estar desviados para dentro ou para fora (pé torto). Essa alteração deve ser avaliada pelo pediatra, que definirá a necessidade ou não de tratamento.

O **acúmulo de líquido** (hidrocele) dentro da bolsa escrotal é comum e, geralmente, absorve-se nos 6 primeiros meses de vida do bebê.

Ao nascimento, existem também **aderências entre a pele** (prepúcio) e **a cabeça do pênis** (glande). Essas aderências são normais.

A localização do meato urinário (orifício por onde sai a urina) deve ser **central.**

Das meninas

Após o nascimento, os pequenos lábios e clitóris estão **proeminentes.** Nos primeiros dias de vida, também é comum, sem significado clínico, o aparecimento de uma secreção esbranquiçada mais ou menos abundante, podendo ser acompanhada ou não de secreção sanguinolenta, dependendo da ação dos hormônios maternos.

Aparelho locomotor (membros)

Os membros devem ser simétricos e de proporções normais.

Classificações do recém-nascido

O recém-nascido é convencionalmente classificado **quanto à duração da gestação e ao peso de nascimento.**

A idade gestacional (IG) pode ser calculada com base na data da última menstruação (DUM), por ultrassonografia realizada durante a gravidez e por avaliação do pediatra em exame físico da gestante. Quanto à idade gestacional, o recém-nascido é considerado:

- a termo: IG de 37 a 41 semanas e 6 dias;
- pré-termo: IG menor que 37 semanas;
- pós-termo: IG igual ou superior a 42 semanas.

O recém-nascido também pode ser classificado quanto ao peso de nascimento:

- excessivo: peso superior a 4.000 g;
- normal: de 3.000 a 3.999 g;
- insuficiente: de 2.500 a 2.999 g;
- baixo: de 1.500 a 2.499 g;
- muito baixo: de 1.000 a 1.499 g;
- extremamente baixo: peso inferior a 999 g.

Quanto à relação peso *versus* idade gestacional de um bebê que nasce a termo, considera-se:

- pequeno para a idade gestacional (PIG): o recém-nascido com peso inferior a 2.500 g;
- adequado para a idade gestacional (AIG): o recém-nascido com peso entre 2.500 g e 3.999 g;
- grande para a idade gestacional (GIG): o recém-nascido com peso superior a 4.000 g.

Comportamento-padrão do recém-nascido

Logo que nasce, o bebê apresenta um comportamento-padrão:

- dois estados de **sono:**
  - 1º – sono ativo: mesmo dormindo, o recém-nascido realiza movimentos corporais;
  - 2º – sono tranquilo: o recém-nascido encontra-se em repouso total.
- **sonolência:** ocorre ao despertar ou iniciar-se o sono;
- três estados de **vigília:**
  - 1º – vigília tranquila: o recém-nascido está alerta, porém relativamente inativo;
  - 2º – vigília ativa: o recém-nascido realiza movimentos frequentes dos membros, tronco e cabeça, seus olhos ficam abertos e em movimento, podendo ocorrer vocalização;
  - 3º – choro, com movimentação vigorosa, olhos abertos ou fortemente fechados.

Na primeira hora após o nascimento, o bebê está habitualmente alerta. O recém-nascido a termo, que nasce com mais de 37 semanas de idade gestacional, passa apenas 2 a 4 horas do dia em estado de vigília ativa. As cerca de 20 horas restantes correspondem aos estados de sono ativo ou tranquilo. Com o passar dos dias, em função especialmente do amadurecimento neurológico, vai se reduzindo o **período de sono,** atingindo **cerca de 16 horas por dia no final do primeiro mês.**

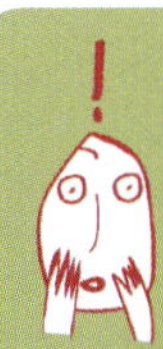

ATENÇÃO

A mãe também deve se preocupar com a sua própria recuperação pós-parto, procurando repousar nos períodos de sono do bebê, para que tenha disposição e vigor para a prazerosa, porém, muitas vezes, exaustiva tarefa de cuidar de seu filho.

Para mais informações sobre cuidados com o sono do bebê, consulte o capítulo "Cuidando do recém-nascido em casa", nesta seção.

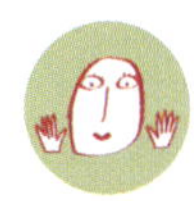

O QUE VOCÊ DEVE FAZER

Procurar observar e entender o comportamento do seu bebê, para favorecer o repouso dele e conciliar todas as atividades. Ao amamentar, **siga o ritmo de fome do bebê** e concentre os cuidados (troca de fraldas, curativo umbilical, banho etc.) nos momentos de vigília. Para saber como realizar os principais cuidados necessários ao recém-nascido, consulte o capítulo "Cuidando do recém-nascido em casa", nesta seção.

ATENÇÃO

O equilíbrio entre a resposta dos pais e o **grau de exigência** do bebê é fundamental para o seu bem-estar emocional e físico. Dependendo das atitudes dos pais, os recém-nascidos podem apresentar prejuízos em seu desenvolvimento. Por exemplo, se são alimentados inadequadamente ou recebem cuidados e afeto que não correspondem às suas necessidades/exigências, se as mães atrasam muito as mamadas quando se sentem famintos, ou tentam alimentá-los se estão sonolentos ou mesmo dormindo – o que é literalmente uma invasão de privacidade. Isso significa que as atitudes dos pais não correspondem ao que é esperado para a fase e idade em que se encontram. Outro ponto importante **a ser observado é se choram muito e mostram-se irritadiços na maior parte do tempo.** Dificuldades digestivas e excessivo ganho ou perda de peso são também alguns dos danos físicos **decorrentes dessa dificuldade de interação entre bebês e seus pais.**

Quando o recém-nascido reconhece a mãe?

Já nos primeiros minutos de vida, no colo materno, o recém-nascido inicia um comportamento de reconhecimento da mãe, oportunidade em que buscará a sucção do seio, geralmente com êxito.

O temperamento

Ainda nos primeiros 28 dias de vida, o bebê ganha confiança e tranquiliza-se à medida que percebe que suas necessidades são atendidas regularmente, como, por exemplo, ser alimentado sempre que surge a fome.

Bebês que são amamentados de acordo com o ritmo de sua fome tendem a se mostrar mais calmos.

Muitos bebês também ficam mais tranquilos se ganham o colo dos pais em resposta às situações que lhes são aflitivas, como nos episódios de **cólicas.** Eles ficam emocionalmente mais estáveis e choram menos. Nesses casos, o bebê não deve ser rotulado de manhoso.

Movimentos corporais

Os movimentos corporais do recém-nascido nos primeiros 28 dias de vida (período neonatal) revelam pouca coordenação. Os únicos movimentos que o recém-nascido realiza com maior precisão são a sucção e os movimentos de fixar o olhar e virar a cabeça, preferencialmente, para a voz feminina.

A aquisição de conhecimento

As sensações estimuladas pelos pais quando cuidam de seus bebês recém-nascidos são as principais responsáveis pela aquisição de conhecimento nessa faixa etária.

A partir de suas habilidades inatas, como, por exemplo, a capacidade de fixar o olhar e o interesse pela face humana, o bebê adequadamente estimulado evolui, semana a semana, surpreendendo quem o observa!

Quais são as habilidades do seu bebê?

Logo ao nascer

- **Observa** um rosto humano a uma distância de 20 a 30 cm.

- Pode **seguir um estímulo visual** colocado próximo ao seu rosto até a linha média, ou seja, quando se mostra um objeto em movimento da esquerda para a direita, ou vice-versa, é capaz de seguir com o olhar apenas metade do percurso, não acompanhando totalmente o movimento.

- **Sorri** quando está sonolento, o que revela mais uma manifestação de bem-estar do que uma resposta a algum estímulo.

- **Responde ao ruído** de campainha ou sino com movimentos oculares, corporais ou se assustando e chorando.

- Deitado de costas, geralmente com os membros em flexão, faz **movimentos bilaterais e sincrônicos,** movendo braços e pernas simultaneamente e na mesma intensidade.

- **Abre e fecha os braços,** como se estivesse se assustando, em resposta à estimulação (barulho externo, palmas). É o que chamamos de reflexo de Moro.

- Colocado de bruços, mantém-se com braços e pernas flexionados, eleva momentaneamente a cabeça, a qual tende a pender para baixo se o bebê for suspenso.

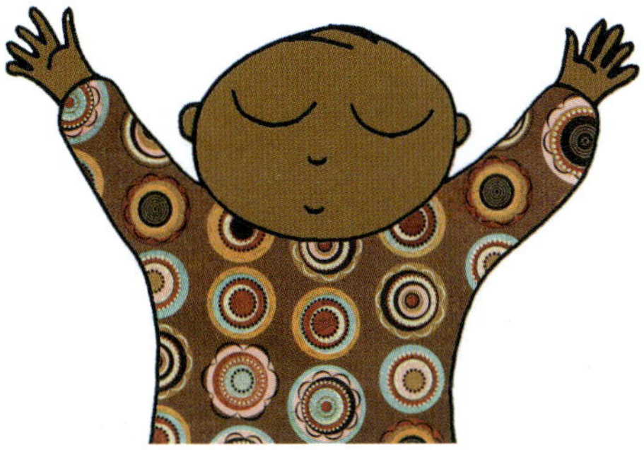

ATENÇÃO

Você tem papel fundamental no desenvolvimento de seu bebê!

Levar seu filho ao colo, tocá-lo, atender às suas necessidades em momento oportuno, falar carinhosamente com ele, acariciando-o e brincando, ninando-o suavemente, respeitando o seu sono e dando-lhe integral atenção nos procedimentos de amamentar, banhar e vestir-se são procedimentos básicos e fundamentais ao crescimento e desenvolvimento do seu bebê.

Ao interagir adequadamente com seu filho em atividades cotidianas de cuidado e relacionamento familiar, que demonstram seu carinho, cuidado, atenção e amor por ele, você estará **estimulando o seu desenvolvimento!**

Entre 2 e 3 semanas

- Pode, eventualmente, **sorrir** em resposta à fala e ao sorriso da mãe.
- Consegue ultrapassar o olhar da sua linha média acompanhando um **estímulo visual.**
- **Emite outros ruídos** (vocalização) além do choro.

Ao final do primeiro mês de vida

- Colocado de bruços, já consegue **estender** mais as pernas e sustentar o queixo elevado.
- **Gira** a cabeça para os lados e a mantém momentaneamente alinhada com o corpo, quando é suspenso.
- Deitado de costas, predomina a postura de membros flexionados e a cabeça voltada para a direita.
- Se puxado pelas mãos para a posição de sentar, a cabeça tende a cair para trás.
- **Observa** as pessoas e os objetos próximos, é capaz de fixar seu olhar na luz e acompanha movimentos, o que demonstra evolução da visão.
- Apresenta **movimentos corporais** cadenciados com a voz de quem o estimula.
- Começa a **sorrir** como forma de interação social.

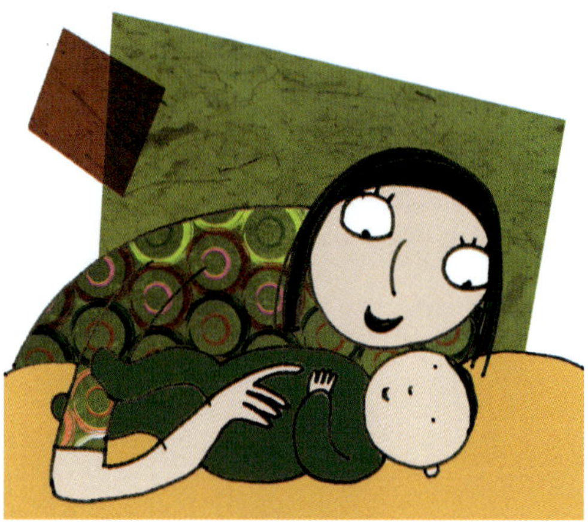

Vínculo pais-filho

Discutiremos agora um tema que faz parte da vida de todo pai ou mãe: o vínculo com o seu filho. Daremos maior destaque ao vínculo entre a mãe e seu filho, mas lembramos que o **vínculo pai-filho também é muito importante** na vida do bebê.

O filho é gerado dentro do útero materno, onde cresce e se desenvolve em segurança, protegido e nutrido por sua mãe. Tanto nessa fase dentro do útero como após o nascimento, **a mãe tem papel fundamental na sobrevivência do pequeno bebê.** Em geral, ela é a primeira pessoa com quem o bebê se relaciona e a principal cuidadora dele.

Se você é mãe, certamente está vivenciando essa experiência. Então, vamos entender melhor a importância da ligação afetiva entre você e seu bebê e saber o que pode ajudá-la a aproveitar ao máximo a oportunidade de construir um forte vínculo com o seu filho.

O que é vínculo mãe-filho?

Vínculo mãe-filho é o laço emocional que une a mãe com seu filho, ou seja, é o relacionamento afetivo entre a mãe e seu recém-nascido, que se fortalece com o passar do tempo e persiste mesmo à distância. Para descrever esse relacionamento específico entre mãe e filho, dois termos têm sido usados: vínculo e apego.

O termo "vínculo" é geralmente usado para descrever o sentimento de afeto que une a mãe (e também o pai) com o seu filho. Já o termo "apego" é empregado para descrever uma forma especial de vínculo que o bebê desenvolve com sua mãe, na qual ele sente a necessidade da presença da mãe, que lhe dá segurança para explorar e conhecer o mundo ao seu redor.

Entre mãe e filho, desenvolve-se uma ligação afetiva recíproca, que dá prazer e promove o bem-estar emocional de ambos, manifestando-se por vários sentimentos positivos como: amor, devoção, proteção e preocupação.

Neste capítulo, você conhecerá em detalhes como estabelecer um vínculo mãe-filho perfeito!

Leia com atenção e veja quantas atitudes estão relacionadas com laço afetivo existente entre você e seu filho.

O bebê expressa suas necessidades à sua mãe por meio de sinais. Normalmente, a mãe consegue entender esses sinais com facilidade e rapidamente atende seu filho de forma adequada, satisfazendo suas necessidades. Nesse relacionamento, mãe e filho conseguem ajustar-se um ao outro com muita habilidade, modificam seu comportamento quando algo dá errado e tendem a agir em perfeita sintonia.

Pode-se dizer que o vínculo mãe-filho é um mecanismo de proteção da espécie, pois os bebês humanos nascem indefesos e incapazes de sobreviverem sozinhos. Trata-se de um rico e complexo processo de interação afetiva, que se fortalece a cada dia.

Os períodos sensíveis de um ser humano são momentos em que está mais vulnerável às influências dos acontecimentos. Para o seu filho, esses momentos são as últimas horas no útero, o decorrer do parto e os primeiros dias de vida. Veja no texto mais detalhes sobre como fortalecer o vínculo mãe-filho.

Como se forma o vínculo mãe-filho?

Existem alguns períodos da vida, chamados de períodos sensíveis, nos quais determinados **acontecimentos têm maior influência no indivíduo e produzem efeitos duradouros.**

As últimas horas do pré-parto, o decorrer do **parto e os primeiros dias** após o nascimento representam um período sensível, no qual a mãe tem **maior capacidade para estabelecer o vínculo com seu filho.** Esse período tem intensidade e duração variável de mulher para mulher, com pico nos primeiros dias de vida do bebê. No entanto, por mais variável que possa ser, trata-se de um momento único e especial, com repercussões para o resto da vida da dupla mãe-filho.

Essa é uma etapa importante, mas não é a única, pois o vínculo da mãe com seu filho começa a se formar antes mesmo de o bebê nascer.

Vínculo mãe-filho durante a gravidez

A gravidez provoca grandes mudanças na vida da mulher, tanto nos aspectos físicos como psicológicos. O corpo modifica-se e o estilo de vida muda, a mulher deixa de ser "filha de seus pais" para assumir o papel de "mãe de seu filho", o que provoca emoções fortes e, por vezes, contraditórias.

As alterações hormonais e psicológicas que ocorrem na gravidez deixam a mulher menos ativa, mais sensível e voltada para si própria. Esse preparo emocional a torna mais capaz de entender e adaptar-se às características e às necessidades do seu bebê.

O primeiro acontecimento importante para a formação do vínculo mãe-filho é a aceitação da gravidez, que nem sempre foi planejada ou desejada para aquele momento da vida. Com a evolução da gravidez, a sensibilidade e a afeição materna pelo bebê aumentam, principalmente quando o feto começa a movimentar-se no útero.

Os movimentos e os pontapés do feto representam o início da comunicação do bebê com sua mãe. Ao senti-los, a mãe percebe que seu filho é um novo ser que está se desenvolvendo dentro dela. A partir de então, passa a imaginar como seu bebê será ao nascer e começa a preparar-se para recebê-lo: comprando enxoval, preparando o quarto e pensando no nome do bebê. Esses são indícios de que o vínculo está se desenvolvendo.

Nos últimos três meses de gravidez, a mãe reconhece os períodos de atividade e de repouso do feto e seu sentimento de afeição por ele aumenta. As mães que desenvolvem essa afeição antes do nascimento sentem-se mais confiantes em assumir seu papel de mãe e têm maior interação com seu filho após o nascimento.

Parto: plena emoção

O nascimento é um momento de especial para a formação do vínculo mãe-filho.

Olhar, tocar, abraçar e sentir o contato pele a pele com seu filho que acaba de nascer é um sonho materno que se transforma em realidade, plena de emoção, criando um clima de felicidade que contagia todos que estão presentes na sala de parto. Logo após o nascimento, o olhar da mãe fixa-se no rosto do bebê e este também procura fixar seu olhar no rosto materno. **O contato olho a olho é uma das mais expressivas formas de comunicação e facilita a interação entre mãe e filho.**

Na sala de parto, o ambiente deve ser o mais aconchegante possível, sem excesso de luz e som, e o pediatra deve proporcionar, sempre que possível, o contato precoce e íntimo da mãe com o filho, pois o recém-nascido geralmente está acordado e calmo na primeira hora de vida e depois dorme a maior parte do tempo.

ATENÇÃO

O aumento da sensibilidade da mãe durante a gravidez e um possível "recolhimento emocional" são eventos chamados de "regressão materna". Esses acontecimentos são importantes, pois permitem que a mãe, de forma inconsciente, aproveite suas experiências infantis para entrar em contato com o mundo do bebê.

CONSULTE O PEDIATRA

Indicamos às mães que se sintam muito **angustiadas** ou ansiosas e cujos sentimentos estejam interferindo negativamente em sua rotina e na capacidade de sentirem-se boas mães/nutrizes que, independentemente de estarem amamentando ou da idade da criança, procurem a ajuda de um pediatra, que poderá indicar um profissional da área de psicologia.

O QUE VOCÊ DEVE SABER

O contato precoce da mãe com o filho favorece o vínculo entre ambos e traz vários benefícios.

- o corpo materno transmite calor para o bebê, mantendo-o aquecido e o bebê chora menos quando pode permanecer junto de sua mãe;

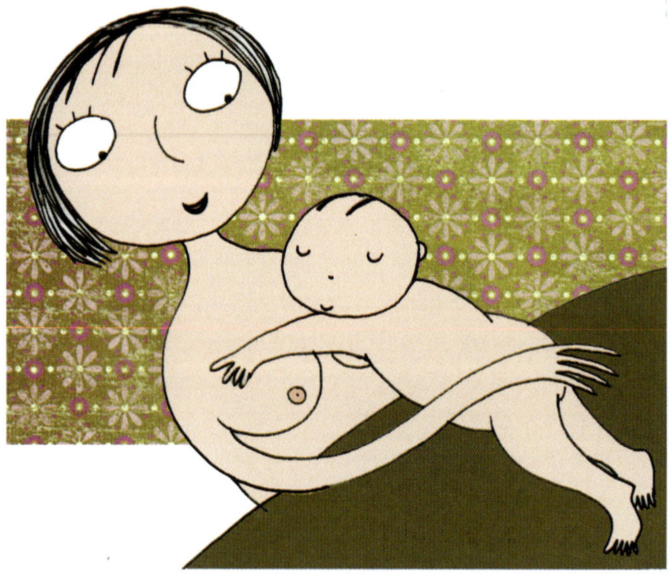

- após alguns minutos em contato pele a pele com sua mãe, o recém-nascido busca e consegue sugar o seio materno, o que estimula a liberação de hormônios na mãe e no bebê;
- na circulação sanguínea materna, ocorre aumento dos níveis do hormônio ocitocina, que ajuda o útero a regredir de tamanho, facilita a recuperação pós-parto e estimula a "descida do leite". No recém-nascido, são liberados hormônios que facilitam o funcionamento do sistema digestivo.

Para mais informações sobre os benefícios da amamentação na sala de parto, consulte o item "Vantagens da amamentação na primeira hora de vida", no capítulo "Aleitamento materno do recém-nascido", nesta seção.

O que pode favorecer a formação do vínculo mãe-filho?

Existem cuidados que a mãe pode tomar para favorecer a formação de um forte vínculo com seu filho, vejamos alguns.

Ter tranquilidade para que a sua sensibilidade materna aflore

A sensibilidade materna para perceber, interpretar corretamente os sinais do bebê e responder de forma adequada é um dos fatores **mais importantes** na formação do vínculo.

A mãe que se adapta perfeitamente às necessidades do recém-nascido é chamada de "mãe suficientemente boa". Ela é capaz de exercer **três funções** simultâneas que satisfazem plenamente o bebê:

- **oferta do seio materno:** a mãe oferece o peito ao seu filho no momento em que ele deseja e, com isso, o bebê sente-se respeitado em sua totalidade (onipotência);
- **sustentação:** ao **segurar o bebê** em seu colo, a mãe transmite a ele a sensação de segurança e de proteção contra perigos;
- **cuidadora:** ao ser cuidado pela mãe, o recém-nascido tem a sensação de bem-estar.

Manter-se próxima de seu filho

A proximidade entre mãe e filho é essencial para a formação do vínculo. A mãe coloca o recém-nascido no centro de sua vida, fica disponível para ele, tanto física como emocionalmente, e desenvolve várias maneiras para interagir com o seu filho. O bebê, por sua vez, também utiliza diversos mecanismos para se aproximar de seus pais e expressar suas necessidades. Alguns dos elementos que compõem essa complexa interação entre mãe e filho são:

- **toque.** O toque é de grande importância para a aproximação entre mãe e filho. A mãe o utiliza para conhecer o seu bebê: **inicialmente o toca com as pontas de seus dedos, nas extremidades, mãos e pés. Em seguida, com suas palmas, explora o tronco da criança.** Essa sequência é observada nos primeiros contatos das mães com seus filhos após o nascimento, bem como quando, pela primeira vez, a mãe pode tocar o seu pequeno prematuro dentro de uma incubadora, embora ela o faça com mais lentidão. Esse comportamento é observado também entre povos de culturas diversas, como os indígenas. Assim, parece que as mães apresentam um comportamento semelhante para interagir com seus bebês pela primeira vez, é como se estivessem programadas geneticamente para isso.

DICA

Ao exercer essas 3 funções, a mãe satisfaz os desejos de seu filho, permitindo que ele distinga o bom do mau. O bebê procura aproximar-se da mãe para se sentir seguro e satisfeito e a mãe sente-se competente e motivada a cuidar dele. Assim se forma um vínculo forte entre mãe e filho e o bebê desenvolve um apego seguro, que lhe permite ter expectativas positivas sobre o mundo, acreditando na possibilidade de satisfação de suas necessidades.

A mãe que por algum motivo não se adapta às necessidades do recém-nascido pode causar angústia no seu bebê e alterar o desenvolvimento do apego e da personalidade de seu filho.

ATENÇÃO

Para favorecer o vínculo mãe-filho:

- Ter tranquilidade para que sua sensibilidade materna aflore.
- Manter-se próxima de seu filho.
- Amamentar: a química entre mãe e filho.

Veja no texto os detalhes.

O QUE VOCÊ DEVE FAZER

Manter-se próxima ao seu filho.

Para isso, leia no texto os detalhes de como conseguir essa proximidade, a partir dos seguintes elementos:

- toque;
- contato olho a olho;
- voz materna;
- entrosamento entre mãe e filho;
- odor;
- calor materno;
- choro do bebê;
- sincronismo;
- amamentação.

- **contato olho a olho**. A mãe tem grande interesse pelo contato olho a olho com seu filho. A maioria das mães revela o desejo de que seus filhos acordem, para poder ver seus olhos. Elas se sentem mais próximas de seus bebês quando eles abrem os olhos, fixando-as com seu olhar. Mães que inicialmente sao tímidas para cuidar de seus bebês prematuros, sonolentos, tornam-se entusiasmadas após o contato ocular que eles fazem quando mudam para o estado de alerta. Isso demonstra a atração irresistível que exerce o olhar de um bebê, que se move para acompanhar os olhos de um adulto. **Os bebês são capazes de enxergar já ao nascimento.** Eles facilmente acompanham objetos que se movimentam à sua frente, a uma distância de aproximadamente **20 a 30 cm. Quando o bebê está mamando, a distância entre seus olhos e o rosto materno é semelhante a essa: a distância ideal para a sua visão!** Além disso, ele tem um estímulo visual muito rico e interessante: o rosto materno. Há bebês que são capazes de imitar, através de gestos faciais, estímulos visualmente percebidos ainda com 15 dias de vida. Eles imitam as mães, que, por sua vez, os imitam, iniciando uma harmoniosa interação!

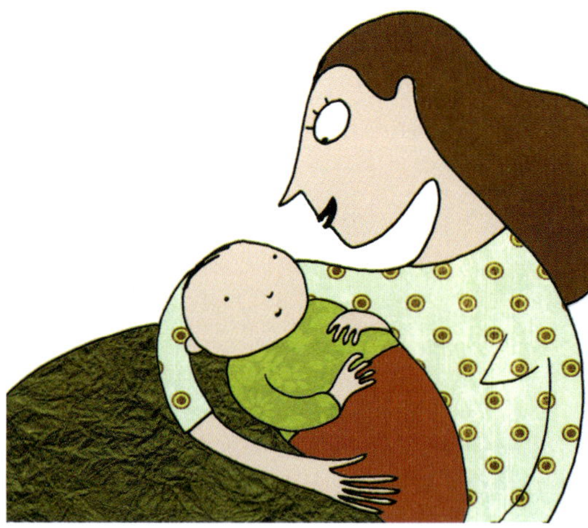

- **voz materna.** A associação do rosto com a voz materna é um fantástico mecanismo de interação entre mãe e filho! Desde o nascimento, os bebês discriminam vozes, dando preferência à voz aguda da mãe. Sabemos que as mães falam com seus pequenos filhos em tom muito mais agudo do que aquele que utilizam nas conversas rotineiras. É interessante notar que também **os pais, a exemplo do que fazem as mães, ajustam sua voz quando conversam com seus bebês:** tornam a sua fala mais lenta, utilizam frases mais curtas e repetem as palavras.

- **entrosamento entre mãe e filho.** Enquanto o bebê ainda está no útero, seus ritmos e movimentos são sincronizados com os de sua mãe. Após o nascimento, quando observamos a atividade de um recém-nascido junto com sua mãe no alojamento conjunto, percebemos que ele vai se entrosando com ela de acordo com suas novas necessidades ou vivências. Assim, no primeiro dia, ele se mantém em alerta 25% de seu tempo, com os olhos abertos, reagindo e interagindo com o ambiente e com sua mãe. No segundo dia, ele apresenta grande e profunda sonolência. Após o terceiro dia, o sono vai ficando cada vez mais superficial ao mesmo tempo em que aumentam os períodos em alerta (52% do tempo) e o choro. Assim, o nascimento parece perturbar os ritmos anteriores do bebê, deixando seus sistemas em desequilíbrio. **Ele tem que se reorganizar e se ajustar ao ambiente fora do útero e, para isso, necessita da ajuda de sua mãe.** Evidência disso é o fato de o bebê aumentar progressivamente o tempo em que permanece em estado de alerta, aproveitando, cada vez mais com os olhos abertos, para "dançar" no compasso da fala e dos movimentos de sua mãe.

- **odor.** O odor também contribui para a formação do vínculo tanto por parte da mãe como por parte do bebê. Todos sabemos quão importante é o odor para nossas recordações afetivas. Além disso, o olfato bem estimulado facilita o desenvolvimento do paladar e também da visão. **Em torno do quinto dia de vida, os bebês amamentados já podem discriminar o odor do leite de suas próprias mães do odor do leite de outras mulheres.** Isso tem uma aplicação prática muito grande, levando-nos a recomendar que as mulheres não usem cremes ou óleos em seu colo ou mamas para não atrapalhar essa via olfativa de reconhecimento da mãe, com papel essencial no desenvolvimento do apego a ela. **Por parte das mães, por volta do terceiro dia após o nascimento, elas já são capazes de reconhecer seus próprios bebês por meio do olfato.**

- **calor materno.** O calor materno é mais um dos fatores envolvidos na manutenção da proximidade mãe-filho. O corpo da mãe é uma fonte segura de calor para o seu bebê. Ao interagir com ele, a mãe mantém-se em uma distância ideal para que o contato corporal, a sensação de calor irradiante e o olfato exerçam um importante papel na percepção do bebê.

O QUE O PAPAI PODE FAZER

Como dissemos, a participação do pai em todos esses fatores é muito importante.

- estar presente nos momentos de entrosamento e de amamentação;
- tocar o bebê e estabelecer também o contato olho a olho;
- conversar com o bebê e ver as respostas do bebê à sua voz;
- cheirar o seu filho;
- dar colo para o bebê sentir também o calor paterno.

- **choro do bebê.** A voz e o choro do bebê também influenciam a mãe. O choro causa mudanças fisiológicas na mãe, que costumam induzi-la a amamentar. Ela é capaz de identificar o choro de seu bebê logo após o nascimento e, **quando ouve o "choro de fome"** de seu pequeno filho, passa a apresentar um **aumento** significativo da quantidade **de fluxo de leite para suas mamas.**

- **sincronismo entre mãe e filho.** A comunicação humana é enriquecida com os movimentos inerentes a ela. Quando falamos, partes de nosso corpo movem-se, muitas vezes, de modo quase imperceptível. O mesmo acontece com quem nos ouve: fazemos movimentos sincronizados com as palavras de nosso interlocutor, criando uma espécie de dança. O ritmo ou a sintonia da dança é o padrão da fala. **O bebê, no colo de sua mãe, move-se de acordo com a fala materna.** Quando ele já está em movimento, as mudanças de posição de partes de seu corpo passam a ser sincronizadas com as mudanças dos padrões sonoros da voz materna. Cada vez que a mãe faz uma pausa para respirar, ou quando acentua uma sílaba, o bebê, quase imperceptivelmente, ergue uma sobrancelha ou mexe um pé. Embora o bebê se movimente em compasso com sua mãe, sendo influenciado por ela, os seus movimentos podem agradar à mãe, estimulando-a a continuar na doce interação. A comunicação entre mãe e filho pode ser comparada a uma "dança de acasalamento", semelhante à observada entre os cisnes na superfície dos lagos.

Um princípio essencial para o desenvolvimento e o fortalecimento do vínculo é o de que **os pais devem receber respostas de seus filhos,** como movimentos corporais, oculares, sorrisos, entre outros. Na maioria das díades mãe-filho, isso ocorre ainda nos primeiros dias de vida, quando o bebê está em estado de inatividade alerta (acordado, parado ou observando ao redor) e movimenta-se no ritmo da fala de sua mãe.

Os comportamentos da mãe e do bebê, como pudemos observar, complementam-se uns com os outros, em vários sistemas sensoriais e motores, facilitando a **interação.** Esses comportamentos parecem ser programados com um objetivo específico, para iniciar e consolidar o rico processo de vinculação. Como já dito, a mãe torna a sua voz mais aguda quando conversa com seu filho e ele, por sua vez, parece ter sido "programado" biologicamente para **atender melhor à fala neste tom.** Da mesma forma, a mãe tem um interesse descomunal pelos olhos de seu pequeno bebê, que justamente enxerga melhor

ATENÇÃO

Agora que você conhece os diversos elementos e recursos que dispõe para interagir com o seu pequeno bebê, procure aproveitá-los tanto quanto possível para constituir um vínculo singular e forte com o seu filho, propiciando a ele um ambiente acolhedor e protetor, para que possa se desenvolver em toda a sua plenitude.

Ressaltamos que o bebê apreende o mundo por meio das sensações físicas. A qualidade dos cuidados físicos e psíquicos da mãe proporcionará sentido para a existência de seu corpo e de seu mundo emocional. A exploração inicial se dá pela boca e pela língua. Por esse motivo, a sensação do seio na boca permite a experimentacão de espaço, conteúdo e limite interno. Leia mais sobre isso no item "Importância do equilíbrio emocional da mãe", adiante.

naquela distância que vai de seus olhos ao rosto de sua mãe e também responde com mais facilidade às estimulações feitas por ela.

Além disso, as mães tendem a olhar seus bebês de um **modo especial,** aumentando a possibilidade de que eles prestem mais atenção, as acompanhem com o olhar e, um pouco mais tarde, sorriam. O **sorriso** contribui sobremaneira para solidificar a proximidade entre a mãe e seu bebê.

Amamentar: a química entre mãe e filho

Inicialmente, vale lembrar que amamentar não envolve apenas aspectos biológicos. Junto com o leite, a mãe transmite ao seu filho diversas emoções.

A amamentação, com a obrigatoriedade da proximidade física, é uma **excelente oportunidade para mãe e filho,** intimamente envolvidos, fazerem uso dos recursos e elementos descritos para aproximar-se e fortalecer o vínculo entre si. Além disso, durante a mamada, **sempre que os mamilos da mãe são tocados,** seja pelos lábios, seja pelo corpo do bebê, **aumenta em 4 a 6 vezes o nível de prolactina** (um dos hormônios produtores de leite) no sangue da mãe.

É possível que essas mudanças nos níveis de prolactina tenham outros efeitos sobre a mãe. Nos pássaros, quanto mais apegada é a fêmea ao seu pequeno filhote, mais prolactina ela tem circulando em seu sangue. A prolactina parece ativar o íntimo apego do bebê à mãe e é chamada de "hormônio do amor". Será que o grande aumento dos níveis de prolactina também fortalece o vínculo da mãe com o bebê? Se assim for, sua produção estimulada pelo bebê é um mecanismo biológico eficiente, a serviço da promoção de sua sobrevivência.

Mulheres que conseguem amamentar seus bebês **adotados** relatam um rápido desenvolvimento de fortes sentimentos de intimidade e apego enquanto amamentam. Nessas situações, o contato pele a pele, o toque, o olfato, o calor materno, os estímulos auditivos e visuais atuam em conjunto para promover o apego e ajudar a construir o vínculo.

Naturalmente, há mães que, pelas mais variadas razões, não podem amamentar, o que não quer dizer que o vínculo com o seu filho já esteja – de antemão – comprometido.

CURIOSIDADE

Há um princípio judaico que recomenda à mãe que, na primeira mamada, coloque o bebê no seio esquerdo, perto do coração. Acredita-se que assim, bem próximo a você, ele poderá ouvir as batidas de seu coração e, por meio desse acolhimento, praticamente visceral, reconheça e vivencie de novo a sensação de segurança que sentia no útero, ainda quando feto.

Para mais informações sobre filhos adotivos, consulte o item "Filhos adotivos", no capítulo "À espera do bebê", no início do livro.

Para informações completas sobre a amamentação, consulte os capítulos "Aleitamento materno" do recém-nascido (nesta seção) e do lactente (na seção 2).

Lembre-se: em qualquer situação, o aleitamento materno se concretizará com mais eficácia se houver um bom vínculo da mãe com seu filho e, havendo esse vínculo, o aleitamento materno irá fortalecê-lo.

Muitas mães têm sucesso na amamentação principalmente quando acompanhadas antes, durante e depois da gestação pela equipe de saúde ou pelo pediatra e bem informadas acerca da produção de leite, do intervalo entre as mamadas, da formação do bico, da estimulação dos seios para a "descida" do leite, da forma adequada de segurar o filho e mesmo quanto aos sinais que seu próprio corpo dá – além dos sinais do bebê – indicando o momento apropriado de alimentá-lo.

É interessante ter em mente que o processo de adaptação, conhecimento e aumento gradativo do amor entre mãe e filho também se traduz pelo ato da amamentação e isso requer – muitas vezes – boa dose de **insistência e paciência** por parte da mãe. Por isso, é fundamental que você esteja **bem emocionalmente** para, assim, cuidar bem de seus filhos!

Outros fatores que influenciam a formação do vínculo

O modo como os pais cuidam de seus filhos é influenciado por diversos fatores relacionados às **situações vividas antes, durante e depois do parto.** Todas essas experiências relacionadas à mãe, ao recém-nascido e às práticas assistenciais também interferem, em maior ou menor grau, na formação do vínculo mãe-filho. Para que a mãe esteja consciente de que a construção do vínculo é um processo complexo, no qual a **qualidade das experiências vivenciadas tem grande influência,** retomamos brevemente alguns desses fatores:

- Cuidados maternos na infância, ou seja, a qualidade do vínculo que a mãe teve com seus pais.
- Relacionamento da mãe com o seu companheiro e com a família: a estabilidade familiar diminui a ansiedade materna na gravidez e no parto.
- Experiência com outros filhos: permite à mãe estar mais familiarizada e segura quanto a todos os cuidados necessários ao bebê.

- Planejamento e aceitação da gravidez: favorecem o desenvolvimento do vínculo mãe-filho antes do nascimento.

- Rotinas hospitalares no parto e na assistência neonatal: podem favorecer ou dificultar o contato mãe-filho. Com o crescimento da disponibilidade de recursos tecnológicos na assistência obstétrica e neonatal, aumentou também a preocupação da equipe de saúde em oferecer assistência médica de alta qualidade e humanizada, ou seja, respeitando as necessidades emocionais e afetivas da mãe e de sua família. Nesse sentido, duas práticas assistenciais são muito válidas: o contato entre mãe e filho na sala de parto e o sistema de alojamento conjunto, onde mãe e filho permanecem internados juntos na maternidade nas primeiras 48 a 72 horas após o nascimento.

  - **contato entre mãe e filho na sala de parto:** tanto no parto vaginal como na cesariana, se a mãe e o bebê estiverem bem, o bebê sem roupa é colocado junto ao peito materno, em contato pele a pele com sua mãe, e aí permanece durante vários minutos, que são de muita emoção para a mãe e todos que estiverem presentes na sala de parto, pois mãe e filho trocam olhares, carícias e o bebê geralmente suga o seio materno;

  - **o alojamento conjunto:** no alojamento conjunto, a mãe tem a oportunidade de acolher seu filho, entender seu ritmo biológico, valorizar suas habilidades, reconhecer suas necessidades e ofertar o seu seio sempre que o bebê quiser. Assim, o bebê sente-se plenamente satisfeito e adquire uma visão positiva do mundo, enquanto a mãe se sente cada vez mais competente e satisfeita por exercer sua função. Para mais informações, consulte o capítulo "Alojamento conjunto", nesta seção.

- Acompanhamento da equipe médica e de enfermagem: como já foi dito, o apoio e a orientação para o casal, desde o pré-natal, durante o parto e nos primeiros dias após o nascimento, são muito importantes, pois as dúvidas são frequentes e os sentimentos de ansiedade e de preocupação também. Geralmente, esse clima de angústias e questionamentos pode ser resolvido com conversas francas e amigáveis entre os profissionais de saúde e a família do bebê.

ATENÇÃO

É fácil para a mãe interagir com seu bebê se ele está sadio, mas, se o recém-nascido tem alguma doença e precisa ser separado dela e internado em uma unidade de cuidados especiais, o relacionamento mãe-filho fica mais delicado e a carga emocional para a mãe torna-se pesada, pois ela sente-se excluída dos cuidados com seu filho e sem o controle da situação. A mãe pode tornar-se insegura, impotente, perder a esperança e até se sentir culpada. Nesse momento de dificuldade, lembre-se: coração de mãe é forte o suficiente para aguentar essa etapa difícil e esses sentimentos negativos passam com o tempo!

Consulte o pediatra sempre para se tranquilizar e para saber como está seu filho.

Leia também o capítulo "Vínculo mãe-filho", na seção 2 – Lactente.

- Características do recém-nascido: temperamento, ritmo de sono, choro e capacidade de ser consolado, atividade e especialmente o jeito de olhar são exemplos de características que podem facilitar ou dificultar a interação com a mãe. Existem bebês mais "fáceis" de lidar e outros que são mais "difíceis". Assim, as primeiras semanas após o nascimento podem ser excitantes e maravilhosas, mas, às vezes, são cansativas para a mãe, que precisa organizar seu ritmo em função do bebê e conseguir algum tempo para descansar.

Sensibilidade materna e o choro do bebê

Todos nós **dependemos do meio ambiente para evoluir** e, no início da vida, **é a mãe quem representa esse meio ambiente e o apresenta ao bebê.**

Quando a mãe está emocionalmente em sintonia com o filho, ela consegue, intuitivamente, captar e atender ao que ele de fato necessita. É capaz de, inclusive, **diferenciar entre os variados tipos de choro:** por fome (choro forte), por cólica (choro prolongado que vem "impregnado" de dor e de movimentos corporais para o lado e para a frente), por inflamação nos ouvidos (em que balança a cabeça para os lados), entre tantos outros. Assim, não confunde fome com outras emoções e sensações – engano tão comum e que, pelo fato de o choro do filho evocar nas mães as mais instintivas emoções, as impulsiona a se apressar e dar-lhes logo o peito ou outro alimento. **A capacidade de diferenciação dos sentimentos contribui muito para a identidade do bebê se tornar cada dia mais consistente, porque o auxilia a se conhecer também.**

O QUE OBSERVAR

Variados tipos de choro:

- Fome: choro forte.
- Cólica: choro prolongado, de "dor" e com movimentos corporais para o lado e para frente.
- Dor de ouvido: choro com a cabeça balançando para os lados.

Mãe, você se sente um modelo para seu filho?

A criança tomará como base para toda a sua vida o modelo de relação que está vivenciando com os pais, especialmente com você, mãe – seu primeiro objeto de amor. Isso quer dizer que a qualidade do relacionamento que você teve com seus pais – principalmente com sua mãe – tenderá a se repetir com seu filho, que, por sua vez, também repetirá sua experiência com os futuros descendentes. A qualidade do apego que você desenvolve com seu filho é o que dará a ele condições de aplicar o **sentimento de confiança** tanto em si quanto nos outros e é tão importante para a construção da **boa autoestima e para orientar futuras escolhas na vida.**

ATENÇÃO

Você é um modelo para seu filho. Lembre-se disso!

Importância do equilíbrio emocional da mãe

Às vezes, aparentemente está "indo tudo muito bem", mas a mãe chora ou se irrita com frequência, "sem motivo", e isso se repete constantemente. Esse comportamento pode ser um indicador de que algo não está indo tão bem. Tensões desse gênero transformam um momento agradável em um caos, podendo haver separação afetiva gradual da família.

É importante atentar para que sintomas como brigas na hora da refeição, recusa ou reclamações dos alimentos etc. não estejam sendo subvalorizados e prejudicando o bom andamento do lar. Muitas vezes, é necessário que alguém próximo o suficiente da mãe a auxilie a avaliar com clareza suas condições emocionais.

Queremos chamar a atenção para o fato de que as condições psíquicas da mãe têm forte influência no desenvolvimento da personalidade da criança tanto quanto no sucesso da amamentação e da alimentação em fases posteriores.

É interessante lembrar que ninguém, nem mesmo o médico, nem o marido ou sua própria mãe, pode saber **mais do que você, mãe,** quais as melhores condições para amamentar o bebê ou para dar comida à criança maior. A mãe tem o instinto mais forte para conhecer profundamente seu filho, checar as sinalizações dadas por ele, ter o domínio da situação de alimentação e assumir seu papel de mãe como provedora afetiva – e sentir-se capacitada para cuidar de seu filho do melhor modo possível.

Tanto o autoconhecimento quanto a percepção materna sobre "o tamanho da fome do filho" são percepções que exigem atenção contínua e presença viva na relação. Ou seja, conhecer a voracidade ou, ao contrário, a "falta de apetite" do filho é um processo de construção e investimento psicológicos.

Ressaltamos que o bebê apreende o mundo por meio das sensações físicas – tudo se inicia no corpo. A qualidade dos cuidados físicos e psíquicos da mãe proporcionará sentido para a existência de seu corpo e de seu mundo emocional. A exploração inicial e mais primitiva se dá pela boca e pela língua. Por esse motivo, a sensação de ter algo dentro da boca permite que ele experiencie a noção de espaço, que repetida e consequentemente, lhe trará também a noção de conteúdo e limite interno. A sensação do seio na boca é um bom

O QUE O PAPAI PODE FAZER

Principalmente por causa dessa fase em que a mãe se sente mais emotiva, o pai/marido deve procurar compreender melhor esses sentimentos que envolvem a mulher de maneira tão intensa. Para ajudar a mulher e também contribuir para a harmonia familiar, procure estimular a autoestima da mulher, avaliar com clareza as condições emocionais dela, para que possam conversar sobre isso e solucionar os problemas juntos.

CONSULTE O PSICÓLOGO

Há casos em que os pais não sabem mais como agir e chegam a um ponto em que a criança domina o ambiente na hora de se alimentar. Às vezes, o desenvolvimento físico infantil chega a ficar prejudicado (baixa estatura, desnutrição leve, etc.) pela falta de uma alimentação adequada. Portanto, antes que isso aconteça, é preciso que os pais avaliem a necessidade de ajuda de um profissional da área de Psicologia.

exemplo para explicar que essa situação leva o bebê a experimentar a existência de um objeto que o preenche e o ampara diante das angústias que ainda não é capaz de compreender. A repetição, com prazer, dessa experiência é um fator de proteção contra transtornos alimentares e fortalece a personalidade da criança.

Partindo-se do pressuposto de que o bebê conhecerá o mundo por meio do que é, literalmente, colocado em sua boca, a maneira como isso é feito, a quantidade, os momentos e o clima em que essa situação se repete, e, principalmente, a **qualidade da emoção** que é transmitida pela mãe nesses momentos serão fatores determinantes para o modo como o filho passará a sentir o mundo – interno e externo. Isso se refletirá na forma como ele irá se relacionar com os amigos na escola, com os professores, com os outros membros da família e também no modo como passará a se alimentar.

Os hábitos alimentares da família e, talvez, o mais importante, o contato da mãe com seu mundo emocional e, consequentemente, sua capacidade de observar com acuidade o estado emocional do filho também podem auxiliar, significativamente, na maneira como a criança irá se relacionar com o alimento, ou seja, com seu corpo, com seu mundo interno, emocional e intelectual, e com o mundo externo.

Angústias maternas

Após o parto, há um estado emocional da mãe de maior sensibilidade, que é útil para ela se aproximar mais de seu filho e prover suas necessidades de forma intuitiva e saudável. Para tanto, é necessário manter uma sincronia profunda com seu filho, quase "sentindo o mesmo que ele, **como se fossem um só**". É uma fase em que a mãe precisa atender completamente às necessidades do bebê.

Em alguns casos, essa sensibilidade aguçada pode gerar situações delicadas na relação entre o homem e a mulher. Não se trata de depressão, é um estado natural e importantíssimo para que a mãe consiga compreender de forma empática quais as reais necessidades do seu filho, pois, se seus sentimentos não estiverem "à flor da pele", é mais difícil para ela captar e ajustar-se às necessidades da criança.

Por esse motivo, são tão importantes **o apoio e o amor do companheiro,** pois, é ele que, em geral, mais pode lhe dar

ATENÇÃO

Mãe, é importante observar o seu estado emocional nesse momento, em que sua participação na vida de seu filho é determinante. O clima emocional positivo da família é essencial para que ele obtenha, aos poucos, uma visão de mundo que contemple também boas qualidades. Se você puder se sentir tranquila e estiver disponível para seu bebê, as chances de sucesso no processo de amamentação são grandes.

A boa qualidade da amamentação é muito importante para o fortalecimento do vínculo entre você e seu bebê e para a saúde de ambos. Beba bastante água e prepare-se física e emocionalmente para esse momento inesquecível, quando a dependência do bebê torna-se evidentemente vital e emocionante. Lembre-se, não há ninguém melhor do que você para nutri-lo, a uma só vez, de alimento e afeto!

respaldo emocional, financeiro e mesmo nas tarefas domésticas e que pode ajudá-la em seu papel com os filhos. Ele pode contribuir carinhosamente para que a mãe sinta-se amada e valorizada, e, com isso, consiga cuidar dos filhos com mais amor, propriedade e segurança, exercendo com mais felicidade, satisfação e plenitude sua **função materna.**

Papel do pai

Como já dito, embora estejamos dando maior enfoque à discussão sobre o vínculo mãe-filho, a participação do pai é fundamental em todas as etapas da vida da criança e o vínculo afetivo homem-mulher é a base para o início de uma família.

O pai também é responsável pela formação do vínculo com o seu filho, porém, durante a gravidez, cabe à mãe aproximá-lo do feto, incluindo-o nessa experiência. Por isso, o bom relacionamento entre o casal, assim como o total apoio do pai à mãe, é determinante para o fortalecimento do vínculo entre os três (pai, mãe e filho)!

Com o nascimento do bebê, surge uma nova forma de relacionamento, à qual o casal precisa adaptar-se: o relacionamento pais-filho. A **presença do pai durante o trabalho de parto e o nascimento tem sido cada vez mais estimulada,** pois possibilita que a mãe se sinta apoiada e é uma boa oportunidade para o pai desenvolver seu vínculo com o bebê.

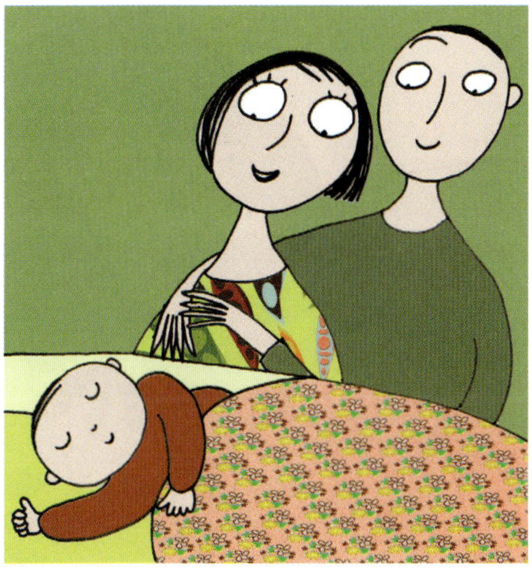

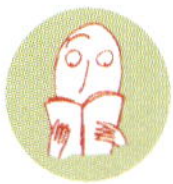

O QUE VOCÊ DEVE SABER

As brigas entre o casal provocam no bebê ansiedade e medo de perder um dos pais. Assim, pode-se dizer que o lar é como um jardim, no qual pai e mãe precisam cultivar boas sementes, dentre elas: amor, harmonia, respeito e companheirismo.

CONSULTE O PEDIATRA

É comum nos casos de prematuridade que surjam sentimentos de insegurança, ansiedade, estresse, culpa, impotência, diminuição de autoestima e até depressão. Portanto, os pais devem sempre consultar o pediatra para obter informações do bebê e para se acalmarem.

Para mais informações sobre cuidados com o bebê prematuro, consulte o capítulo "Recém-nascido prematuro", nesta seção.

Nos primeiros meses de vida, a participação do pai enriquece as experiências vividas pelo bebê. A partir dos 6 meses, o bebê percebe que o pai é uma pessoa diferente da mãe e que tem um relacionamento com ela. Nesse período, pode ter ciúmes do pai, projetando nele uma imagem de agressividade e de autoridade.

Prematuridade e interação pais-filho

O parto prematuro é um evento inesperado e estressante, que geralmente exige providências urgentes, privando a mãe do preparo psicológico para o final da gravidez e colocando-a em uma situação de crise.

A mãe fica angustiada e várias questões surgem em sua mente, entre elas: Por que isso aconteceu? **O que fiz de errado? Tranquilize-se, mãe, você não deve ter feito nada errado. Não se culpe,** pois a prematuridade pode ocorrer devido a várias intercorrências durante a gravidez, que normalmente não dependem diretamente da mãe ou de algo que a mãe tenha feito.

No caso de bebês prematuros, inclusive quando internados em UTI neonotal, mesmo que a mãe não possa segurar seu bebê no colo, pode tocá-lo, acariciá-lo, conversar com ele e doar seu leite para que seja oferecido a seu filho assim que possível. Essas são medidas simples e muito válidas para a saúde do bebê e para a formação do vínculo mãe-filho.

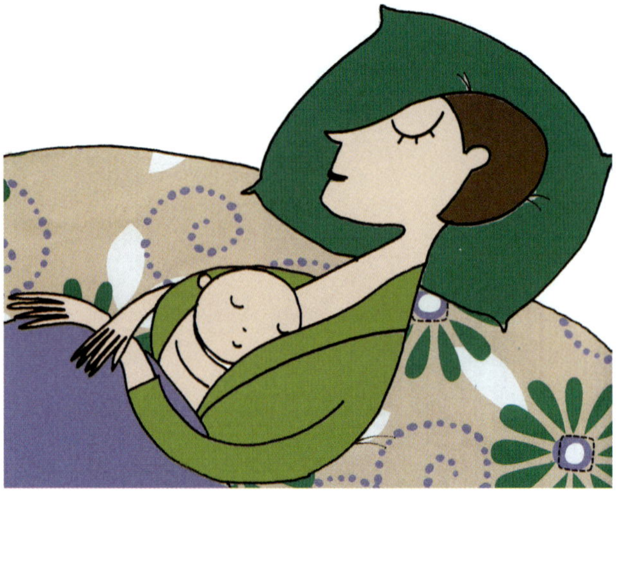

Quando o prematuro estiver estável, puder sair da incubadora e tiver condição de mamar, ele pode ser colocado em contato pele a pele com sua mãe e mantido junto ao tórax materno, entre os seios, para mamar quando quiser. Esse procedimento é chamado de "Cuidado Canguru", por ser semelhante à forma como o canguru carrega seu filhote. Esse tipo de cuidado favorece o aleitamento materno, a manutenção da temperatura do bebê e permite que as mães se sintam mais competentes e satisfeitas.

Importância do vínculo mãe-filho no futuro da criança e da família

O relacionamento inicial mãe-filho é a base do futuro social da criança e de seu desenvolvimento emocional e intelectual. O vínculo mãe-filho é o molde para todos os vínculos futuros na vida do indivíduo, pois é através dessa relação que a criança adquire a noção de si mesma.

O olhar direto, o sorriso carinhoso, as conversas e canções calmas, entre outras atitudes amorosas ajudarão a **enfrentar as dificuldades** que fazem parte da vida e que têm íntima ligação com a alimentação.

A interação satisfatória entre mãe e filho resulta em um sentimento mútuo de eficácia: a mãe sente-se competente por cuidar de seu filho e o recém-nascido começa a acumular experiências positivas em sua vida.

Mães estressadas pelo nascimento de um bebê de risco têm maior dificuldade para formar o vínculo inicialmente e são mais controladoras na relação futura com seu filho.

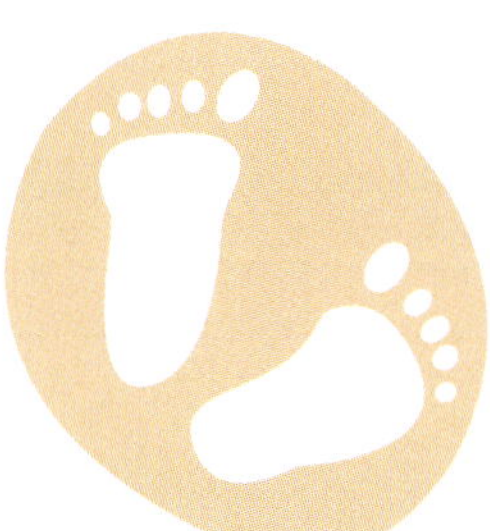

O QUE VOCÊ DEVE FAZER

A ansiedade e a sensação de pouca competência que a mãe e o pai sentem quando seu filho está na UTI podem persistir por vários meses após a alta do bebê e prejudicar o vínculo entre pais e filho. Para **evitar** que isso aconteça, os pais devem:

- obter informação, orientação e apoio da equipe médica e de enfermagem;
- visitar seu filho na UTI e participar dos cuidados com o seu bebê sempre que possível.

ATENÇÃO

Os vínculos afetivos fazem parte da vida de todo ser humano. O vínculo mãe-filho tem grande importância para o desenvolvimento saudável e para a prevenção de problemas na criança. Esse vínculo inicia-se na gravidez e fortalece-se logo após o nascimento, associando-se com o desenvolvimento do apego seguro do bebê à sua mãe.

A formação e o desenvolvimento do vínculo mãe-filho não são eventos isolados, pois a mãe, além de se relacionar com seu bebê, está inserida em uma família; portanto, o bom relacionamento inicial entre pais e bebê tem efeitos profundos e benéficos no desenvolvimento futuro da criança e na manutenção da estrutura familiar.

Quando **não** se forma um vínculo seguro entre mãe e filho, podem surgir vários **problemas** no futuro, incluindo:

- distúrbios do sono e da alimentação, irritabilidade e cólicas no lactente;
- atraso no desenvolvimento da criança;
- mau comportamento da criança;
- alterações nutricionais, como: falha no crescimento, desnutrição e obesidade;
- negligência dos pais em relação aos cuidados com seu filho e maior risco de abandono;
- violência contra a criança.

Por outro lado, os bebês que têm um adequado vínculo com suas mães são **beneficiados** em vários aspectos do seu desenvolvimento futuro:

- recebem cuidados eficazes e afeto suficiente para desenvolver seu ego de forma adequada;
- possuem maior autoestima;
- são mais independentes e competentes;
- apresentam melhor capacidade de relacionamento com as pessoas e, consequentemente, enfrentam menos problemas sociais e emocionais;
- mantêm vínculo afetivo duradouro com sua família.

Os pais também se beneficiam ao formar vínculo com seu filho, pois consolidam suas habilidades, adquirindo maior autoconfiança e autoestima, o que contribui para a manutenção de um vínculo afetivo familiar duradouro.

Cuidando do recém-nascido em casa

O nascimento de uma criança é motivo de alegria, mas também de grande ansiedade para a maioria dos pais, pois a responsabilidade de cuidar bem daquele ser tão frágil é muito grande. As primeiras semanas costumam ser de muita tensão, especialmente porque os pais têm dificuldade para identificar os motivos do choro do bebê.

Quando nasce, o bebê depara-se com um mundo novo, completamente diferente daquele que conhecia dentro do útero de sua mãe. Por esse motivo, precisa desenvolver habilidades para se adaptar a essas novas condições de vida e organizar, dentro de si, uma nova visão de mundo.

O choro

O choro é a principal forma de comunicação do recém-nascido. No entanto, a reação emocional dos pais diante do choro do bebê é muito variada e pode oscilar desde sentimentos como preocupação até irritação e desespero, fazendo os pais chorarem junto com o bebê, sem saberem que atitude tomar.

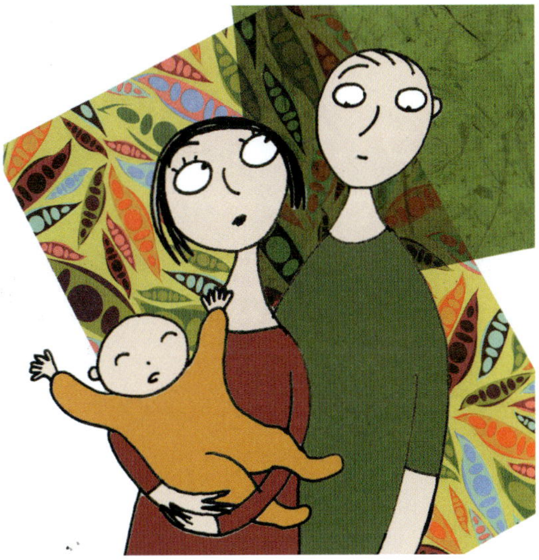

O QUE VOCÊ DEVE FAZER

Tocar, acariciar, alisar o seu bebê, pegá-lo no colo e aconchegá-lo são as melhores formas de transmitir amor e segurança, necessários para o desenvolvimento progressivo da autonomia de seu filho.

ATENÇÃO

Não se desespere! A insegurança gerada pela chegada de um novo ser na família logo desaparece, quando todos percebem que são capazes de exercer sua função nos cuidados com o bebê. Aos poucos, a rotina da casa volta ao normal e o bebê começa a se adaptar a tudo e a todos. Com a intensa interação entre vocês, o vínculo afetivo que já estava presente, torna-se mais forte a cada dia!

O QUE OBSERVAR

Quando está com cólica, o bebê:

- chora violentamente, emitindo gritos agudos e altos;
- faz extensão e flexão rítmica das pernas;
- fica com a face vermelha;
- não aceita alimentação.

O QUE VOCÊ DEVE FAZER

Técnicas para aliviar os sintomas da cólica

- Massagem abdominal.
- Compressas mornas na barriga do bebê.
- Colocar o bebê deitado de bruços sobre o seu peito ou barriga, para que o calor de seu corpo aqueça a barriguinha dele.
- Levar o bebê ao colo na posição de bruços, apoiando o abdome dele em suas mãos.

Os recém-nascidos choram devido a estímulos fisiológicos ou ambientais. Por esse motivo, muitas podem ser as razões desencadeantes do choro: sede, fome, frio, calor, necessidade de atenção, carinho e muitos outros incômodos.

A adaptação do bebê ao mundo acontece lentamente e seu choro revela sempre algum sentimento de desconforto, como excesso de roupas, pouca roupa, fraldas excessivamente molhadas, fome, febre, náuseas etc. Nesta fase, a cólica é a principal causa para o choro.

A cólica

Como identificar a cólica?

Em geral, os sintomas de cólica aparecem quando o recém-nascido está com duas a três semanas de vida e, muitas vezes, surgem no mesmo horário, em vários dias seguidos. A crise de cólica tem duração variável, podendo desaparecer em minutos ou durar até horas. Às vezes, a cólica cede de forma brusca e espontânea, levando o recém-nascido a dormir horas seguidas, para amenizar o cansaço.

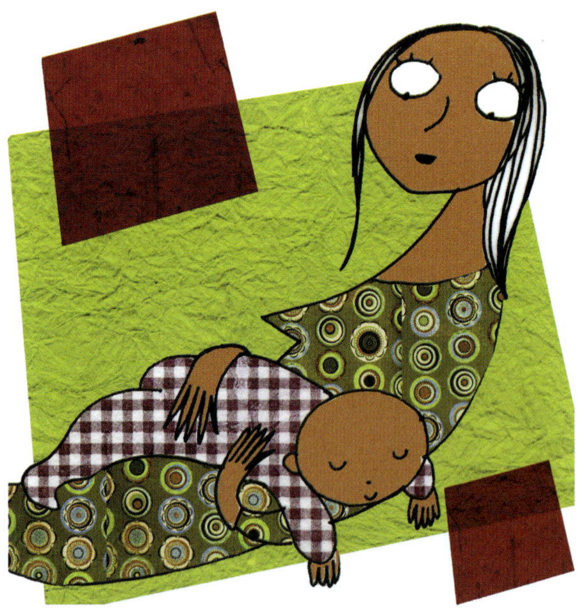

Quais as causas da cólica?

Existem várias causas para a cólica e raramente ela está relacionada a alguma doença. Na maioria dos casos, as crises desaparecem em torno dos quatro meses de vida do bebê. O desaparecimento gradativo das cólicas é um alívio para os familiares. O comportamento do bebê é influenciado pelo ambiente familiar, portanto, um ambiente calmo contribui muito para o bebê ficar mais tranquilo.

Evacuações

As primeiras evacuações do recém-nascido são de coloração escura, pois consistem em mecônio. O mecônio é uma substância de tom marrom-esverdeado, viscosa, produzida pelo feto e que é, normalmente, expelida nas primeiras horas após o nascimento, mas pode ser eliminada ainda no decorrer do trabalho de parto.

Assim que a amamentação se inicia, as fezes passam por uma fase de transição. Nessa fase, a cor das fezes modifica-se até atingir uma coloração amarelada ou castanho-esverdeada, podem conter coágulos de leite e costumam ser líquidas. Essas transição ocorre normalmente em torno do quarto ou quinto dia de vida.

A **frequência das evacuações varia de 5 a 8 vezes ao dia até 1 vez a cada 5 ou 7 dias**. A consistência das fezes também é bastante variável e pode apresentar-se de líquida a pastosa no mesmo dia.

A urina

Nos primeiros dias de vida, a urina do recém-nascido costuma conter cristais de urato em abundância, o que deixa uma coloração rosada na fralda. Depois desse período, torna-se de coloração bem clara e a quantidade de urina aumenta, principalmente no bebê que mama exclusivamente leite materno, pois é bem hidratado.

A troca de fraldas

A presença de fezes e o acúmulo de urina na fralda irritam a pele do bebê e a umidade retida é uma das principais causadoras de assadura. Por isso, a troca de fraldas e a higiene da pele devem ser realizadas sempre que o bebê estiver com a fralda suja de fezes ou urina.

O QUE VOCÊ DEVE FAZER

- Colocar todo o material necessário para a higiene em local próximo, mas fora do alcance do bebê.
- Limpar o bebê utilizando algodão umedecido em água morna. Você deve retirar o excesso de fezes e urina, sempre fazendo movimentos em sentido da frente para trás, para evitar a contaminação da uretra (canal por onde sai a urina) com resíduos de fezes. Nos meninos, não há necessidade de retrair o prepúcio durante a higiene da pele.
- Lenços de limpeza podem ser usados eventualmente, ou seja, troca de fraldas longe de casa, onde não há como usar o algodão com água morna.
- Após a limpeza da pele, secar bem a área com uma toalha-fralda.
- Aplicar uma fina camada de pomada à base de óxido de zinco para proteger a pele do bebê e prevenir assaduras.
- Colocar uma fralda de tamanho apropriado para o peso do bebê.

ATENÇÃO

Algumas meninas podem apresentar uma secreção vaginal esbranquiçada ou ligeiramente sanguinolenta, ocasionada pela passagem de hormônios maternos, durante a gestação. Essa secreção é considerada normal e a limpeza nesta região deve ser feita delicadamente.

O QUE VOCÊ NÃO DEVE FAZER

- Não trocar a fralda do bebê logo após a amamentação, para evitar regurgitações.
- Não usar produtos de proteção que contenham corticosteroides ou antifúngicos, pois estes são usados para tratamento e o objetivo é a prevenção! Deve-se lembrar sempre que a prevenção pode e deve ser feita pelos pais, mas o tratamento deve ter a supervisão do pediatra.

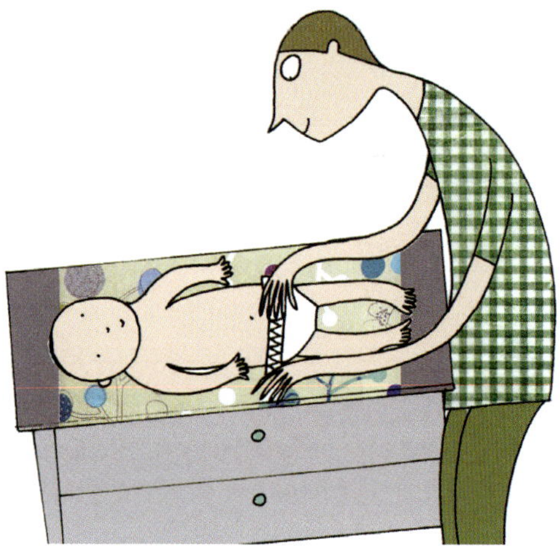

Produtos para a prevenção de assaduras e irritação da pele do bebê

Os recém-nascidos urinam até vinte vezes ao dia e, mesmo que diversas trocas de fralda sejam realizadas, a pele ainda fica sujeita à irritação. Por esse motivo, há algum tempo, **eram** bastante utilizados talcos e amido de milho para prevenir assaduras, pois ambos possuem boa capacidade de absorção, diminuindo a umidade na área das fraldas.

No entanto, a possibilidade de o bebê aspirar o talco em dispersão no ar, bem como a maior chance de surgirem infecções por fungos em decorrência do uso do amido de milho, tornaram o uso desses produtos desaconselhável.

Atualmente, encontram-se disponíveis comercialmente **pastas, cremes e pomadas para a proteção da pele do bebê.** Esses produtos normalmente contêm óxido de zinco, que produz uma camada de proteção sobre a pele, diminuindo a chance de irritação e prevenindo as assaduras.

Qual é a fralda ideal: a de pano ou a descartável?

Apesar de não existir uma fralda ideal, ou seja, que combine os efeitos de manter o bebê seco e limpo, as fraldas descartáveis são as que mais se aproximam desse objetivo.

As fraldas de pano mantêm as fezes e a urina em contato maior com a pele, aumentando a chance de irritação. As fraldas descartáveis, por sua vez, são confeccionadas com materiais absorventes, que vão da celulose até o gel. Os modelos mais modernos permitem a maior absorção da umidade, diminuindo a frequência e a intensidade das assaduras.

O coto umbilical

Logo após o nascimento, o cordão umbilical é cortado e é colocado um *clamp* (grampo) de plástico. A pequena porção do cordão umbilical que ainda permanece no bebê, medindo cerca de 2 a 3 cm, é chamada de coto umbilical.

Inicialmente, o coto é esbranquiçado, úmido e gelatinoso. Nos dias subsequentes ao nascimento, torna-se seco, escuro e mumificado.

A queda do coto ocorre normalmente entre o quarto e o vigésimo dia, podendo, em alguns casos, ultrapassar trinta dias, sem que haja necessidade de qualquer intervenção.

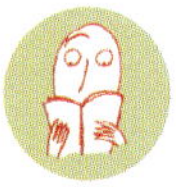

O QUE VOCÊ DEVE SABER

Como a presença da umidade da urina ou das fezes agride a pele do bebê, o ideal é que as fraldas sejam trocadas sempre que criança urinar ou defecar. No entanto, o principal problema das fraldas descartáveis é a maior dificuldade para se saber se a criança urinou. Por essa razão, recomendamos que as trocas de fralda e a higiene do bebê sejam feitas, no máximo, a cada 3 horas. Em caso de defecação, a troca de fralda e a higiene devem ser imediatas.

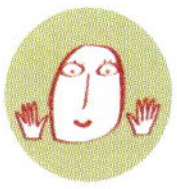

O QUE VOCÊ DEVE FAZER

- Limpar o coto após o banho e a cada troca de fraldas, se o coto tiver sido molhado por urina, houver secreção ou fezes.
- Utilizar gaze ou hastes flexíveis com ponta de algodão (Cotonete®) embebidas em álcool a 70% para a limpeza.
- Limpar inicialmente a base e depois todo o coto, fazendo movimentos circulares.
- Deixar secar até o coto endurecer e cair.

O QUE VOCÊ NÃO DEVE FAZER

Não utilizar faixas, curativos oclusivos ou qualquer outro produto sobrc o coto.

CONSULTE O PEDIATRA

Se perceber algum dos seguintes sintomas, entre em contato com o pediatra:

- vermelhidão na pele ao redor do coto;
- secreção com mau cheiro no coto;
- secreção purulenta no coto.

ATENÇÃO

A chupeta

A necessidade de sucção é plenamente satisfeita pelo recém-nascido ao mamar o peito materno. Por esse motivo, **não é necessário o uso de chupetas,** que podem levar à deformidade do palato (céu da boca), prejudicar a arcada dentária, contaminar a boca (cavidade oral) do bebê e, ainda, ocasionar problemas futuros na fala. Mas, se for oferecida a chupeta, é importante que a família saiba a hora de retirá-la.

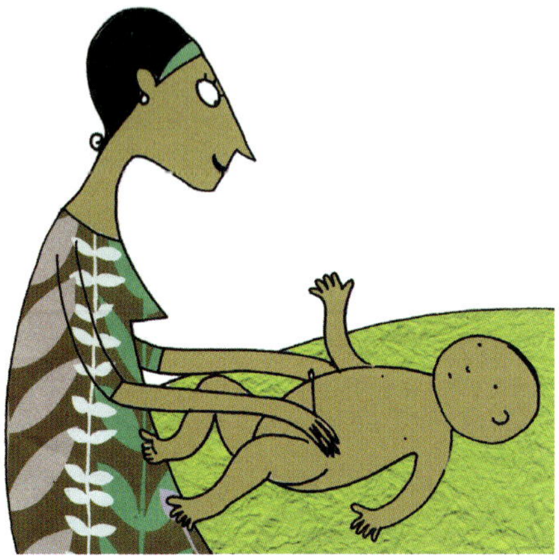

Às vezes, o bebê reclama quando é realizada a limpeza do coto, mas o choro é devido ao contato do álcool, em temperatura mais fria, com a pele, e não à dor. O coto umbilical não possui inervação; portanto, o recém-nascido não sente dor ao seu manuseio.

Cuidados com a boca

A higiene

O QUE VOCÊ DEVE FAZER

- Passar uma gaze ou fralda molhada em água filtrada na gengiva do bebê após cada mamada noturna, mesmo que ele ainda não tenha dentes. A higiene oral deve ser feita, mesmo sem dentes, para evitar acúmulo de bactérias na boca e prevenir a cárie. É também uma forma de criar o hábito da higiene bucal.
- Caso o seu bebê já tenha dentes, consulte o capítulo "Cuidados com os dentes do lactente", na seção 2 – Lactente, para saber como realizar a higiene.

O banho

O QUE VOCÊ DEVE FAZER

- Preparar o material necessário para o banho:
  - banheira plástica de fácil limpeza;
  - água morna;
  - sabonete líquido ou em barra infantil neutro;
  - álcool a 70%;
  - hastes flexíveis com ponta de algodão (Cotonete®) ou gaze;
  - toalha-fralda macia;
  - fralda descartável;
  - pomada à base de óxido de zinco;
  - roupas que o bebê vestirá após o banho.
- Lavar a banheira antes do banho com água e sabão. A banheira deve ser utilizada somente para o banho do bebê!
- Colocar água morna (temperatura em torno de 37 a 38°C). É opcional o uso de água fervida para o banho do bebê até a queda do coto.
- Utilizar sabonete neutro e apropriado para a pele do bebê.
- Iniciar o banho lavando a face, a cabeça e, em seguida, o tronco e o resto do corpo, deixando por último os genitais e o bumbum, para evitar possíveis contaminações.
- Lavar o coto umbilical normalmente durante o banho.
- Após o banho, enxugar o bebê delicadamente com uma toalha-fralda macia, iniciando pela face e cabeça, descendo pelo restante do corpo e tendo o cuidado de enxugar bem as dobrinhas (pescoço, axilas, virilha etc.), para evitar assaduras.
- Limpar o coto umbilical com álcool a 70%.
- Passar creme para proteção contra assaduras e colocar a fralda descartável.
- Vestir o bebê com roupas confortáveis e adequadas à estação.

O QUE OBSERVAR

Se perceber a presença de **crostas no couro cabeludo** do bebê, passe algodão embebido em óleo de amêndoas por cima do couro cabeludo e depois retire cuidadosamente as crostas com um pente fino. Para finalizar, lave a cabeça e retire o excesso de crostas na hora do banho.

O banho diário é indispensável, pois, além de garantir a higiene, proporciona **conforto e tranquiliza o bebê.** Nas regiões onde a temperatura ambiental for elevada, o banho pode ser dado mais de uma vez ao dia.

Apesar de não existir um horário-padrão, recomenda-se que o banho seja dado no período da manhã e/ou no fim da tarde, evitando-se as horas mais frias do dia.

Especialmente para o bebê recém-nascido, o banho deve ser rápido, isto é, durar apenas o tempo necessário à limpeza, para evitar que o bebê sinta frio. No entanto, à medida que perceber que seu bebê está começando a gostar do banho, você pode estender um pouco a sua duração, para que vocês aproveitem melhor esse momento de intimidade e de relaxamento. Use esse momento para tocá-lo, massageá-lo e conversar com ele, **fortalecendo o vínculo entre vocês** e propiciando o desenvolvimento do seu bebê!

ATENÇÃO

- Jamais prepare a água para o banho com o bebê no colo!
- Para prevenir queimaduras, coloque primeiro a água fria e depois a água quente, até atingir a temperatura ideal. Misture bem!
- Confira sempre a temperatura da água antes de colocar o bebê na banheira. A temperatura pode ser verificada com a região anterior do antebraço (parte interna do braço), que, por ser uma região mais sensível, permite que se perceba se a água está agradável para o bebê. Também pode ser utilizado um termômetro próprio para uso em banheiras.
- Não encha muito a banheirinha, para facilitar o manuseio do bebê e não o colocar em risco. O ideal é que a quantidade de água cubra até o umbigo do bebê.
- Nunca acrescente água quente ou fria depois que o bebê já estiver na banheirinha, para evitar acidentes.
- Manter sempre a cabeça do bebê elevada para evitar que ele beba a água do banho.

Produtos de higiene para o banho do bebê

Qual sabonete devo usar para a higiene do meu filho?

A pele do bebê é muito fina e delicada. Além disso, as glândulas sebáceas responsáveis pela produção da gordura que dá elasticidade e protege a pele ainda não estão plenamente desenvolvidas nos bebês, o que torna a sua pele ainda mais sensível. Por isso, os produtos normalmente utilizados para a higiene da pele dos adultos não são recomendados para bebês. A pele do bebê exige **cuidados especiais!** Portanto, utilize apenas sabonetes exclusivos para a pele infantil.

Os sabonetes comuns, por exemplo, são muito fortes e apresentam alto grau de alcalinidade, o que pode irritar facilmente a pele sensível da criança. Da mesma forma, os sabonetes transparentes com glicerina, apesar de serem aparentemente delicados, também são alcalinos e podem causar ressecamento da pele infantil.

Os sabonetes que possuem gorduras (manteiga de cacau ou de karité, óleos vegetais, *cold cream* e lanolina) em sua constituição, embora sejam menos capazes de remover a gordura em excesso na pele, promovendo a limpeza, são menos agressivos e aproximam-se mais das características ideais do sabonete, isto é, a capacidade de remover o excesso de óleo produzido pelo corpo, deixando apenas a quantidade natural de óleo necessária para a proteção da pele.

Os sabonetes líquidos são os sabonetes comuns na forma líquida e, por isso, também podem ser irritantes. Assim, **só devem ser utilizados em bebês os sabonetes líquidos específicos para a pele infantil**.

Devo usar xampu para a higiene do meu bebê?

O xampu **não deve ser utilizado para lavar o couro cabeludo** do recém-nascido. **Utilize somente água corrente morna.**

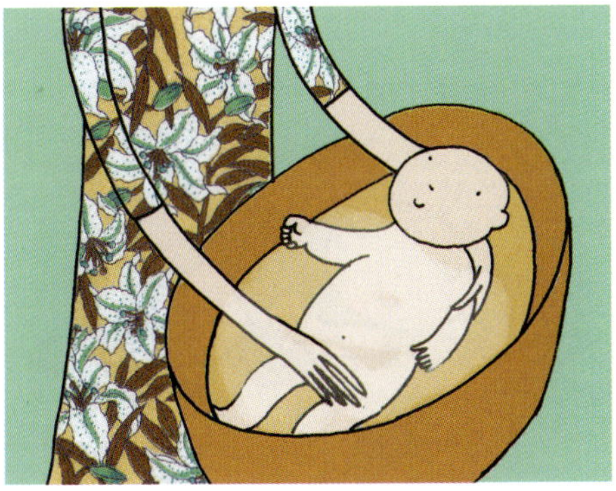

O QUE VOCÊ DEVE FAZER

Utilizar **apenas** sabonetes apropriados para a pele infantil. O mais recomendado é o sabonete líquido neutro para bebês.

O QUE VOCÊ DEVE SABER

- Os sabonetes que contêm em suas fórmulas desodorantes, antissépticos, bactericidas, fragrâncias, substâncias abrasivas ou produtos provenientes de ervas podem produzir reações alérgicas e/ou irritativas, além de serem de benefício questionável. Portanto, esses produtos só devem ser utilizados em situações especiais, sob orientação médica.

- As esponjas ásperas, colônias, perfumes e talcos também **não devem** ser utilizados em bebês.

O banho de sol

O banho de sol pode ser dado no recém-nascido desde a alta da maternidade e tem a finalidade de ativar, por meio dos raios ultravioletas do sol, a **provitamina D** existente na pele e essencial à formação óssea.

ATENÇÃO

- O banho de sol deve ser de 5 a 10 minutos no corpo todo ou de 30 minutos apenas nos braços e pernas.
- A exposição deve ser direta ao sol, evitando-se a interposição de vidros de janelas.
- O **horário ideal** para expor seu bebê ao sol é entre 7 e 10 horas da manhã. Entre 11 e 15 horas, o sol é mais prejudicial à saúde e esse período deve ser evitado.
- **Não utilize** filtro solar no recém-nascido, pois o bebê com menos de 6 meses não tem capacidade de metabolizar e eliminar as substâncias químicas dos filtros solares que podem ser absorvidas pela pele.

O sono

Os recém-nascidos dormem praticamente o dia todo (16 a 20 horas diárias de sono), acordando apenas por fome ou outra sensação de desconforto.

O bebê que nasce com peso normal costuma fazer intervalos de sono de 3 a 4 horas entre as mamadas, porém, se o intervalo for menor, deve ser amamentado da mesma maneira.

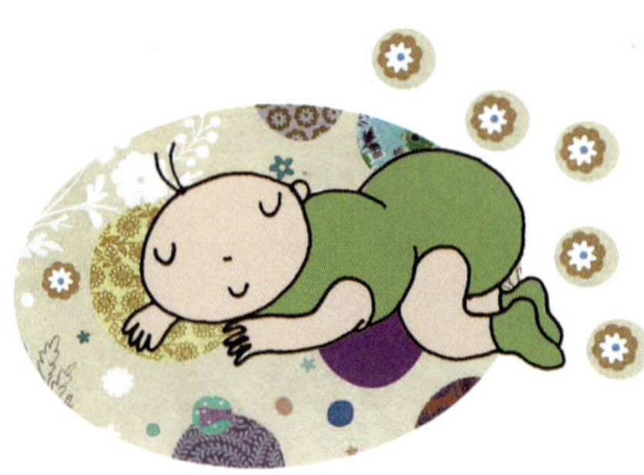

O QUE VOCÊ NÃO DEVE FAZER

Exceto no caso dos bebês com baixo peso e dos prematuros, **não se deve acordar o bebê para mamar** durante a noite se ele tiver se alimentado bem durante o dia e tiver feito sua última mamada por volta das 22 horas.

O QUE VOCÊ DEVE FAZER

Alguns fatores prejudicam o sono do bebê. Para evitar que isso aconteça, existem alguns cuidados que podem ser tomados:

- **Durante o dia, deixar o bebê em ambiente claro e com o barulho normal da casa,** desde que não haja excessos. Muitas vezes, a casa com muitas visitas de felicitações pela chegada do bebê torna-se muito agitada, prejudicando o repouso da mãe e do recém-nascido. Nessas situações, é importante criar uma rotina para acalmar a movimentação na casa, permitindo o descanso de ambos.

- Durante a noite, colocar o bebê para **dormir em ambiente silencioso,** com pouca luminosidade e temperatura agradável.

- Colocar o recém-nascido para dormir de **barriga para cima** (decúbito dorsal). Nos casos em que o bebê apresenta regurgitações ou vômitos frequentes, principalmente após as mamadas, a posição de lado (decúbito lateral) pode ser adotada se ele for adequadamente escorado com alguma almofada para não se virar de barriga para baixo. Para mais informações sobre outros cuidados para manter o bebê seguro, consulte o capítulo "Alertas de segurança para o recém-nascido", nesta seção.

- Manter a tranquilidade. O estado emocional dos pais, em especial da mãe, tem influência no comportamento do bebê; portanto, é importante que **a mãe se mantenha calma para poder transmitir segurança e amor ao seu filho,** permitindo que ele tenha tranquilidade para descansar.

- Procurar criar uma rotina para o bebê, por exemplo, adotando um **horário regular para banho e para colocar o bebê no quarto para dormir.** Se desejar, dar um banho morno no bebê antes de colocá-lo para dormir no berço, evitando molhar a cabeça, para que o bebê não durma com o cabelo molhado. O banho morno propicia uma sensação de bem-estar e permite que o bebê relaxe para dormir melhor durante a noite. Outra sugestão é, após amamentar o bebê para colocá-lo para dormir, acordá-lo antes de colocá-lo no berço. O bebê deve saber onde vai iniciar seu processo de sono. É importante mantê-lo no berço, mesmo que chore, acariciá-lo para que se sinta protegido e conversar baixinho com ele, mostrando o quanto é amado. **O bebê que adormece no peito e é colocado no berço dormindo, dentro de alguns minutos, começa a chorar e quer voltar para o lugar onde adormeceu.** Cada um de nós deve se lembrar de que, se adormecermos na cama e acordarmos na mesa da sala de jantar, também vamos ficar muito confusos e querendo voltar para a cama. É isso que acontece com o bebê!

O QUE VOCÊ DEVE SABER

Às vezes, os recém-nascidos apresentam uma inversão de sono, permanecendo mais acordados à noite e menos durante o dia. Essa inversão pode permanecer por alguns dias, porém, de maneira geral, eles voltam ao ritmo normal de sono sem a necessidade de outras medidas.

CONSULTE O PEDIATRA

Se o seu bebê estiver fazendo intervalos de sono muito curtos entre as mamadas e mantendo se acordado por muito tempo tanto durante o dia quanto à noite, avalie com o pediatra a existência de uma eventual diminuição do leite materno.

O QUE OBSERVAR

Você pode perceber se seu bebê está com uma quantidade excessiva de roupas se ele estiver sempre suado ou com miliária (brotoeja), que são bolinhas vermelhas que aparecem nas áreas do tórax e pescoço associadas ao suor.

O enxoval

Montar o enxoval para o bebê é normalmente uma alegria. No entanto, lembre-se de que não é só a beleza que importa, o conforto das peças é fundamental ao bebê! Para mais informações, consultar o item "Enxoval do bebê: itens que não podem faltar", em "A gravidez", no capítulo "À espera do bebê", no início do livro.

Excesso de roupas

A pele do recém-nascido ainda não possui mecanismos adequados de produção de suor e de controle do calor; portanto, evite o excesso de roupas.

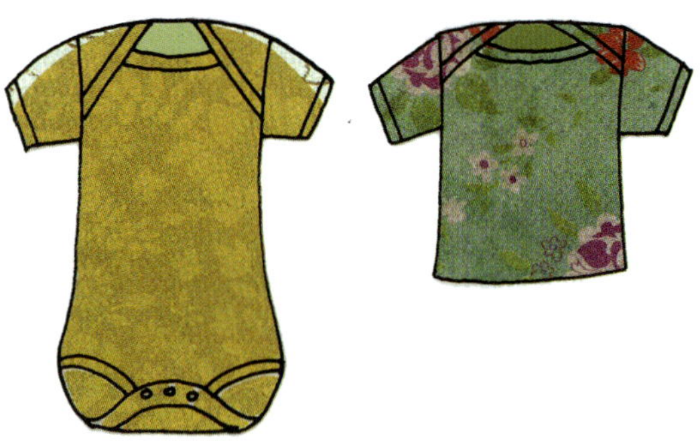

Prevenção de acidentes

A maioria dos acidentes com crianças ocorre no **ambiente doméstico.** Os responsáveis pelas crianças devem supervisioná-las continuamente até que elas sejam capazes de cuidar de sua própria segurança!

Os recém-nascidos são completamente dependentes dos cuidados de um adulto devido à sua imaturidade e incapacidade de controlar músculos e emoções. Por isso, **você é responsável pela segurança de seu bebê!**

ATENÇÃO

Os principais riscos de acidentes com recém-nascidos são:

- afogamento na banheira;
- asfixia com roupas, leite, talco e brinquedos;
- intoxicação com medicamentos, administrados em doses incorretas pelos cuidadores;
- traumatismos decorrentes de quedas da cama, do colo, do carrinho, do trocador etc.
- queimaduras com o líquido da mamadeira, cigarro, água do banho e devido à exposição excessiva ao sol. Também são frequentes as queimaduras decorrentes de derramamento de líquidos quentes no bebê por adultos que se alimentam ou preparam refeições com o bebê no colo.
- acidentes no trânsito. Lembre-se: desde a saída da maternidade, o recém-nascido deve ser transportado no carro em assento infantil apropriado. O assento deve ser colocado no banco traseiro, preferencialmente na posição central (se o cinto de segurança for de 3 pontos), de costas para o painel e corretamente fixado ao banco pelo cinto de segurança do automóvel. O bebê deve ser colocado no assento infantil e contido pelo cinto deste assento.

Para mais informações sobre prevenção de acidentes com recém-nascidos, consulte o capítulo "Alertas de segurança para o recém-nascido", nesta seção.

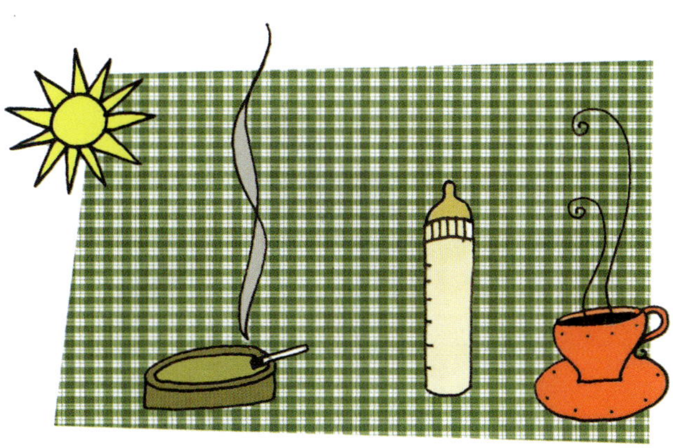

Aleitamento materno do recém-nascido

O QUE VOCÊ DEVE FAZER

- Amamentar o seu filho logo após o parto. Para saber outros benefícios da amamentação imediatamente após o nascimento, consulte o item "Vantagens da amamentação na primeira hora de vida", a seguir, neste capítulo.
- Manter a amamentação **exclusiva** até os 6 meses. Para saber outros benefícios, consulte o item "Vantagens da amamentação exclusiva", neste capítulo.
- A partir dos 6 meses, começar a complementar a alimentação do seu filho com outros alimentos, mas **mantendo** a amamentação ao peito, pelo menos, até os 2 anos de idade.

Para mais informações sobre como deve ser feita a introdução de novos alimentos na dieta de seu filho, consulte o capítulo "Alimentação do lactente", na seção 2 – Lactente.

Vantagens do aleitamento

Quais as principais qualidades do leite materno?

O leite materno é completo. Ele contém aproximadamente **250** substâncias bioativas e possui vitaminas, proteínas, açúcares, gorduras e água. É um alimento pronto para servir a qualquer hora e adaptado para **suprir as necessidades nutricionais e calóricas do seu filho.**

As vantagens da amamentação ao peito vão muito além da nutrição física, ela **ajuda também na construção emocional do bebê** e traz diversas vantagens para a mãe e toda a família.

Além de ser fundamental para a saúde física e emocional do bebê, a amamentação ao peito traz benefícios para a mãe a curto, médio e longo prazo, vejamos alguns.

Vantagens para a mãe a curto prazo

Quando o bebê mama, um hormônio chamado ocitocina ocasiona a descida do leite e faz o útero se contrair. Por esse motivo, a amamentação logo após o nascimento faz o útero da mãe voltar ao tamanho anterior mais rapidamente e reduz o sangramento pós-parto, ajudando a **prevenir a anemia.** Dessa forma, a mãe recupera-se do parto melhor e mais rapidamente.

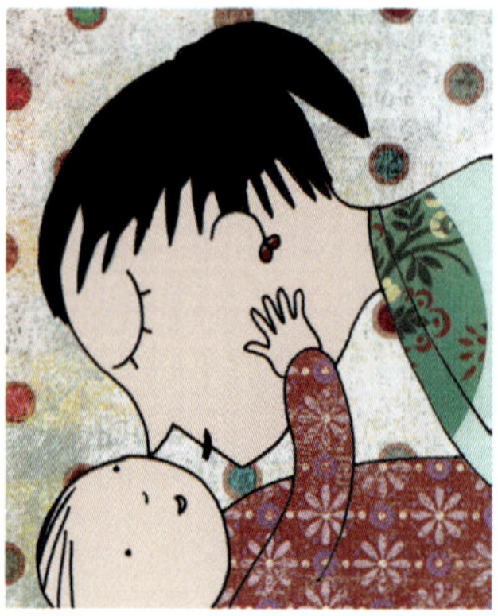

Os bebês amamentados imediatamente após o parto choram menos, o que deixa as mães menos ansiosas. Além disso, a amamentação logo após o nascimento ajuda a **prevenir a depressão pós-parto.**

Vantagens para a mãe a médio prazo

Quanto mais a mãe amamentar o seu bebê, mais rapidamente **pode perder o peso** que acumulou durante a gravidez. Embora no nascimento, a mãe já perca o peso de seu filho, placenta, sangue e líquidos, geralmente não perde todo o peso que ganhou. A amamentação também previne a anemia pelo fato de a mãe não menstruar por mais tempo e pode ajudar a adiar uma nova gravidez.

Vantagens para a mãe a longo prazo

A longo prazo, a amamentação diminui o risco de a mãe ter câncer de mama, de endométrio e de ovário, assim como o risco de osteoporose depois da menopausa, doença que pode ocasionar fraturas, especialmente do fêmur. Quanto mais tempo a mãe amamentar, maior será a **proteção contra o câncer!**

Vantagens emocionais para a mãe

A amamentação também traz diversos benefícios emocionais à mãe:

- possibilita uma **vivência única**, especial e prazerosa à mãe. Mesmo que a mãe já tenha outros filhos, cada um possui singularidades admiráveis, que podem ser observadas desde a gestação e, especialmente, durante a amamentação;
- intensifica o **apego entre mãe e filho,** reduzindo as chances de rejeição e abandono do bebê;
- favorece a **comunicação** entre mãe e filho por meio de sorrisos, olhares e carícias durante a amamentação;
- diminui a ansiedade materna;

O QUE OBSERVAR

Para que uma nova gravidez não ocorra:

- a menstruação ainda não pode ter voltado;
- o bebê deve mamar exclusivamente ao peito;
- o bebê deve ter menos de 6 meses.

Satisfeitas TODAS essas condições, a proteção contra uma nova gravidez nas primeiras 8 semanas é de 99,9% – o melhor método natural para evitar nova gravidez – e, até o bebê completar 6 meses, de 98%, uma proteção semelhante à da pílula anticoncepcional.

Para mais informações sobre métodos de anticoncepção para a mãe que amamenta, consulte o item "Anticoncepção da nutriz", no capítulo "Aleitamento materno do lactente", na seção 2 – Lactente.

DICA

Além de todas essas vantagens, ressaltamos também a praticidade da amamentação ao peito, pois o leite está sempre à mão, pronto e na temperatura ideal!

O QUE VOCÊ DEVE SABER

Pelos fatores de proteção que o leite materno apresenta, o bebê amamentado ao peito é mais saudável, adoece pouco e, mesmo que adoeça, recupera-se mais rapidamente. O fato de os nutrientes que compõem o leite materno estarem ajustados às necessidades do seu bebê favorece o crescimento e o desenvolvimento de modo ideal.

- dá à mãe uma **satisfação íntima** e fortalece a sua autoestima por saber que está oferecendo ao seu filho o melhor alimento e proporcionando a ele saúde. Essa satisfação torna-se ainda maior quando a mãe consegue amamentar seu filho mesmo em situações especiais, como a prematuridade do bebê, entre outras.

Para mais informações sobre a amamentação em situações especiais, consulte os itens "Doenças maternas e amamentação" e "Amamentação em situações especiais", neste capítulo.

Vantagens da amamentação para o filho

A amamentação **protege** o bebê contra:

- infecções: digestivas, respiratórias, otites, meníngeas, do trato urinário, etc.;
- alergias: de pele, alimentares e respiratórias;
- alguns tipos de câncer: leucemia, linfomas e neuroblastoma;
- outras doenças: cardiovasculares, arteriosclerose, osteoporose, diabete melito, etc.;
- desnutrição e obesidade.

A amamentação também ajuda a **prevenir:**

- problemas motor-orais: ortodônticos, faciais, dentais e fonoaudiológicos, pois favorece o desenvolvimento dos ossos e músculos da face;
- respiração inadequada (mais pela boca que pelo nariz);
- síndrome da morte súbita infantil (SMSI). Para mais informações sobre a síndrome da morte súbita, consulte o item "Ambiente para o bebê dormir", no capítulo "Alertas de segurança para o recém-nascido", nesta seção.

Em razão dos vários benefícios que traz para a saúde do bebê, a amamentação também contribui para reduzir os casos de internações hospitalares e de mortalidade no primeiro e no segundo ano de vida.

Além disso, o bebê amamentado ao peito pode ter melhor:

- desenvolvimento neuromotor;
- equilíbrio emocional;
- desempenho intelectual.

Vantagens para a família

As vantagens para a mãe e para o filho refletem diretamente em vantagens para toda a família:

- **saúde infantil:** a criança amamentada ao peito é mais saudável, o que poupa o tempo dos pais com o tratamento de doenças e favorece a dedicação de mais tempo para a própria criança, por exemplo, com brincadeiras, e para toda a família, melhorando a qualidade de vida de todos;
- **maior intervalo entre as gestações:** o maior intervalo entre as gestações permite que a mãe tenha maior disponibilidade para cuidar de cada um de seus filhos, o que é fundamental para a saúde de todos;
- **menos choro do bebê:** o bebê amamentado ao peito, em geral, chora menos, o que torna a vida de toda a família mais tranquila;
- **maior economia:** com a amamentação ao peito, evita-se o gasto com outros leites, mamadeiras, bicos e chupetas, além de serem menores os gastos com gás, sabão e água, utilizados para o preparo e a higiene das mamadeiras. O fato de o bebê em aleitamento materno ser mais saudável também reduz os gastos com médicos, dentistas, fonoaudiólogos, medicações, internação do bebê, entre outros.

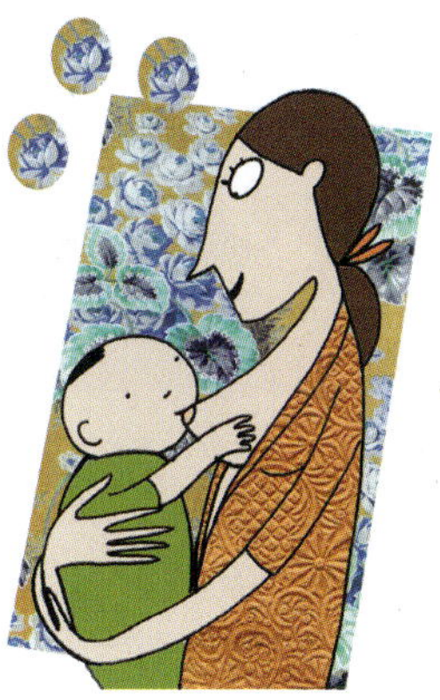

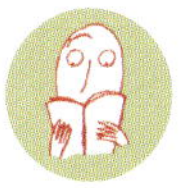

O QUE VOCÊ DEVE SABER

Ao verem sua mãe amamentar o pequeno irmão, os outros filhos recebem, sem palavras, uma singela e, ao mesmo tempo, profunda lição de vida natural e de responsabilidade. No futuro, esses filhos, provavelmente, não terão preconceito em relação a mulheres que amamentam em público e, possivelmente, também não acreditarão em outros tantos mitos e tabus relacionados à amamentação.

Para esclarecimentos sobre mitos e tabus relacionados à amamentação, consulte o item "Principais mitos e tabus sobre a amamentação", no capítulo "Aleitamento materno do lactente", na seção 2 – Lactente.

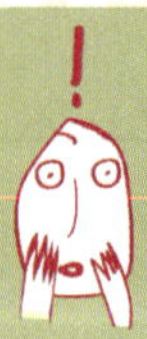

ATENÇÃO

A Organização Mundial da Saúde recomenda que os bebês recebam exclusivamente leite materno durante os primeiros 6 meses de idade. Depois desse período, para satisfazer as suas necessidades nutricionais e de desenvolvimento, além da amamentação ao peito, que deve continuar, pelo menos, até os 2 anos de idade, os bebês devem começar a receber outros alimentos, o que chamamos de uma alimentação complementar, segura e adequada em termos nutricionais.

Vantagens da amamentação exclusiva

Por que deve ser feito o aleitamento materno exclusivo até os 6 meses?

O aleitamento materno exclusivo é recomendado por várias razões.

Quando líquidos, como água, e outros alimentos são oferecidos antes dos 6 meses, podem ser uma fonte de contaminação para o bebê. Além disso, esses alimentos podem causar alterações no sistema imunológico e favorecer o aparecimento de alergias e outras doenças. Atualmente, existem comprovações científicas de que **a amamentação exclusiva ao peito diminui a chance de a criança ter diarreia, infecções respiratórias (em especial a pneumonia), otite média, alergias (incluindo asma), diabete, desnutrição, possivelmente síndrome da morte súbita e doença cardiovascular e hipertensão na vida adulta.** (Para mais informações sobre os benefícios do leite materno para o bebê, consulte o item "Vantagens da amamentação para o filho", nesta seção).

Ao receber outros alimentos antes dos 6 meses, o bebê também ingere menor quantidade de leite materno e esvazia menos o peito de sua mãe, que, como consequência, produz cada vez menos leite, o que leva ao risco de ter que interromper a amamentação cedo demais.

Após os 6 meses, para satisfazer suas necessidades nutricionais, o bebê deve começar a ingerir outros alimentos, mas o leite materno ainda deve ser oferecido, pois continua sendo uma fonte de energia, proteínas, vitaminas e outros nutrientes, importantes para a saúde do bebê.

Para mais informações sobre os benefícios do leite materno para o bebê, consulte o item "Vantagens da amamentação para o filho", neste capítulo.

Para mais informações sobre a ingestão de alimentos após os 6 meses de vida, consulte o capítulo "Alimentação do lactente", na seção 2 – Lactente.

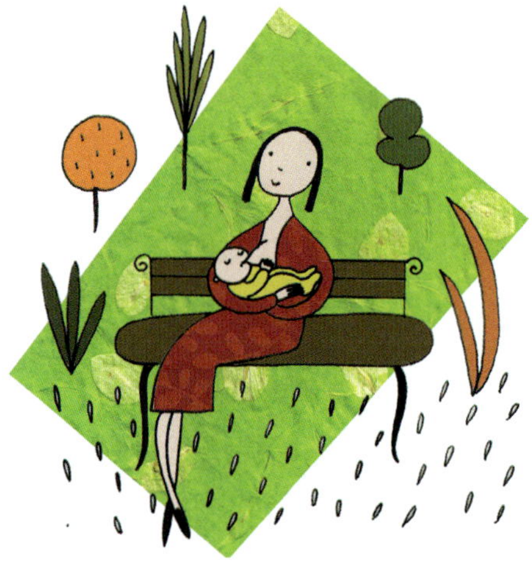

Vantagens da amamentação na primeira hora de vida

O ideal é que a mãe inicie a amamentação do seu bebê logo após o parto. A amamentação na primeira hora de vida traz vários benefícios ao bebê e à mãe:

- protege o bebê contra doenças;

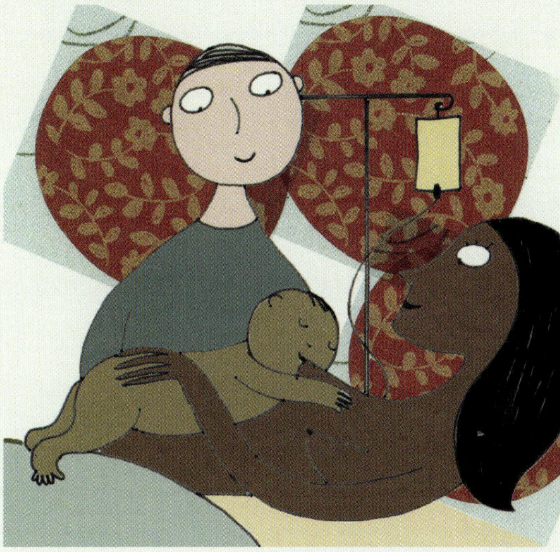

- estimula a produção de hormônios que ajudam a mãe a ter leite mais rapidamente, o que chamamos popularmente de "descida do leite";
- intensifica as contrações uterinas, diminuindo o sangramento e fazendo o útero voltar ao tamanho anterior após o parto;
- contribui para o desenvolvimento do vínculo afetivo, pois é o primeiro contato íntimo de afeto entre mãe e bebê depois do nascimento;
- mantém o corpo do bebê aquecido;
- diminui o estresse provocado no bebê pelo nascimento, ou seja, facilita a adaptação do recém-nascido ao novo ambiente: o mundo!

CONSULTE
O PEDIATRA

Amamente seu bebê desde a primeira hora de vida até os 2 anos de idade, sendo o seu leite o único alimento a ser oferecido até os 6 meses.

Consulte o pediatra caso não seja possivel tomar essas providências.

> **ATENÇÃO**
>
> Para ser capaz de amamentar, é importante que a mãe seja assistida e amparada pelo seu companheiro, por familiares e pela equipe de saúde.

Como facilitar a amamentação?

Inúmeros fatores influenciam a amamentação: biológicos, sociais, culturais e políticos.

Assim, para ser capaz de amamentar, é importante que a mãe seja assistida e amparada pelo seu companheiro, por familiares e pela equipe de saúde. Com o objetivo de auxiliar a mãe na arte de amamentar, apresentamos, a seguir, algumas atitudes que podem ser tomadas antes e depois do nascimento do bebê para propiciar o **sucesso da amamentação.**

O que faz uma mãe amamentar?

- Vontade e decisão de amamentar.
- Ter presenciado experiências positivas de amamentação.
- Saber lidar com o choro do seu bebê, ou seja, ter habilidade e empatia com o seu filho para compreender que chorar-sugar é a única maneira que ele conhece para se comunicar com você e lhe pedir ajuda.
- Não se deixar influenciar por opiniões desestimulantes dos outros. A mãe deve se manter decidida a amamentar e saber por que quer amamentar seu filho!
- Ter disponibilidade.
- Conseguir conciliar a amamentação com o trabalho fora e dentro de casa.

O que pode impedir que a mãe amamente?

- Medo de não conseguir amamentar.
- Falta de informação.
- Desinteresse pelo filho.
- Situações especiais, como doenças maternas ou prematuridade do bebê. Saiba que em muitas dessas situações é possível amamentar. Para mais informações, consulte o item "Doenças maternas e amamentação" e o capítulo "Amamentação em situações especiais", nesta seção.
- Medicamentos contraindicados durante a amamentação.

O QUE VOCÊ DEVE FAZER

Considerando os fatores que podem influenciar positiva ou negativamente a amamentação, a mãe deve:

Antes da gestação

- Presenciar amamentações bem-sucedidas e prazerosas para adquirir experiência positiva em relação à amamentação.

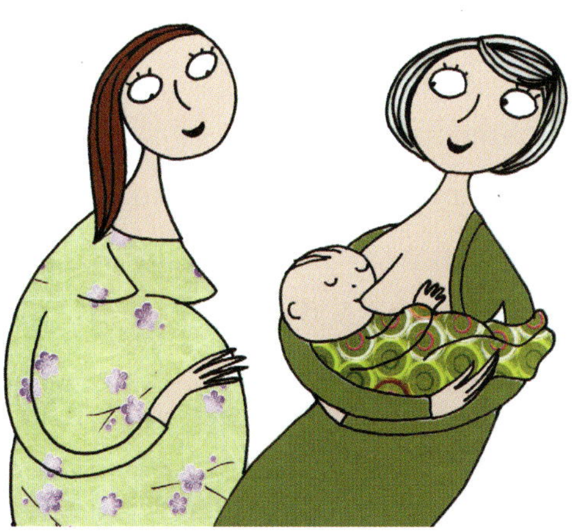

- Aprender sobre a importância e a superioridade do aleitamento materno exclusivo nos 6 primeiros meses em relação às outras formas de alimentação.

Durante a gestação

- Conversar com mães que tiveram êxito na amamentação.

- Conversar com o companheiro e/ou familiares sobre a amamentação, para que eles se envolvam com o assunto e saibam de que forma poderão contribuir para o sucesso do aleitamento materno.

- Informar-se sobre a amamentação. Algumas formas de obter orientações e esclarecer dúvidas são:

    - consultar profissionais especializados de um Banco de Leite Humano, de uma Unidade de Saúde, de Hospitais Amigos da Criança, ou de ligas de aleitamento;

    - conversar com seu obstetra, com outros profissionais capacitados da saúde e com o pediatra que você escolheu para seu filho;

    - consultar páginas da internet que discutam o tema amamentação. Algumas opções são:

- Jornal de Pediatria (http://www.jped.com.br);
- Ministério da Saúde (http://bvsms.saude.gov.br);
- United Nations International Children's Emergency Fund – Unicef (http://www.unicef.org.br);
- Organização Pan-americana de Saúde – OPAS (http://www.opas.org.br);

- ONGs de amamentação:

- Grupo Origem (http://www.grupoorigem.blogger.com.br);
- Amigas do Peito (http://www.amigasdopeito.org.br);
- International Baby Food Action Network – IBFAN (http://www.ibfan.org.br);
- World Alliance for Breastfeeding Action – WABA (http://www.waba.org.my);
- 1-materno-bounces@listas.nce.ufrj.br
- amamentacao.brasil@grupos.com.br

Nesta obra, você encontra mais informações sobre amamentação no capítulo "Aleitamento materno do lactente", na seção 2 – Lactente.

Durante o pré-parto

- Solicitar a presença de uma pessoa de sua confiança que a apoie, transmitindo tranquilidade e segurança.

- Buscar orientações e ajuda da equipe de saúde para poder amamentar logo após o parto, na primeira hora de vida do bebê, desde que ambos estejam bem.

Após o nascimento do bebê

- **Na maternidade:**
  - solicitar que seu filho permaneça com você em alojamento conjunto para que possa amamentá-lo sempre que ele tiver fome, sem horários fixos, o que chamamos de regime de livre demanda. Para mais informações sobre a importância e os benefícios da permanência de seu bebê em seu quarto na maternidade, consulte o capítulo "Alojamento conjunto", nesta seção;

  - se o seu bebê tiver que permanecer na UTI, procurar manter o aleitamento materno. Para informações sobre quais os cuidados e os procedimentos necessários na amamentação de bebês prematuros, consulte o capítulo "Recém-nascido prematuro", nesta seção;

  - solicitar orientações à equipe de saúde para que haja uma pega (maneira como o bebê abocanha o peito) e um posicionamento adequados do seu bebê durante a amamentação. Solicitar também outras instruções que possam ajudar a prevenir problemas na mama, como orientações sobre como extrair o leite do peito, para evitar empedramento. Para mais informações sobre como evitar e tratar problemas nas mamas, consulte os itens "Ensinando a arte de amamentar" e "Problemas nas mamas: como evitar e tratar?", neste capítulo;

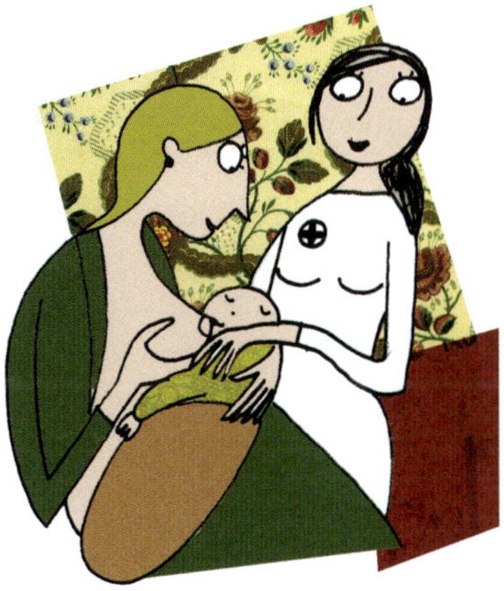

- descansar enquanto o bebê estiver dormindo. Como o bebê não tem hora para mamar e mama tanto de dia como de noite, tente relaxar nos mesmos momentos que ele.

- **Quando já estiver em casa com o seu bebê:**
  - solicitar ajuda de algum familiar enquanto amamenta o seu filho;
  - otimizar a sua rotina em casa de modo que tenha tempo para se dedicar ao bebê e também para se recuperar do parto;
  - fazer relaxamento. Se não souber, solicitar que alguém a oriente;
  - caso tenha que se ausentar por algum período, informar-se sobre como retirar o leite do peito, conservá-lo e oferecê-lo ao bebê em copinho. Para mais informações sobre técnicas de ordenha (extração de leite) e conservação do leite materno, consulte o capítulo "Bancos de Leite Humano: uma entidade que apoia a amamentação", nesta seção;
  - conhecer as leis que protegem a amamentação, para que possa usufruir a licença-maternidade por completo e, após o retorno ao trabalho, saber quais direitos possibilitam que você prossiga com a amamentação ao peito. Para mais informações, consulte "Leis que protegem a gestante e a nutriz", no capítulo "À espera do bebê", no início do livro e "Como conciliar a amamentação exclusiva nos primeiros 6 meses de vida do bebê com o trabalho fora do lar?", no capítulo "Aleitamento materno do lactente", na seção 2.
  - lutar pela licença-maternidade por 6 meses. Para mais informações, consulte o item "Cuidados com o decorrer e o pós-parto que favorecem uma boa interação com o seu bebê", no capítulo "Preparando-se para receber seu bebê", nesta seção.
  - levar seu filho ao "trabalho" e conhecer as leis vigentes que protegem a amamentação;
  - ser apoiada pela sociedade, sua família e seu companheiro e sentir-se realizada por estar sendo capaz de amamentar o seu bebê, com a convicção de que a amamentação ao peito é realmente o melhor!

O que as mães dizem que ajuda a amamentação?

Veja, a seguir, alguns conselhos de outras mães sobre o que pode ajudá-la a ter sucesso na amamentação:

"Ter dentro de si a vontade de amamentar! Lembre-se: para amamentar, é necessário querer e poder!"

"Saber que seu filho será mais saudável."

"Pensar no bem de seu filho e estar consciente de que está fazendo o melhor por ele."

"Usufruir a licença-maternidade por, no mínimo, 6 meses."

"Contar com a ajuda de seu companheiro, familiares, amigos e de profissionais da saúde e ter o estímulo deles para não desistir!"

"Estar informada sobre como conciliar a amamentação e o trabalho fora do lar."

"Sempre que possível, trabalhar em casa, perto de seu filho!"

"Obter informações corretas: não existe leite fraco, seu leite normalmente é suficiente para o seu bebê e não é necessário dar água ou chá ao bebê amamentado exclusivamente ao peito."

"Se seu filho estiver na UTI, contar com a equipe de saúde no hospital para ajudá-la a extrair o leite para oferecer a ele e para não deixar o leite secar."

"Lembrar-se de que a amamentação é uma excelente forma de demonstrar afeto ao seu filho."

"Lembrar-se da praticidade da amamentação: você não tem que carregar uma parafernália quando sai de casa e não precisa acordar à noite para preparar a mamadeira!"

"Lembrar-se de que é um momento especial para você e seu filho e que você também pode usar para descansar da rotina diária."

"Ter segurança, tranquilidade e estar em paz!"

"Vencer o preconceito de amamentar em público."

"Conhecer as técnicas de amamentação para não sentir dor ao amamentar e prevenir rachaduras no bico, peito empedrado, ducto bloqueado, mastite e até abscesso."

"Ter paciência, disponibilid[illegible] e dedicaçã[illegible]

"Ver que o bebê chora pouco e que tem menos cólica."

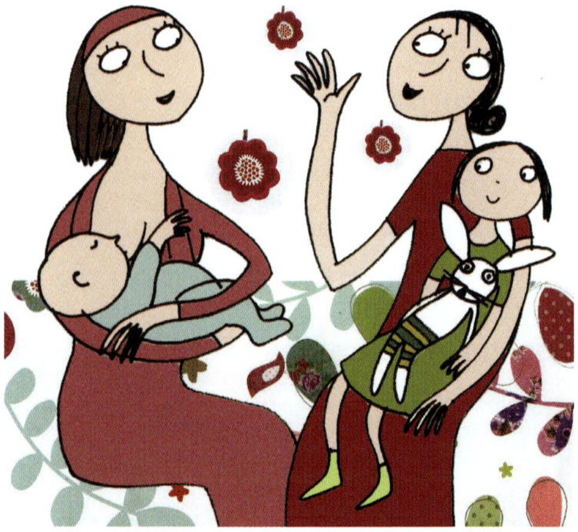

Ensinando a arte de amamentar

A lactação (produção de leite) e a sucção instintiva pelo bebê não são suficientes para garantir a amamentação (manutenção da lactação). A amamentação depende também da vontade da mulher, do apoio que recebe, da cultura em que se insere, da capacidade de levar adiante sua decisão de amamentar seu filho, além de outros aspectos discutidos no item "Como facilitar a amamentação?". O ato de amamentar tornou-se uma arte a ser ensinada e apreendida pela mulher, bem como protegida pela sociedade. Vejamos quais **transformações** ocorrem **no corpo da mãe** para que ela seja capaz de amamentar e quais técnicas podem ajudá-la a ter êxito nessa arte.

O que é necessário para que a amamentação se estabeleça?

Para que a amamentação se estabeleça e o leite vá do peito para o bebê, são necessários um peito que produza e libere leite e um bebê com uma sucção eficiente, capaz de retirar o leite produzido enquanto mama. A **boa pega** da aréola, aquela região escura na ponta do peito, é fundamental para a associação desses dois elementos.

Quais as partes da mama envolvidas na lactação?

O leite materno é produzido nos alvéolos. Os alvéolos são semelhantes a pequenos sacos, onde "brota" o leite. Eles são numerosos (entre 10 e 100) e distribuem-se por toda a mama. Os alvéolos agrupam-se formando cerca de 15 a 20 pequenos cachos (lobos), sustentados por um tecido fibroso e envolvidos por um tecido adiposo (gordura), que é o que dá o volume e a forma à mama.

Depois de produzido nos alvéolos, o leite é transportado em pequenos canais (ductos lactíferos) até os seios lactíferos, local onde fica armazenado. Esses seios parecem pequenas bolsas, são numerosos e localizam-se na ponta da mama, embaixo da aréola (parte escura ao redor do bico do peito).

Ao mamar, **o bebê deve abocanhar o máximo possível da aréola,** para que, ao sugar, pressione os seios lactíferos, facilitando a saída do leite pelo mamilo (bico do peito) e pelos poros do mamilo. Se o bebê abocanhar só o mamilo, não haverá saída de leite, ele vai ficar chorando, a autoestima da mãe diminuirá, criando uma dificuldade desnecessária, que poderá levar ao desmame.

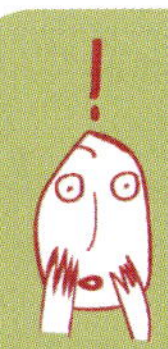

ATENÇÃO

O tamanho e a forma das mamas variam muito de mulher para mulher, mas todas têm um número suficiente de alvéolos e, portanto, têm condições de produzir leite.

Agora que você conhece as estruturas que compõem a mama e estão envolvidas na amamentação, pode compreender melhor por que a boa pega é indispensável para que o leite produzido chegue à boca do bebê.

Na aréola, também estão localizadas algumas glândulas (glândulas de Montgomery), que aumentam durante a gestação para proteger e lubrificar a pele do mamilo, além de exercer uma ação antibacteriana.

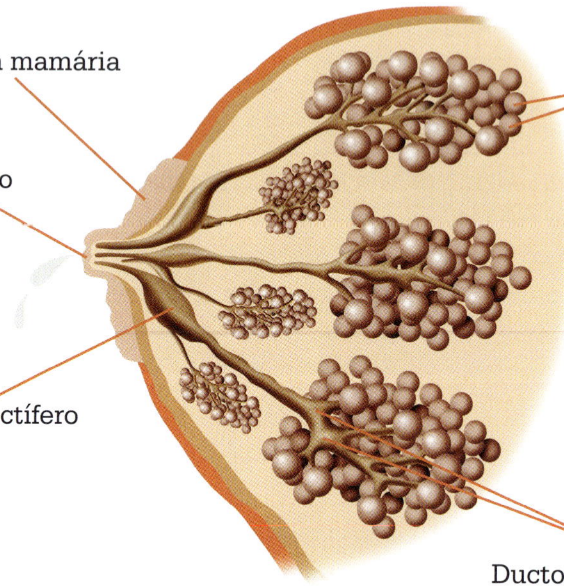

Quais as modificações sofridas pela mama para ser capaz de produzir, armazenar e liberar leite?

Para cumprir sua função nutricional e se tornar capaz de produzir, armazenar e liberar o leite, a mama passa por transformações durante a gravidez e após o parto. Essas transformações são decorrentes da ação de vários hormônios. Algumas modificações são:

- no início da gestação, há uma proliferação de canais nas mamas e a formação de novos alvéolos;
- entre a quinta e a oitava semana de gestação, acontece a dilatação das veias superficiais da mama e o aumento da pigmentação da aréola e do bico do peito (mamilo), que se tornam mais escuros;
- no final do primeiro trimestre de gestação, há um grande aumento do fluxo de sangue em razão da dilatação dos vasos e do aparecimento de novos e pequeninos vasos ao redor dos alvéolos.

Para saber mais detalhes sobre as transformações que ocorrem na mama no decorrer da gravidez e quais cuidados podem auxiliar o seu preparo para a amamentação, consulte o item "A gravidez", no capítulo "À espera do bebê", no início do livro.

A produção do leite

A produção do leite depende da existência de níveis adequados de hormônios e de um esvaziamento adequado e completo do leite do peito.

Quando se inicia a produção do leite?

O colostro é o primeiro leite produzido pela mãe. É transparente (semelhante à água de coco) ou amarelado e alimenta muito bem o bebê, agindo também como uma vacina. Ele começa a ser produzido **antes mesmo de o bebê nascer, em torno da vigésima semana de gestação.** A produção de colostro é feita pelos alvéolos e controlada por um hormônio da gravidez, a progesterona. O colostro ainda é produzido em pequena quantidade na gestante, pois a produção é inibida pela presença da placenta. Durante a gravidez, a mãe também produz, automaticamente, dois hormônios envolvidos na amamentação: a prolactina e a ocitocina. Após o parto, esses hormônios são produzidos em resposta à sucção do bebê.

Como ocorre a descida do leite?

Após o nascimento, com a saída da placenta, há queda dos níveis de progesterona e aumento dos níveis de **prolactina, hormônio responsável pela produção do leite.**

Algumas horas após o parto, o nível sanguíneo da prolactina cai muito, pois ela não é mais produzida automaticamente, como na gravidez. Nesse momento, torna-se necessária a sucção do peito pelo bebê para estimular a sua produção. Vemos, então, por que é **extremamente importante a mamada ainda na sala de parto,** para que os hormônios necessários para a amamentação passem a ser produzidos em resposta à sucção do bebê.

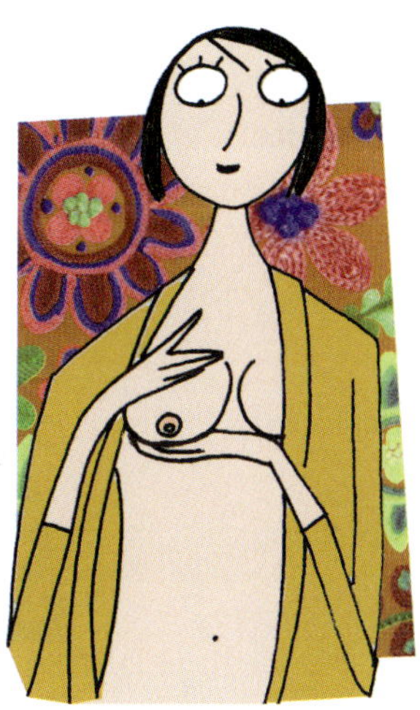

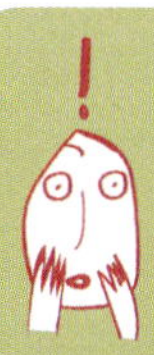

ATENÇÃO

Quando ocorre a descida do leite, você pode sentir contrações uterinas ou uma grande e repentina sede. Esses são sinais de uma boa produção de leite. Ao amamentar, pode ver seu leite vazando pela outra mama, embora nem sempre tenha a sensação desse vazamento.

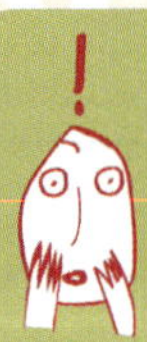

ATENÇÃO

Sentimentos agradáveis, como ver, tocar e ouvir o bebê chorar, podem ajudar o reflexo da ocitocina e fazer o leite fluir. Isso explica por que, muitas vezes, o simples ato de pensar no bebê ou ouvir seu choro pode desencadear o gotejamento de leite das mamas. A mãe ao lado de seu filho, quando o ouve chorar, tem, de imediato, um aumento sanguíneo do hormônio que produz o leite (prolactina). Nesse momento, pode ter a sensação de alfinetadas no peito e o leite começa a gotejar.

Por outro lado, o estresse, a dor e sentimentos desagradáveis, como preocupações e dúvidas, podem inibir o reflexo. Quando a mãe está separada de seu filho e ouve, à distância, qualquer outra criança chorar, como não sabe se é o seu bebê que dela precisa e está impossibilitada de atendê-lo, tem uma brusca diminuição da produção e da descida do leite.

Entre 24 e 48 horas após o parto, as mamas começam a produzir quantidades maiores de leite. As mamas ficam inchadas em função da grande quantidade de água que migra do organismo materno para elas. Esse processo é chamado de apojadura. Logo depois, acontece a descida do leite. Assim, **quanto mais cedo se iniciar a amamentação, mais leite a mãe produzirá!**

Para que o leite desça para os seios lactíferos, onde ficam disponíveis para serem sugados pelo bebê, é necessária a atuação de um segundo hormônio, a ocitocina. Esse hormônio ocasiona a contração das estruturas que existem em torno dos alvéolos, fazendo o leite descer por pequenos canais (ductos lactíferos) até os seios lactíferos. Essas estruturas funcionam como verdadeiros elevadores, que fazem o leite descer, ir para a frente ou subir, dependendo da localização dos alvéolos, que se espalham por toda a extensão da mama.

Esse processo de mobilização do leite é chamado de reflexo de ejeção (descida do leite). Quando ocorre a ejeção do leite, o ritmo da sucção do bebê muda de rápido para regular, profundo e lento: ele suga, engole o leite e respira, tudo isso em um segundo!

O que pode interferir na descida do leite?

A liberação da ocitocina, hormônio responsável pela descida do leite, é feita por meio de um reflexo misto: somático (físico) e também psíquico. O componente somático é decorrente da sucção, que estimula o bico do peito e a aréola. Há um grande aumento da sensibilidade tátil nessa região no decorrer das 24 horas após o parto. Esse aumento de sensibilidade mantém-se por vários dias, mesmo que a mulher não esteja amamentando. Daí a importância do contato do bebê com a mama, ainda na sala de parto, prolongando-se pelos dias que se seguem.

Ajudam a liberação do leite:
- Pensar no bebê com carinho
- Ouvir os sons do bebê
- Olhar o bebê

Inibem a liberação do leite:
- Preocupação
- Estresse
- Dor
- Dúvidas

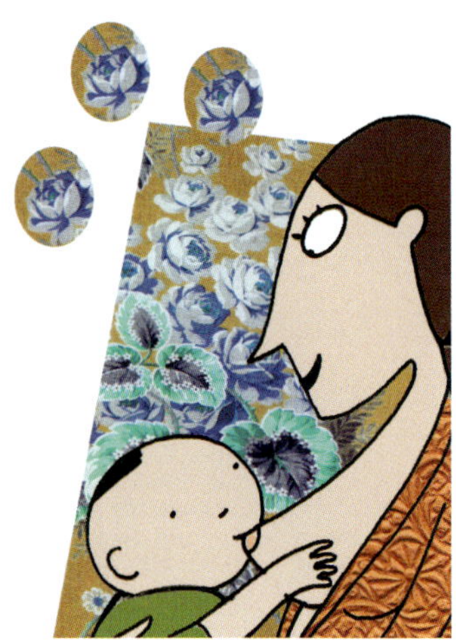

A parte psíquica vem dos estímulos táteis, auditivos, visuais, bem como dos sentimentos, pensamentos e emoções que podem interferir no reflexo da descida do leite.

Como conseguir bons níveis de produção e liberação de leite?

Após a "descida do leite", a regulação da sua produção passa a ser feita diretamente nas mamas, por intermédio da sucção pelo bebê. Quando o bebê mama, ele está tomando o leite que foi produzido depois da mamada anterior. Aproximadamente 30 minutos após o início da mamada, há um pico sanguíneo da prolactina, para que seja produzido o leite para a próxima mamada.

Essa elevação do nível de prolactina pode permanecer por 3 a 4 horas. Esse fato leva algumas mães a cometerem o equívoco de estabelecer horários para as mamadas a cada 3 ou 4 horas. **Reforçamos que a amamentação deve seguir o ritmo de fome de seu bebê e não devem ser estabelecidos horários fixos para as mamadas.**

O volume de leite produzido depende da demanda e é diretamente proporcional ao número de mamadas; ou seja, quanto maior o número de mamadas, maior será o volume de leite produzido! Se houver diminuição da frequência das mamadas, ocorrerá diminuição da produção da prolactina e, consequentemente, da produção de leite.

O QUE VOCÊ DEVE FAZER

Para ter bons níveis de produção e liberação do leite, recomendamos:

- **amamentar o seu bebê** o mais precocemente possível, ainda **na sala de parto;**

- ficar com o bebê em alojamento conjunto na maternidade, para que seja possível **amamentá-lo em regime de livre demanda;** ou seja, sempre que o bebê desejar. Para mais informações sobre a importância e os benefícios da permanência de seu bebê em seu quarto na maternidade, consulte o capítulo "Alojamento conjunto", nesta seção;

- **manter a mamada da madrugada,** pois, nesse período, a liberação de prolactina em resposta à sucção é maior, aumentando os níveis de produção de leite. Além disso, a prolactina dá à mãe uma sensação de relaxamento e sonolência, propiciando o seu bem-estar noturno;

- observar se a **pega e o posicionamento do bebê estão adequados.** O bebê deve abocanhar a maior parte possível da aréola, o que é essencial para a boa descida e saída do leite. Nos primeiros dias, como o peito está muito cheio, é importante, antes de amamentar, extrair manualmente um pouco de leite da região do mamilo para deixá-lo macio, de forma que o seu filho consiga abocanhar a maior parte da aréola. Para saber como retirar o leite da mama, consulte o item "Como ordenhar o leite materno?" e para informações sobre como realizar a pega e o posicionamento do bebê, consulte os itens "A pega correta" e "Posicionamento correto", neste capítulo;

- **oferecer os dois peitos a cada mamada,** começando sempre pela mama que o bebê mamou por último. Isso deve ser feito porque, algumas vezes, o bebê mama bem o primeiro peito e não esvazia completamente o segundo e, para que você tenha bastante leite, é necessário o completo esvaziamento de ambos os peitos. Nos primeiros dias após o parto, é possível que a mamada em um peito já satisfaça o apetite do recém-nascido;

- após a mamada, **se "sobrar" leite no peito, é importante extraí-lo** manualmente ou com uma bomba elétrica ou manual. Se seu peito não for esvaziado adequadamente, pode empedrar e você poderá ter febre e dor. Além disso, o peito produzirá menos leite, o que trará prejuízos para o bebê, como não ganhar peso adequadamente. A extração manual é a mais indicada por oferecer menor risco de contaminação e não provocar rachadura nos bicos. Se possível, doe o excesso de leite a um Banco de Leite Humano, com esse gesto você pode salvar vidas! Para saber quais os procedimentos necessários para a doação, consulte o item "Bancos de Leite Humano: uma entidade que apoia a amamentação" (neste capítulo) e para informações sobre outras técnicas de prevenção do empedramento, consulte o item "Problemas nas mamas: como evitar e tratar?", neste capítulo;

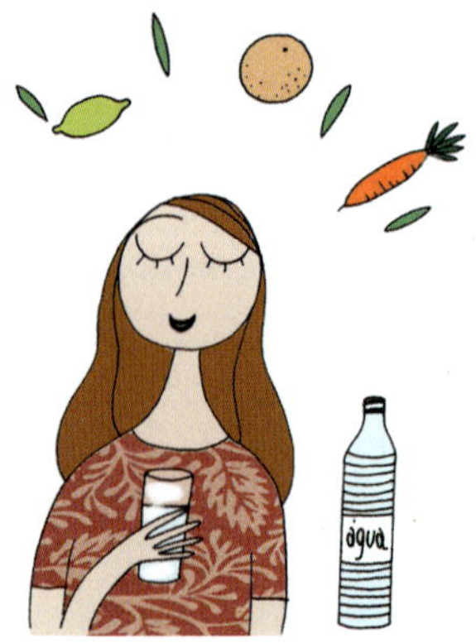

- descansar enquanto o seu filho dorme;
- ingerir bastante líquido e cuidar de sua alimentação;
- fazer relaxamento;
- procurar se manter **relaxada, calma e confiante** enquanto amamenta, pois a dor, a insegurança, o medo, o estresse, a ansiedade, a tensão e o desconforto podem prejudicar a saída do leite.

Para mais informações e detalhes sobre atitudes que podem contribuir para o sucesso da amamentação, consulte o item "Como facilitar a amamentação?", neste capítulo.

O QUE VOCÊ NÃO DEVE FAZER

- Não estabelecer duração e horário para as mamadas. É importante **deixar o bebê mamar durante o tempo que desejar** e seguindo o ritmo de sua fome! Aos poucos, os intervalos entre as mamadas começam a ficar maiores.
- Não oferecer chupetas ou bicos artificiais, pois podem **confundir** a sucção (confusão de bicos), atrapalhando a produção do leite, além de causar outros prejuízos ao bebê. Para mais informações, consulte o item "Como usar o copinho na alimentação de bebês em aleitamento materno?", neste capítulo, o item "Cuidados com a boca" (nesta seção) e o capítulo "Cuidados com os dentes do lactente" (na seção 2 – Lactente).
- Não oferecer outros alimentos ao bebê, antes dos 6 meses de vida, a não ser que haja recomendação médica.
- Não fumar ou ingerir álcool. A nicotina contida no cigarro e o álcool podem inibir o reflexo da descida do leite.
- Não ingerir pílulas anticoncepcionais que contenham estrógeno ou outros medicamentos sem o conhecimento de seu médico, pois podem interferir na produção e na liberação do leite, além de conterem substâncias que podem ser transmitidas ao bebê pelo leite. Para informações sobre quais medicamentos são permitidos ou contraindicados à mãe que amamenta, consulte o item "Uso de medicamentos durante a amamentação", neste capítulo.

ATENÇÃO

O bom estado emocional da mãe tem papel fundamental no sucesso da amamentação. Por isso, algumas mães adotivas (não biológicas), mesmo sem terem o estímulo hormonal da gravidez, conseguem amamentar (relactação adotiva) seu filho, enquanto outras, mães biológicas, apesar de todo o preparo hormonal na gestação, se estiverem estressadas, sem apoio de profissionais e familiares, podem enfrentar dificuldade para amamentar.

Assim, reforçamos: para você amamentar seu filho, precisa ser estimulada, protegida e, principalmente, apoiada pelos profissionais de saúde, por seus familiares e amigos!

ATENÇÃO

Para que haja o posicionamento adequado, o bebê deve estar:

- olhando para a mama, com o nariz em frente ao bico e aréola;
- com o corpo próximo ao da mãe;
- com a cabeça e o corpo alinhados;
- com o bumbum apoiado, se for recém-nascido.

Como conseguir que o seu bebê sugue o peito e seja capaz de esvaziá-lo?

Para o bebê extrair o leite do peito, é importante que a mãe esteja relaxada. Ela pode estar sentada, recostada ou deitada, o importante é que encontre uma posição **confortável** para amamentar.

Também é necessário observar três pontos: **o posicionamento do bebê, a pega e os movimentos que ele faz quando suga** (reflexos do bebê).

Posicionamento correto

- Posicionar seu filho de tal forma que ele fique com o rosto de frente para a mama, com o nariz na altura do mamilo. A cabeça do bebê permanece um pouco inclinada para trás.
- Fazer o bebê abocanhar o peito com a boca bem aberta, de modo que pegue todo o bico (mamilo) e também o máximo que conseguir da aréola (a região mais escura da mama). É aí que ficam os depósitos de leite.
- Colocar o corpo do bebê bem próximo ao seu e com a cabeça e o tronco dele na mesma linha (alinhados).
- Enquanto o bebê for pequeno, apoiar o bumbum dele.

O QUE O PAPAI PODE FAZER

Especialmente neste momento, é natural que o comportamento do pai tenha grande influência no estado emocional da mãe. Por esse motivo, é importante que ele a apoie, valorize e ampare, para que a mãe tenha maiores chances de desenvolver um bom vínculo com seu filho e, consequentemente, seja capaz de amamentá-lo com muito prazer e sucesso!

O QUE VOCÊ DEVE FAZER

A pega correta

- Tocar o lábio de seu filho com a ponta do mamilo, para que ele abra a boca, tentando abocanhar a mama (reflexo de busca).
- Esperar que a boca do bebê esteja bem aberta, como se ele fosse bocejar.

- Aproximar a sua mama, para que ele a abocanhe. O lábio inferior do bebê deve estar voltado para fora e o queixo deve tocar (ou quase) a mama. A parte de cima de sua aréola deve estar mais visível que a de baixo.

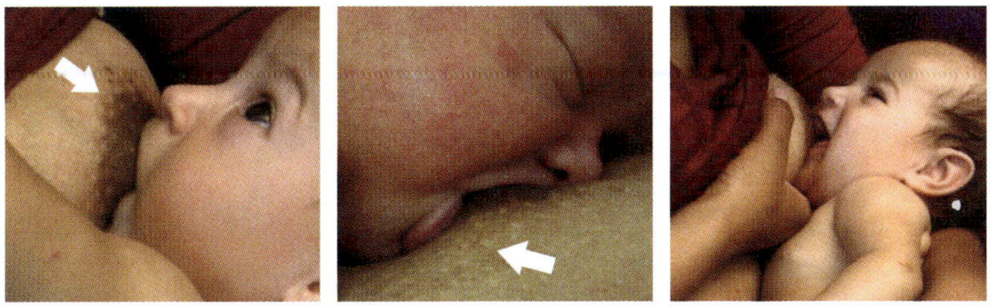

Fonte: imagens cedidas por José Ribeiro Jr.

O QUE VOCÊ NÃO DEVE FAZER

Não é recomendado pinçar os mamilos entre os dedos médio e o indicador (posição de segurar o cigarro), pois além de retirar a boca do bebê de uma boa pega, pode bloquear a saída fácil do leite do peito!

O QUE VOCÊ DEVE SABER

Para que haja uma pega correta, o bebê deve estar:

- com a boca bem aberta;
- com o lábio inferior voltado para fora;
- com o queixo tocando (ou quase) a mama;
- abocanhando a aréola, de modo que ela esteja com a parte de cima mais visível que a de baixo.

Os reflexos do bebê

Há **três** reflexos do bebê envolvidos na amamentação:

- Reflexo de busca e apreensão: sempre que o bico toca o lábio do bebê, ele abre a boca, põe a língua por cima da gengiva inferior e para fora e tenta abocanhar a mama;
- Reflexo de sucção: quando o bico toca o céu da boca, o bebê começa a sugar;
- Reflexo da deglutição: quando a boca enche de leite, o bebê o engole.

Se a mãe der de mamar DEITADA:

- Deve deitar-se de lado, com as pernas um pouco dobradas, "encolhidas", apoiando sua cabeça e costas em travesseiros para ficar mais à vontade.

O QUE OBSERVAR

Ao amamentar, observe se o seu bebê suga, engole e respira. Sem essa sincronia – sucção, respiração e deglutição – ele poderá engasgar.

O QUE VOCÊ DEVE SABER

Assim como você aprende a posicionar seu bebê, ele aprende a abocanhar a mama! Se o bebê estiver na posição e com pega corretas, vai conseguir retirar todo o leite que precisa e seu peito não ficará machucado! Para mais informações sobre como prevenir problemas nas mamas, consulte o item "Problemas nas mamas: como evitar e tratar?", neste capítulo.

- Pode estar, também, recostada na cama.

- Com um braço, a mãe apoia o pescoço e o tronco do bebê, ajudando a aproximar o corpo do bebê ao seu. O corpo do bebê fica encaixado no corpo da mãe. Com a outra mão faz uma prega em "C" com o polegar, acima da aréola, e o indicador e os outros dedos abaixo da aréola, não muito junto ao bico, para que o bebê possa abocanhar grande parte da aréola. Quando o bebê abrir a boca, tentar introduzi-la em um só golpe. O bebê deve abocanhar o peito de baixo para cima. O queixo fica encostado ou quase no peito da mãe.

- Esta posição é boa para a mãe que fez cesárea ou logo após o parto e ajuda a descansar.

Se a mãe der de mamar SENTADA:

- Mãe sentada com as costas bem apoiadas no encosto da cadeira (corpo ligeiramente inclinado para frente), confortável e relaxada.

- A mãe pode cruzar as pernas ou usar travesseiros sobre suas coxas, ou, ainda, usar um banquinho para apoiar o pé e levantar a perna do lado que está amamentando (mas não elevar demais os joelhos), para facilitar a posição do bebê, permitindo, assim, que a boca do bebê fique no mesmo plano da aréola. O bebê fica "aconchegado" à sua mãe. Pega o peito (mamilo mais aréola) aproveitando o reflexo da busca. A cabeça fica livre no meio do braço da mãe. E o ombro do bebê descansa na curva do cotovelo da mãe. O braço da mãe apoia as costas do bebê e sua mão, as nádegas do bebê (se o bebê é muito pequeno ou recém-nascido).

- A partir daqui, seguir as orientações sobre posicionamento e pega.

Se a mãe der de mamar na POSIÇÃO INVERTIDA:

- Mãe sentada.

- O bebê fica entre o braço e a lateral do corpo da mãe, como se segurasse uma bola de futebol americano.

- Os pés do bebê apontam para as costas da mãe, a barriga vai de encontro ao corpo da mãe e a boca volta-se para o mamilo.

- A mão da mãe em "C" apoia o pescoço do bebê.
- A mão livre da mãe apresenta a mama para o bebê.
- Evitar dobrar a cabeça do bebê para aproximá-lo do peito.
- Esta posição é boa nas seguintes situações: recém-nascido muito pequeno, mama grande e o bebê não consegue abocanhá-la; mãe cesareada; e mamas doloridas.

Se a mãe der de mamar na posição BEBÊ A CAVALEIRO:

- Mãe sentada e bem recostada, com as pernas cruzadas, se necessário.
- Bebê sentado com as pernas abertas a cavaleiro na coxa da mãe.
- Com a mão em "C", mãe apoia o pescoço do bebê.
- Com a outra mão, oferece o peito.
- Esta posição é boa para mamas grandes, doloridas e bicos rachados; criança hipotônica ("molinhas"); criança com lábio leporino ou fenda palatina.

O texto foi adaptado do *Manual do álbum seriado* do MS/Unicef.

ATENÇÃO

Deve-se tirar o bebê do peito?

Deixe seu filho mamar até que largue o peito. Não tenha pressa, **cada bebê tem seu próprio ritmo,** alguns levam mais tempo mamando.

A composição do leite varia no decorrer da mamada. O leite inicial, mais claro, tem mais proteína, água e fatores de proteção, e o leite do final da mamada é mais rico em gordura, satisfazendo a fome e permitindo que o bebê ganhe peso. Todos os componentes do leite são essenciais ao bebê, por isso, ele deve ingerir o leite do início até o final da mamada.

No entanto, se depois da mamada, o bebê não soltar o peito naturalmente, você pode ajudá-lo colocando o seu dedo mínimo delicadamente no canto da boca dele, entre as gengivas, para que solte o mamilo sem machucar seu peito. Em seguida, coloque-o no seu tronco, virado para a frente e com as perninhas dobradas (posição de uma criança sentada em uma cadeirinha para soltar gases e arrotar).

Problemas nas mamas: como evitar e tratar?

Alguns problemas enfrentados pelas mães durante o aleitamento materno, como **dor no bico do peito (mamilo), empedramento do leite e inflamação na mama,** se forem identificados precocemente e tratados, apresentam boa evolução. No entanto, o mais importante é evitá-los!

Por que esses problemas nas mamas acontecem?

A maioria dos problemas comumente relacionados à amamentação tem sua origem em condições que levam a um esvaziamento incompleto da mama. Assim, a pega (modo como o bebê abocanha o peito) e o posicionamento inadequados, as mamadas poucos frequentes, com duração e horários fixos, o uso de chupetas e a ingestão de outros alimentos (água, chás, leites, etc.) pelo bebê são exemplos de fatores que podem favorecer o aparecimento dessas complicações e devem ser evitados.

Dor e traumas no bico do peito

Muitas mães que amamentam sentem dor no bico do peito na primeira semana após o parto. Essa dor geralmente não persiste por mais de uma semana e é decorrente da sucção não efetiva do peito pelo bebê. A dor é considerada normal, desde que não seja intensa e não existam ferimentos no bico.

Rachadura (fissura ou escoriação) no bico do peito

A rachadura é um ferimento que pode ocorrer na base (fissura) ou na ponta do bico do peito (escoriação) e provocar dor e desconforto para amamentar.

Por que o bico do peito racha?

O bico do peito pode rachar por **vários motivos:**

- **Atrito da língua do bebê com o bico.** Ao sugar, a língua do bebê que deveria estar abaixo do bico fica de frente e sua ponta esfrega (atrita) a ponta do bico, provocando a escoriação.

- **O bico pressionado pelas gengivas do bebê provoca a fissura.** O bebê prende o bico do peito com as gengivas, ferindo sua base, por não conseguir abocanhar todo o bico e boa parte da aréola, como seria ideal. Isso ocorre porque a boca do bebê não está bem aberta ou a aréola está muito cheia de leite, impedindo que ele abocanhe corretamente a mama.

ATENÇÃO

Embora muitos dos problemas nas mamas provoquem dor intensa, não permita que esse desconforto a leve a interromper a amamentação! Tenha sempre em mente os benefícios que a amamentação traz a seu filho, a você e a toda a sua família. A possibilidade de você e seu filho ultrapassarem essa dificuldade juntos vai dar-lhes condições de fortalecer ainda mais o vínculo entre vocês. Quando esse desconforto passar, você, certamente, vai se sentir vitoriosa, pronta e mais confiante para proteger seu filho e dar a ele o melhor!

Se houver dor ou se ela persistir além da primeira semana, é necessário investigar qual o motivo. Alguns sinais frequentes são: vermelhidão, rachaduras (fissura ou escoriação), bolhas, infecção por fungos no bico do peito, entre outras. A causa mais comum é a pega inadequada da mama pelo bebê. Para saber como o bebê deve abocanhar a mama, consulte o item "A pega correta", neste capítulo.

- Uso **impróprio** de bombas de extração de leite (elétricas ou manuais).
- Tração brusca na **interrupção** da mamada, enquanto ele ainda estiver mamando.
- Uso de **cremes, óleos ou loções.** Esses produtos podem provocar reações alérgicas no bico.
- Uso de **absorventes úmidos,** intermediários (protetores do mamilo de silicone) e conchas fechadas. **É melhor cortar uma fralda** tradicional em quatro, dobrá-la e usar entre o sutiã e o peito e trocá-la sempre que estiver úmida. A umidade pode favorecer o crescimento de fungos e contaminar o peito.
- **Limpeza excessiva** da mama e do bico com sabão.

Como evitar as rachaduras?
As medidas mais importantes para evitar as rachaduras são **a pega e o posicionamento corretos** do bebê durante a amamentação, conforme descrito no item "Como conseguir que o seu bebê sugue o peito e seja capaz de esvaziá-lo?", neste capítulo.

Quando o bebê abocanha adequadamente o peito, o bico fica posicionado no céu da boca (parte posterior do palato) e mantém-se protegido da fricção e compressão pela língua e gengiva. **Outros** cuidados que ajudam a prevenir as rachaduras são:

- manter os mamilos sempre secos, trocando com frequência os forros absorventes usados e o sutiã, quando houver vazamento de leite;

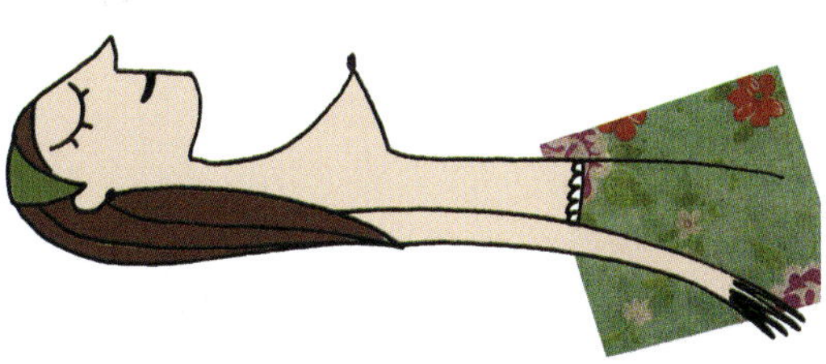

O QUE VOCÊ DEVE FAZER

Para evitar rachaduras, tome as seguintes medidas:

- posicionamento e pega corretos do bebê;
- manter os mamilos secos;
- evitar o uso de protetores de silicone no mamilo;
- retirar um pouco de leite antes da mamada, se a mama estiver muito tensa;
- interromper a mamada de maneira adequada;
- ordenhar o leite pelo método de extração manual (preferência).

Veja detalhes de cada item no texto.

O QUE VOCÊ NÃO DEVE FAZER

- Não passar na aréola e no bico produtos que retirem a proteção natural da pele, como sabão e produtos que contenham álcool.

- Não lavar os mamilos antes e depois das mamadas. O banho diário é suficiente para a higiene das mamas.

- evitar o uso de protetores de silicone do mamilo (intermediários), pois o bebê pode confundir os bicos e não querer mais mamar e quando não limpos, podem contaminar o bebê;

- quando a mama estiver tensa ou muito cheia, retirar um pouco do leite antes de cada mamada, para que a aréola fique mais macia e o bebê consiga abocanhar o peito com mais facilidade;

- para interromper a mamada, colocar o seu dedo mínimo no canto da boca do bebê, entre as gengivas, para que ele solte o peito, sem machucá-lo. Para mais informações, consulte o item "Deve-se tirar o bebê do peito?", neste capítulo;

- retirar o leite do peito preferencialmente por extração manual, pois oferece menor risco de contaminação e não provoca rachaduras, além de ser um método econômico e prático. Para mais informações, consulte o item "Como ordenhar o leite materno?", neste capítulo.

Como tratar as rachaduras?

Caso a mama já esteja ferida, além das medidas de prevenção citadas, recomendamos:

- extrair o leite do mamilo e da região areolar para propiciar uma boa pega, evitando a fricção e pressão nos locais feridos;

- iniciar a mamada pela mama menos afetada, para que o reflexo de ejeção já ativado facilite a descida do leite na outra mama (contralateral). Para saber o que é o reflexo de ejeção e como ele se realiza, consulte o item "Como ocorre a descida do leite?", neste capítulo;

- amamentar em diferentes posições para reduzir as pressões nos pontos doloridos;

- evitar o contato do bico do peito com a roupa. Uma alternativa é o uso de um pequeno coador (peneira) de plástico, sem o cabo, entre a aréola e o sutiã. Outra opção são os protetores de bico (conchas) com perfurações para ventilação. Entretanto, deve-se avaliar a possibilidade de esse material machucar o peito, se for muito duro;

- passar o próprio leite nos bicos após as mamadas e deixar secar ao ar livre. O leite humano ajuda na cicatrização;

- em caso de dor intensa, tomar medicamento contra dor, indicado pelo seu médico.

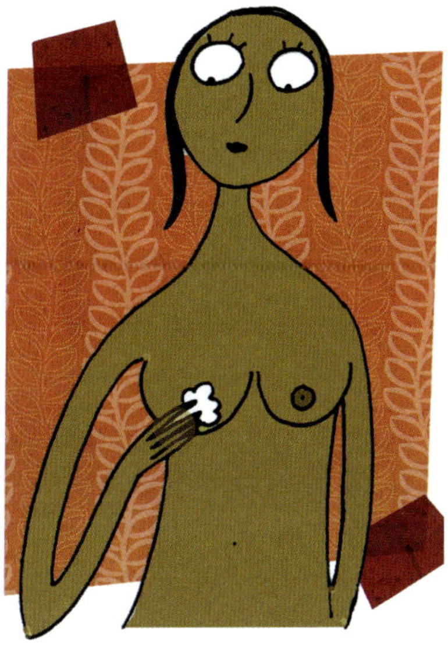

ATENÇÃO

Não passar no bico do peito chás ou casca de frutas.

Como evitar a contaminação do bico do peito?

Todas as vezes que seu filho estiver com "sapinho" (infecção por *Candida albicans*), o mesmo medicamento que ele estiver usando na boca deve ser aplicado no bico do peito. Outras medidas importantes para evitar contaminação são:

- manter os mamilos ventilados;
- se chupetas e/ou mamadeiras estiverem sendo utilizadas, fervê-las não é suficiente, por isso, devem ser usados também esterilizantes químicos. Para mais informações, consulte, nesta seção, o item "Cuidados com a boca", no capítulo "Cuidando do recém-nascido em casa", e o capítulo "Cuidados com os dentes do lactente", na seção 2 – Lactente.

Peito muito cheio ou peito empedrado (ingurgitamento mamário)

Peito muito cheio

O peito muito cheio ocorre geralmente nos primeiros dias após o parto, como resultado do aumento do volume de leite nas mamas (apojadura) que antecede a descida do leite. Pode também ocorrer em qualquer outro período da amamentação se o leite ficar acumulado no peito sem ser retirado (ordenhado).

O QUE OBSERVAR

Peito muito cheio é diferente de peito empedrado.

Veja, no texto, as diferenças entre eles, como evitar e como tratá-los.

A mãe sente a mama cheia, pesada, um pouco quente, a aréola fica tensa e o bico do peito fica quase plano, devido ao aumento do volume do leite. No entanto, não há sinais de vermelhidão ou inchaço.

O leite sai do peito facilmente quando a mama é massageada, balançada, pela retirada manual do leite ou por sucção pelo bebê, resolvendo rapidamente o quadro.

Peito empedrado

É o acúmulo de leite em regiões da mama que não são bem esvaziadas, provocando dor à pressão e a sensação de endurecimento local.

Como evitar e como tratar?

- Massagear, com movimentos circulares, toda a mama e principalmente as regiões onde o leite está empedrado. A massagem facilita a saída do leite, além de estimular a produção do hormônio responsável pela descida do leite (ocitocina). A massagem também pode ser feita durante o banho, com água em temperatura morna, o que ajuda na liberação do leite.

- Balançar o peito gentilmente faz o leite que está sob a forma de gel no peito ficar líquido e facilita sua saída.

- Se a aréola estiver tensa, extrair o leite antes da mamada para facilitar uma boa pega e uma sucção adequada. Para saber as técnicas de ordenha, consulte o item "Como ordenhar o leite materno?", neste capítulo.

- Colocar o bebê para mamar em "posição invertida", o que facilita o esvaziamento da mama na região em que o leite se acumula.

- Amamentar com mais frequência e sem duração ou horários fixos, adotando o regime de livre demanda.

- Se, após a mamada, sentir que o peito ainda está cheio, extrair o leite para que ele não "empedre".

- Se necessário, usar medicamentos contra a dor.

- Fazer repouso.

- Usar sutiãs confortáveis, com a base e as alças firmes e largas para manter as mamas elevadas e aliviar a dor.

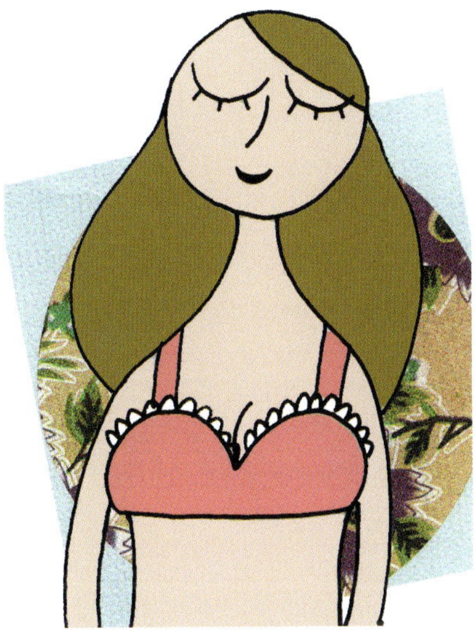

Ductos lactíferos bloqueados

Os ductos lactíferos são pequenos canais que transportam o leite no interior da mama. O bloqueio de ductos lactíferos ocorre quando o leite produzido numa determinada área da mama não é esvaziado adequadamente. Pode ocorrer também quando se usa um sutiã muito apertado. As mães apresentam nódulos localizados (como se fossem caroços), muito doloridos, quentes e acompanhados de vermelhidão, que podem aparecer em qualquer área da mama.

Como evitar e como tratar?

Devem ser adotadas medidas que favoreçam o esvaziamento completo das mamas, ou seja, as mesmas medidas descritas no item "Como evitar e tratar?". Essas medidas devem ser adotadas o quanto antes, para que o processo de empedramento (ingurgitamento) não evolua para uma mastite.

O QUE VOCÊ NÃO DEVE FAZER

Se o peito estiver muito cheio ou empedrado, NÃO usar compressas frias ou quentes.

Mastite

A mastite acontece quando o peito inflama ou infecciona. Geralmente, a mastite inicia-se na segunda ou terceira semana após o parto, mas pode surgir em qualquer período da amamentação.

Quais as principais causas da mastite?

Qualquer fator que dificulte a saída do leite predispõe ao aparecimento da mastite, como ferimento no mamilo, bloqueio de ductos, produção excessiva de leite, pega inadequada, sucção ineficiente, esvaziamento incompleto da mama, restrição da frequência e duração das mamadas, estabelecimento de horários regulares para as mamadas e longos períodos de sono do bebê, além de uso de chupetas e mamadeiras, afastamentos temporários entre mãe e filho, cansaço (fadiga) da mãe, uso de sutiã apertado, entre outros.

Quais os sintomas da mastite?

A mastite pode se localizar em apenas um lado ou em vários pontos da mama.

A mama fica avermelhada, quente, inchada (edemaciada) e dolorida. A mãe pode ter febre e sintomas semelhantes aos observados na gripe, acompanhados, algumas vezes, de náuseas e vômitos.

O QUE VOCÊ DEVE FAZER

*Como **evitar** a mastite?*

- Prevenir situações que favoreçam a parada (estase) do leite.
- Tratar precocemente o empedramento (ingurgitamento), o bloqueio de ductos e as inflamações nos bicos.

ATENÇÃO

Atualmente, recomenda-se, para o tratamento da mastite, o uso de compressas frias em substituição às quentes, devido ao efeito anestésico local das compressas frias e ao risco de queimaduras das compressas quentes. As compressas frias devem ser usadas em intervalos regulares a cada 2 ou 3 horas, entre as mamadas, e durante, no máximo, 15 minutos.

Lembre-se: o procedimento de maior importância no tratamento da mastite é o esvaziamento da mama!

O QUE VOCÊ DEVE FAZER

*Como **tratar** a mastite?*

- Dar de mamar mais vezes para o bebê. Manter a amamentação com esvaziamento adequado das mamas.
- Retirar o excesso de leite manualmente ou com a ajuda de bombas. Para saber como extrair o leite do peito, consulte o item "Como ordenhar o leite materno?", neste capítulo.
- Consultar seu médico para que ele lhe receite analgésico e, se necessário, antibiótico.
- Fazer repouso.
- Usar sutiãs com alças firmes e largas, mas que não sejam apertados ou provoquem dor.
- Ingerir bastante líquido.
- Adotar medidas que facilitem a drenagem do leite, como a ordenha precedida de movimentos da mama (sacudidelas) e delicadas massagens circulares na mama.

Doenças maternas e amamentação

É natural que a mãe doente se questione sobre a possibilidade de amamentar seu filho ao peito. Saiba que **muitas doenças maternas não impossibilitam a amamentação,** que deve ser mantida sempre que possível, para que ambos, mãe e filho, usufruam seus inúmeros benefícios! Além disso, o contato íntimo entre mãe e filho durante a amamentação pode ser um grande estímulo para a recuperação da mãe! Vejamos, a seguir, em que situações a mãe pode ou não amamentar o seu bebê.

A mãe hospitalizada pode amamentar?

A possibilidade de amamentar **depende da doença materna.** Quando a mãe está hospitalizada por doenças que não contraindiquem a amamentação e o seu estado físico permitir, a amamentação pode ser mantida.

No entanto, algumas doenças debilitantes, como a insuficiência cardíaca, impedem a amamentação, pelo risco de comprometimento da saúde da mãe. Em relação ao câncer, a contraindicação depende do estágio da doença, do estado geral da mãe e da medicação utilizada.

Nos casos de doenças psiquiátricas (psicose), conforme o quadro clínico, a amamentação é possível, desde que com supervisão adequada.

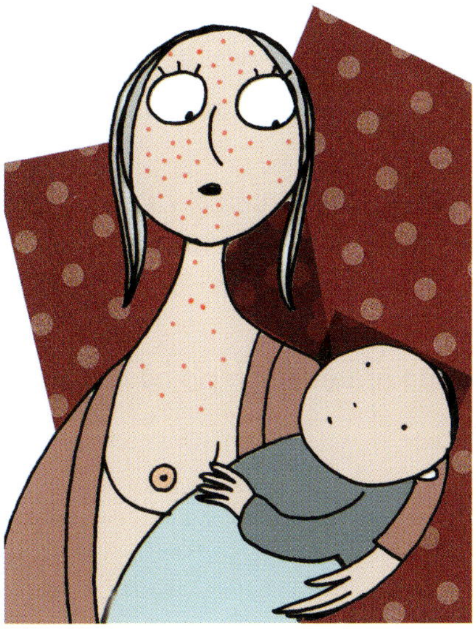

O QUE VOCÊ DEVE FAZER

Sempre que possível, melhorar a qualidade da sua dieta!

ATENÇÃO

Nunca interromper a amamentação, especialmente nos casos em que sua situação socioeconômica dificultar, ou mesmo impedir, a aquisição de leite industrializado e o preparo de alimentos em condições higiênicas adequadas. A amamentação com leite materno é uma forma de você oferecer a seu filho um alimento saudável e impedir que ele também fique desnutrido.

A mãe desnutrida pode amamentar?

Sim, a desnutrição materna decorrente do consumo insuficiente de alimentos não contraindica a amamentação, mesmo nas formas graves. Embora possa ocorrer diminuição da quantidade de gordura no leite materno, a taxa dos outros nutrientes não se altera, ou seja, o leite continua sendo benéfico para o bebê.

A mãe com febre e infecção pode amamentar?

Sim, na maior parte dos casos, a mãe com febre e infecção pode amamentar. As doenças infecciosas mais comuns que acometem as mães, como os resfriados, as infecções de vias aéreas superiores e as diarreias, são, de modo geral, doenças leves, que não oferecem risco à criança.

Existem doenças infecciosas que contraindicam a amamentação?

Sim, apesar de na grande maioria das doenças infecciosas causadas por bactérias e fungos ser possível manter a amamentação ao peito, existem algumas doenças maternas infecciosas que contraindicam ou que exigem cuidados especiais para que a amamentação seja mantida.

A seguir, apresentamos informações sobre como proceder com a amamentação em algumas infecções virais maternas.

A mãe com virose pode amamentar?

Sim, de modo geral, não há contraindicação para a amamentação na maioria das doenças maternas causadas por vírus, como hepatite, herpes-vírus, sarampo, caxumba e rubéola. Embora possa ocorrer excreção de vírus para o leite materno, não há risco para o bebê. No entanto, a amamentação deve ser interrompida nos casos de síndrome da imunodeficiência adquirida (aids), devido ao risco elevado de transmissão do vírus HIV através do leite materno, mesmo que a mãe esteja realizando tratamento medicamentoso contra a doença.

Veja, a seguir, como amamentar no caso de algumas infecções virais maternas.

Infecção viral	Conduta
Citomegalovírus	Manter a amamentação ao peito se o recém-nascido tiver idade gestacional maior que 32 semanas. Interromper temporariamente a amamentação ao peito se o recém-nascido for prematuro, com idade gestacional menor que 32 semanas. Se possível, oferecer o seu leite pasteurizado em Banco de Leite Humano, pois a pasteurização inativa o vírus.
Hepatite A	Manter a amamentação ao peito. Se o parto ocorrer na fase aguda da doença, o recém-nascido deve receber imunoglobulina humana, conforme prescrição médica.
Hepatite B	Manter a amamentação ao peito. O recém-nascido deve receber a vacina contra hepatite B e imunoglobulina.
Hepatite C	Manter a amamentação ao peito. Nos casos de rachaduras (fissuras) no bico do peito ou carga viral elevada, suspender temporariamente a amamentação ao peito até a estabilização do quadro ou a cicatrização do mamilo. Nesse período, se possível, oferecer seu leite pasteurizado ou leite humano extraído e mantido pelo Banco de Leite Humano.
Rubéola	Manter a amamentação ao peito. Você não precisa se isolar de seu filho.

O QUE VOCÊ DEVE SABER

- **O Ministério da Saúde recomenda que mães portadoras do vírus HIV não amamentem!**
- Em qualquer situação, é contraindicado o aleitamento cruzado, ou seja, amamentar uma criança por outra mulher que não seja a sua mãe (biológica).
- Na impossibilidade de o bebê permanecer com a mãe durante as internações por doenças maternas e nos casos que exijam isolamento temporário entre mãe e filho, mas que não contraindiquem a amamentação, o leite materno pode ser ordenhado e oferecido ao bebê durante esse período. Para saber como realizar a ordenha, consulte o item "Como ordenhar o leite materno?", neste capítulo.

DICA

Site recomendado para consulta:
Biblioteca Virtual em Saúde – Ministério da Saúde
http://bvsms.saude.gov.br

Infecção viral	Conduta
Caxumba	Manter a amamentação ao peito. Você não precisa se isolar de seu filho.
Herpes simples	Manter a amamentação ao peito.
Herpes-zóster	Nos casos de lesões (vesículas herpéticas) localizadas na pele da mama, o bebê não deve sugar a mama afetada, enquanto as lesões persistirem. Cobrir as lesões de pele (herpéticas). Lavar bem as mãos.
Varicela (catapora)	Manter a amamentação ao peito, exceto quando as lesões surgirem 5 dias antes até 2 dias após o parto. Nessa situação, suspender a amamentação ao peito temporariamente.
HTLV I e II (vírus linfotrópico de célula T humana tipo I e II)	Não amamentar.
HIV (aids)	Não amamentar.

ATENÇÃO

- O processo de pasteurização do leite humano ordenhado, utilizado nos Bancos de Leite Humano, consiste no aquecimento do leite a 62,5ºC por 30 minutos, seguido de resfriamento rápido. Esse processo inativa o vírus HIV e outros vírus, como os das hepatites. Essa é uma excelente alternativa para que a mãe portadora de um vírus que contraindique a amamentação possa dar continuidade ao aleitamento sem oferecer risco à saúde de seu bebê. Para mais informações sobre o processo de pasteurização, consulte o item "Por que pasteurizar o leite materno?", neste capítulo.

- As mulheres que não receberam as vacinas recomendadas antes ou durante a gestação podem ser vacinadas no período de amamentação, uma vez que não existe qualquer evidência de que haja risco de contaminação do bebê através do leite. Para saber quais as vacinas recomendadas, consulte "A gravidez", no capítulo "À espera do bebê", no início do livro.

Uso de medicamentos durante a amamentação

A mãe pode tomar medicamentos durante a amamentação?

Sim, dependendo do medicamento, porque não são todos os medicamentos que passam para o leite materno. Alguns têm a molécula grande e não atravessam o epitélio da mama, não chegando, assim, ao leite. Outros, mesmo quando presentes no leite humano e ingeridos pelo bebê, não são absorvidos no intestino, não sendo, assim, contraindicados na amamentação. Portanto, a maioria dos remédios é permitida durante a amamentação, mas **é importante que a mãe consulte seu médico** ou um Banco de Leite Humano para obter informações atualizadas sobre os medicamentos. Constantemente são feitas novas pesquisas e surgem outros medicamentos, por essas razões, o Ministério da Saúde, a Organização Mundial da Saúde e a Academia Americana de Pediatria disponibilizam listas com informações atualizadas para orientar os profissionais de saúde quanto aos medicamentos permitidos e contraindicados durante a amamentação. Apenas uma minoria de medicamentos é contraindicada.

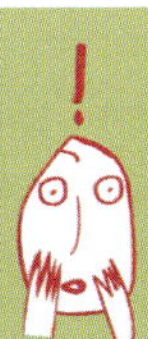

ATENÇÃO

As bulas nem sempre são a melhor fonte de consulta. Algumas vezes, contêm orientações que contraindicam medicamentos que constam nas publicações oficiais como seguros para uso durante a amamentação. Além disso, muitas bulas não incluem informações sobre a possibilidade de utilização de determinado medicamento pela mãe durante a amamentação. Para obter informações sobre alguns remédios permitidos ou não nesse período, consulte os itens "Medicamentos seguros para uso durante a amamentação" e "Medicamentos que não devem ser utilizados durante a amamentação", a seguir.

O QUE VOCÊ DEVE SABER

Bebês com mais de 6 meses têm menor risco de apresentar reações aos medicamentos utilizados pela mãe durante a amamentação porque seu fígado e rim estão mais desenvolvidos. Além disso, nessa idade, os bebês já consomem menos leite materno devido à complementação da alimentação com papas de legumes e frutas. Já os recém-nascidos, em especial os prematuros, estão mais sujeitos a apresentar reações, pois são mais frágeis e, normalmente, são alimentados exclusivamente com leite materno.

Recomendações práticas para o uso de medicamentos durante a amamentação

CONSULTE O SEU MÉDICO

- O ponto de partida é perguntar ao seu médico se o tratamento é indispensável e se não pode ser adiado sem que você se prejudique.

- Se o tratamento for necessário, usar medicamentos sabidamente seguros. Atentar para o fato de que no mesmo grupo de medicamentos existem alguns mais seguros do que outros, por exemplo, o antidepressivo fluoxetina pode ser usado com maior segurança do que a doxepina, que é menos segura.

- Procurar usar a menor dose do medicamento pelo menor tempo possível. No entanto, não se recomendam doses não efetivas e tratamentos por períodos insuficientes. Consultar sempre o seu médico para que o tratamento mais adequado seja prescrito.

- Se houver opção, preferir medicamentos de uso local (tópico). Os medicamentos apresentados sob a forma de cremes (por exemplo, os vaginais) são mais seguros do que os comprimidos ou injetáveis, porque, quando ingeridos, uma maior quantidade de medicamento pode chegar ao sangue e ao leite.

- Observar possíveis efeitos colaterais (indicados na bula) em seu filho. Caso forem observados efeitos colaterais no bebê, consulte o pediatra.

- Em tratamentos prolongados com uso de anticonvulsivantes, essas drogas podem ser dosadas na criança. Consulte seu médico para saber da disponibilidade de exames específicos.

- Lembrar que a presença do medicamento na corrente sanguínea e no leite maternos é bidirecional; ou seja, o medicamento movimenta-se do local de maior concentração para o de menor concentração. Assim, se houver grande quantidade de medicamento na mama, ele poderá continuar passando para o leite materno. Por isso, ordenhar e descartar o leite não acelera de forma efetiva a eliminação dos medicamentos que passam para o leite materno.

- Programar o horário de administração do medicamento para logo após a mamada.

- Se for necessária a interrupção temporária da amamentação, ordenhar e estocar o seu leite com antecedência. Durante o período em que não estiver amamentando, realizar ordenhas periódicas para manter a amamentação. Para mais informações, consulte os itens "Como ordenhar o leite materno?" e "Como armazenar o leite materno ordenhado?", neste capítulo.

- Consulte sempre seu médico quanto ao uso de medicamentos, principalmente durante a gravidez e a amamentação.

Existem medicamentos que podem aumentar o volume do leite materno?

Sim, alguns medicamentos podem aumentar o volume de leite produzido pela mãe (nutriz). Esses medicamentos são denominados galactagogos. A metoclopramida e a domperidona são, algumas vezes, utilizadas como galactagogos. No entanto, é preciso ter atenção para possíveis efeitos colaterais tanto para a mãe quanto para o bebê. **Consulte sempre o seu médico.**

Existem medicamentos que podem diminuir o volume do leite materno?

Sim, existem medicamentos que podem diminuir a produção do leite, como, por exemplo, alguns hormônios (estrógenos e testosterona), diuréticos, bromocriptina e cabergolide. Por isso, deve-se **evitar, ao máximo,** a utilização desse tipo de medicamento durante a amamentação e acompanhar rigorosamente o crescimento do bebê, caso essas substâncias tenham de ser ingeridas. Lembramos que o **álcool** e a **nicotina** também interferem na produção do leite e devem ser evitados.

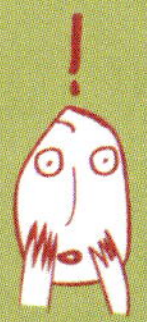

ATENÇÃO

O modo mais seguro de aumentar a produção e de manter o volume de leite materno é a sucção do peito pelo bebê e o esvaziamento completo das mamas durante as mamadas!

*Medicamentos **seguros** para uso durante a amamentação*

A Tabela a seguir contém a relação de alguns medicamentos que podem ser utilizados durante a amamentação.

Medicamentos	**Classes farmacológicas**
Acetazolamida	Diuréticos
Acetominofeno	Analgésicos e anti-inflamatórios não esteroides
Aciclovir	Antivirais
Ácido valproico	Antiepiléticos e anticonvulsivantes
Adrenalina	Aminas vasoativas
Albuterol	Broncodilatadores
Alfentanil	Anestésicos e indutores anestésicos
Alopurinol	Outros
Amicacina	Antibióticos
Amitriptilina	Antidepressivos
Amoxapina	Antidepressivos
Amoxicilina	Antibióticos
Ampicilina	Antibióticos
Aspartame	Adoçantes
Azaprazona	Analgésicos e anti-inflamatórios não esteroides
Azitromicina	Antibióticos
Aztreonam	Antibióticos
Baclofeno	Relaxantes musculares
Bário	Contraste e radioisótopos
Beclometazona	Corticosteroides
Benazepril	Anti-hipertensivos
Bisacodil	Laxante
Brometo de ipratrópio	Broncodilatadores
Budesonida	Corticosteroides
Bupivacaína	Anestésicos e indutores anestésicos
Buprenorfina	Analgésicos opioides e antagonistas
Butorfanol	Analgésicos opioides e antagonistas
Cafeína	Outros
Captopril	Anti-hipertensivos
Carbamazepina	Antiepiléticos e anticonvulsivantes
Carbamida	Outros
Carbenicilina	Antibióticos
Cefalosporinas*	Antibióticos
Celecoxibe	Analgésicos e anti-inflamatórios não esteroides

*Medicamentos **seguros** para uso durante a amamentação*

Medicamentos	**Classes farmacológicas**
Cetirizina	Anti-histamínicos
Cetoconazol	Antifúngicos
Cetorolaco	Analgésicos e anti-inflamatórios não esteroides
Cimetidina	Antiácidos
Cisaprida	Antieméticos e gastrocinéticos
Citalopram	Antidepressivos
Claritromicina	Antibióticos
Clavulanato de potássio	Antibióticos
Clindamicina	Antibióticos
Clomipramina	Antidepressivos
Clorexedina	Outros
Clotrimazol	Antibióticos e antifúngicos
Cloxacilina	Antibióticos
Colesevelam	Hipolipemiantes
Colestiramina	Hipolipemiantes
C-racloripe	Contraste e radioisótopos
Cromoglicato sódico	Antiasmáticos
Dalteparina	Anticoagulantes
Desipramina	Antidepressivos
Desloratadina	Anti-histamínicos
Desmopressina	Hormônios
Dextrometorfano	Antitussígenos e mucolíticos
Diclofenaco	Analgésicos e anti-inflamatórios não esteroides
Dicloxacilina	Antibióticos
Difenidramina	Anti-histamínicos
Digoxina	Antiarrítmicos
Dimenidrinato	Anti-histamínicos, antieméticos e gastrocinéticos
Dipivefrina	Aminas vasoativas
Disopiramida	Antiarrítmicos
Dobutamina	Aminas vasoativas
Docusato	Laxante
Domperidona	Antieméticos e gastrocinéticos
Dopamina	Aminas vasoativas

continua

* *Exceto cefditoren*

*Medicamentos **seguros** para uso durante a amamentação*

continuação

Medicamentos	**Classes farmacológicas**
Dornase	Outros
Dotiepina	Antidepressivos
DPT	Vacinas
Eletriptano	Antienxaqueca
Enalapril	Anti-hipertensivos
Eritromicina	Antibióticos
Ertapenem	Antibióticos
Erva-de-são-joão *(Hypercurium perforatum)*	Ervas
Esomeprazol	Antiácidos
Espironolactona	Diuréticos
Etambutol	Antibióticos
Etonogestrel	Anovulatórios
Famotidina	Antiácidos
Fanciclovir	Antivirais
Fator de coagulação VIIa	Outros
Fenilpropanolamina	Descongestionantes
Fenitoína	Antiepiléticos e anticonvulsivantes
Fenoprofeno	Analgésicos e anti-inflamatórios não esteroides
Fentanil	Anestésicos e indutores anestésicos
Fexofenadina	Anti-histamínicos
Filgastrin	Outros
Floxacilina	Antibióticos
Fluconazol	Antifúngicos
Flúor	Sais minerais
Fluoxetina**	Antidepressivos
Flurbiprofeno	Analgésicos e anti-inflamatórios não esteroides
Fluvoxamina	Antidepressivos
Fosfenitoína	Antiepiléticos e anticonvulsivantes
Furazolidona	Antibióticos
Gadopentetato	Contraste e radioisótopos
Gentamicina	Antibióticos
Gliburida	Antidiabéticos
Griseofulvina	Antifúngicos
Guaifenesina	Antitussígenos e mucolíticos
Haloperidol	Neurolépticos
Halotano	Anestésicos e indutores anestésicos
Heparina	Anticoagulantes

*Medicamentos **seguros** para uso durante a amamentação*

Medicamentos	Classes farmacológicas
Hidralazina	Anti-hipertensivos
Hidroclorotiazida	Diuréticos
Hidrocortisona	Corticosteroides
Hidroxicloroquina	Antimaláricos
Hidróxido de magnésio	Antiácidos
Hidroxiureia	Antineoplásicos
Hidroxizina	Anti-histamínicos
Hilan G-F 20	Outros
Ibuprofeno	Analgésicos e anti-inflamatórios não esteroides
Imipenem	Antibióticos
Imipramina	Antidepressivos
Infliximabe	Outros
Injeções para alergia	Outros
Insulina	Antidiabéticos
Interferon alfa N3	Outros
Ioxenol	Contraste e radioisótopos
Isoetarina	Broncodilatadores
Isoproterenol	Broncodilatadores
Itraconazol	Antifúngicos
Kanamicina	Antibióticos
Kaolim	Antidiarreicos
Labetalol	Anti-hipertensivos
Lamivudina	Antivirais
Laxantes salinos e osmóticos	Laxantes
Levalbuterol	Broncodilatadores
Levocabastina	Anti-histamínicos
Levonorgestrel	Anovulatórios
Levotiroxina	Hormônios
Lidocaína	Anestésicos e indutores anestésicos
Lincomicina	Antibióticos
Liotironina	Hormônios
Lisina	Outros
Loperamida	Antidiarreicos
Loracarbef	Antibióticos
Loratadina	Anti-histamínicos
Medroxiprogesterona	Anovulatórios
Mefloquina	Antimaláricos
Meningocócica C conjugada	Vacinas
Meperidina***	Analgésicos opioides e antagonistas

continua

*** Após 1 mês de vida*

**** Após o pós-parto imediato*

*Medicamentos **seguros** para uso durante a amamentação*

continuação

Medicamentos	**Classes farmacológicas**
Mepindolol	Anti-hipertensivos
Metformina	Antidiabéticos
Metildopa	Anti-hipertensivos
Metilergonovina****	Uterotônicos
Metilprednisolona	Corticosteroides
Metoclopramida	Antieméticos e gastrocinéticos
Metrizamida	Contraste e radioisótopos
Metrizoato	Contraste e radioisótopos
Metronidazol	Antibióticos
Mexiletina	Antiarrítmicos
Miconazol	Antifúngicos
Miglitol	Antidiabéticos
Minociclina	Antibióticos
Minoxidil	Anti-hipertensivos
Mirtazapina	Antidepressivos
Mivacúrio	Relaxantes musculares
MMR	Vacinas
Moxifloxacino	Antibióticos
Mupirocina	Antibióticos
Nafcilina	Antibióticos
Nalbufina	Analgésicos opioides e antagonistas
Naltrexona	Analgésicos opioides e antagonistas
Nedocromil	Antiasmáticos
Nicardipino	Anti-hipertensivos
Nicotina adesivo/goma/*spray*	Outros
Nifedipino	Anti-hipertensivos
Nimodipino	Anti-hipertensivos
Nistatina	Antifúngicos
Nitrazepam****	Hipnóticos e ansiolíticos
Nitrendipino	Anti-hipertensivos
Nitrofurantoína	Antibióticos
Nizaditina	Antiácidos
Noretindrona	Anovulatórios
Noretinodrel	Anovulatórios
Nortriptilina	Antidepressivos
Ofloxacino	Antibióticos
Olopatadina	Anti-histamínicos
Omeprazol	Antiácidos
Ondansetron	Antieméticos e gastrocinéticos
Oxitocina	Uterotônicos

*Medicamentos **seguros** para uso durante a amamentação*

Medicamentos	Classes farmacológicas
Pamidronato	Outros
Pantoprazol	Antiácidos
Paroxetina	Antidepressivos
Pectina	Antidiarreicos
Penicilina G	Antibióticos
Pentosan	Outros
Pentoxifilina	Outros
Permetrina	Antiparasitários
Pimecrolimo	Outros
Piperacilina	Antibióticos
Pirbuterol	Broncodilatadores
Piridostigmina	Outros
Piridoxina	Vitaminas
Piroxicam	Analgésicos e anti-inflamatórios não esteroides
Polimixina B	Antibióticos
Praziquantel	Antiparasitários
Prednisolona	Corticosteroides
Prednisona	Corticosteroides
Prometazina	Anti-histamínicos
Propafenona	Antiarrítmicos
Propiltiouracil	Antitireoidianos
Propofol	Anestésicos e indutores anestésicos
Propoxifeno	Analgésicos opioides e antagonistas
Propranolol	Anti-hipertensivos
Quetiapina	Neurolépticos
Quinapril	Anti-hipertensivos
Quinidina	Antiarrítmicos
Quinina	Antimaláricos
Ranitidina	Antiácidos
RHO	Imunoglobulinas
Rifampicina	Antibióticos
Rofecoxibe	Analgésicos e anti-inflamatórios não esteroides
Ropivacaína	Anestésicos e indutores anestésicos
Sais de zinco	Sais minerais
Sais ferrosos	Sais minerais
Salmeterol	Broncodilatadores
Sertralina	Antidepressivos
Sucralfato	Antiácidos

continua

**** *Períodos curtos*

*Medicamentos **seguros** para uso durante a amamentação*

continuação

Medicamentos	Classes farmacológicas
Sulfato de magnésio	Antiepiléticos e anticonvulsivantes
Sulfisoxazol	Antibióticos
Sulpirida	Neurolépticos
Terbinafina	Antifúngicos
Terbutalina	Broncodilatadores
Teste tuberculínico (PPD)	Outros
Tetraciclina	Antibióticos
Ticarcilina	Antibióticos
Timolol	Anti-hipertensivos
Tinidazol	Antifúngicos
Tirotropina	Hormônios
Trazodona	Antidepressivos
Trimetoprim	Antibióticos
Triprolidina	Anti-histamínicos
Valaciclovir	Antivirais
Vancomicina	Antibióticos
Varfarina	Anticoagulantes
Verapamil	Anti-hipertensivos
Vitamina C	Vitaminas
Vitamina D	Vitaminas
Vitamina E	Vitaminas
Vitamina K	Vitaminas
Zalepton	Hipnóticos e ansiolíticos
Zopiclona	Hipnóticos e ansiolíticos

*Medicamentos que **não** devem ser utilizados durante a amamentação*

A Tabela abaixo apresenta alguns medicamentos **contraindicados** para uso durante a amamentação.

Medicamentos	**Classes farmacológicas**
Ácido gama hidroxibutírico	Drogas de abuso
Amiodarona	Antiarrítmicos
Antipirina	Analgésicos e anti-inflamatórios
Borage	Ervas
Brometos	Hipnóticos
Bromocriptina	Antiparkinsonianos
Busulvano	Antineoplásicos
Chá de kombucha	Ervas
Chumbo	Metais pesados
Ciclofosfamida	Antineoplásicos
Citarabina	Antineoplásicos
Clorambucil	Antineoplásicos
Cocaína	Drogas de abuso
Cohosh azul	Ervas
Confrei	Ervas
Danazol	Hormônios e antagonistas hormonais
Dietilestilbestrol	Hormônios e antagonistas hormonais
Dietilpropiona	Anorexígenos
Dissulfiram	Outros
Doxepina	Antidepressivos
Doxorrubicina	Antineoplásicos
Estrôncio-89	Compostos radioativos
Etretinato	Antipsoriáticos
Fenciclidina	Drogas de abuso
Fluorouracil	Antineoplásicos
Heroína	Drogas de abuso
Isotretinoína	Outros
Kava-kava	Ervas
Leuprolida	Hormônios e antagonistas hormonais
LSD	Drogas de abuso
Maconha	Drogas de abuso
Mercúrio	Metais pesados
Metotrexato*****	Antineoplásicos
Mitoxantrona	Antineoplásicos
Paclitaxel	Antineoplásicos
Sais de ouro	Antiartríticos
Tamoxifeno	Hormônios e antagonistas hormonais
Zonisamida	Antiepiléticos

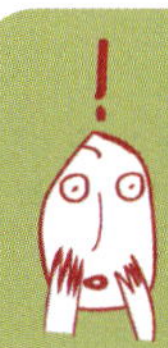

ATENÇÃO

As mães usuárias de drogas, como a maconha, o crack e a cocaína, não devem amamentar!

***** *Uso crônico*

DICA

A retirada do leite do peito pode ser realizada por extração manual ou por meio de bombas elétrica ou manual. A extração manual é a mais indicada por oferecer menor risco de contaminação, não provocar rachadura nos bicos, ser mais econômica e mais prática.

O leite materno ordenhado

Por que retirar (ordenhar) o leite do peito?

A mãe pode ordenhar seu leite por várias razões:

- aliviar o peito muito cheio e evitar empedramento do leite e problemas nas mamas;
- manter a lactação (produção do leite) enquanto o bebê não puder mamar ou a mãe estiver impossibilitada de amamentar por motivo de viagem, trabalho, estudo, passeio, internação, entre outros;
- coletar o leite para alguém oferecer ao bebê enquanto estiver ausente por motivos diversos.

Como ordenhar o leite materno?

O leite deve ser ordenhado depois da mamada ou quando as mamas estiverem muito cheias. A melhor maneira de retirar o leite é com as mãos.

Passos para realizar a ordenha manual

O QUE VOCÊ DEVE FAZER

- Escolher um **local tranquilo e limpo e sentar-se** confortavelmente próxima a uma mesa, longe de animais, lixeiras e sanitários.
- Retirar pulseiras e aneis, **prender os cabelos** com uma touca e colocar uma máscara cirúrgica sobre o nariz. Caso você não tenha uma máscara, pode utilizar um pano limpo ou, até mesmo, uma fralda de pano. Esse cuidado é importante, principalmente se você estiver resfriada.
- **Lavar bem as mãos e braços** até o cotovelo com água e sabão neutro.
- **Lavar o peito apenas com água.**
- Enxugar as mãos e as mamas com uma toalha limpa.
- Evitar conversar enquanto estiver extraindo o leite.

ATENÇÃO

- Logo no início da ordenha, o leite pode não fluir, mas, depois de pressionar algumas vezes, o leite começa a pingar.
- O leite recém-coletado pode ser colocado sobre aquele que já está armazenado no *freezer* ou congelador. Quanto mais rapidamente o leite for congelado, menor será o risco de contaminação. Esse procedimento deve ser repetido até faltarem aproximadamente 2 dedos para encher o recipiente. No entanto, deve-se considerar para o consumo a data da primeira coleta, anotada no vidro.

- **Desprezar os primeiros jatos** em um pano limpo.

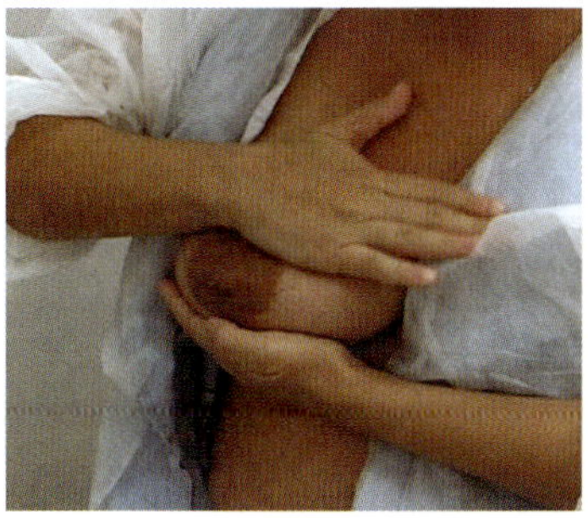

- Abrir o recipiente de vidro e colocar a tampa, com a abertura para cima, sobre a mesa forrada com um pano limpo. Para saber como deve ser o recipiente utilizado, consulte o item "Como armazenar o leite materno ordenhado?", a seguir.

- Segurar o recipiente de vidro, previamente esterilizado (fervido por 15 minutos), próximo à mama.

- **Massagear a mama** em todos os sentidos com as palmas das mãos e, em seguida, sacudi-la gentilmente para facilitar a saída do leite.

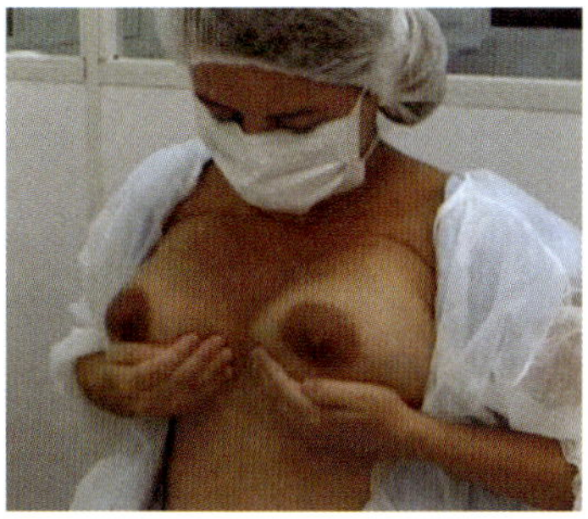

- **Colocar** o polegar na mama acima da região de transição onde acaba a parte escura da aréola, e os dedos indicador e médio, abaixo do mamilo e aréola, em posição oposta ao polegar. Você deve sustentar o seio com seus outros dedos.

- **Firmar os dedos e empurrar para trás, em direção ao corpo.** Deve-se ter o cuidado de não pressionar excessivamente para não bloquear os ductos lactíferos, impedindo a saída do leite. Faça movimentos ritmados, pressionando e soltando a região indicada várias vezes. **Não é necessário espremer a mama inteira.**

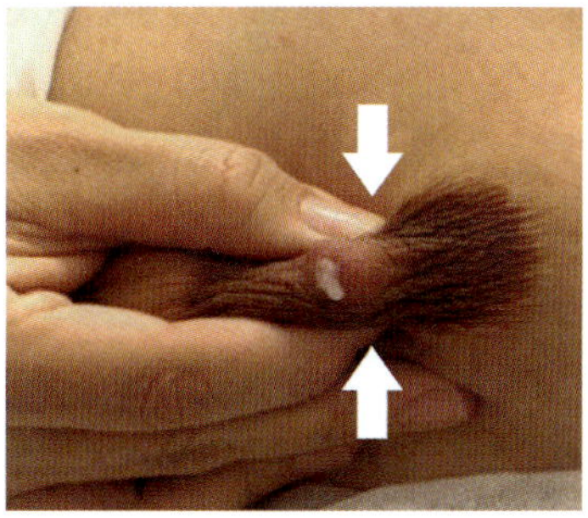

- Fazer o mesmo procedimento a partir dos lados, para assegurar que o leite seja retirado de todos as partes da mama.

- Evitar esfregar ou escorregar os dedos sobre a pele e espremer os mamilos. O leite está armazenado nos seios lactíferos, sob a aréola. Por isso, pressionar ou puxar o mamilo não irá extrair o leite, além de machucar a mama. **Se sentir dor durante a ordenha, a técnica pode estar incorreta.**

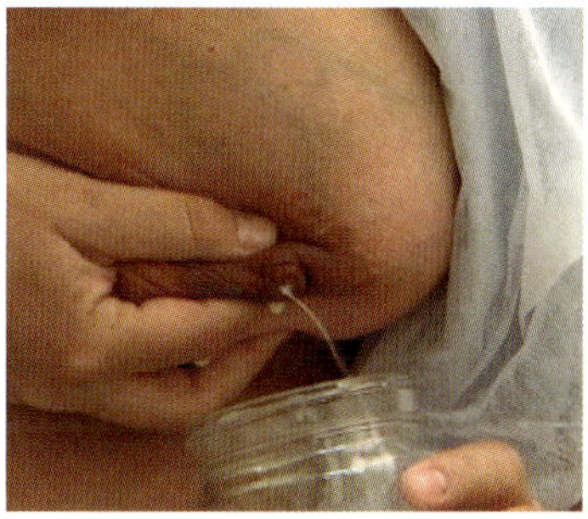

Fonte: imagens cedidas por José Ribeiro Jr.

- Após finalizar a coleta, fechar bem o recipiente para evitar que o leite fique impregnado com cheiro de alimentos na geladeira ou *freezer*.

- **Anotar na tampa do recipiente a data em que iniciou a coleta** e guardar no *freezer* ou na geladeira.

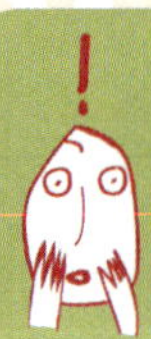

ATENÇÃO

Não é recomendado manter o leite materno ordenhado fora da geladeira, do congelador ou do *freezer*. Quanto maior for o tempo de permanência do leite materno em temperatura ambiente, maior o risco de contaminação!

Evite ficar abrindo a geladeira, para que a temperatura no seu interior não se eleve demais, aquecendo o leite ordenhado.

Mantenha a porta da geladeira em boas condições de vedação.

Como armazenar o leite materno ordenhado?

- Os recipientes utilizados para armazenar o leite materno devem ser de vidro e com tampa de plástico (como os de café solúvel ou maionese).

- Os vidros podem ser fornecidos já esterilizados por um Banco de Leite Humano. Para saber o que são Bancos de Leite Humano e qual a sua importância para a amamentação, consulte o item "O que é um Banco de Leite Humano (BLH)?", neste capítulo.

- Os recipientes podem também ser lavados e fervidos em casa. Para isso, coloque-os em uma panela, com a água encobrindo todos os recipientes, mantedo-os submersos por 15 minutos (tempo contado após o início da fervura). Caso os vidros tenham uma tampa de papel sob a tampa plástica, ela deve ser retirada e desprezada.

Por quanto tempo o leite materno ordenhado pode ficar guardado?

O leite materno pode ser conservado em:

- **geladeira:** na prateleira superior, por até 12 horas;

- **congelador da geladeira:** por 5 dias;

- ***freezer*:** por, no máximo, 15 dias. Se for pasteurizado em um Banco de Leite Humano, pode ser estocado no *freezer* durante 6 meses. Para informações sobre o processo de pasteurização, consulte o item "Por que pasteurizar o leite materno?", neste capítulo.

Por que é importante manter a refrigeração ou o congelamento do leite materno ordenhado?

Quando o leite materno é conservado em baixas temperaturas, evita-se a proliferação de micro-organismos, resultando em um produto de boa qualidade e que não oferece risco à saúde do bebê.

No armazenamento do leite materno, devem-se considerar as seguintes temperaturas:

- produto refrigerado: máximo de 5°C;

- produto congelado: máximo de -1°C.

Recém--nascido

Como transportar o leite materno ordenhado?

Em caso de necessidade, o leite ordenhado deve ser **transportado em isopor de material liso,** resistente, impermeável, de fácil limpeza e, se possível, acondicionado com **gelo reciclável.**

DICA

O gelo reciclável propicia temperaturas mais baixas, não permitindo o descongelamento rápido do leite materno. O gelo comum só deve ser utilizado quando o leite não estiver congelado (líquido), pois representa uma fonte de calor para o leite congelado.

O leite congelado deve ser transportado separado do leite refrigerado, porque o leite refrigerado representa uma fonte de calor para o leite congelado.

O QUE VOCÊ DEVE FAZER

Se for possível, fazer gelo reciclável para transportar o leite ordenhado congelado.

Fórmula de gelo reciclável
Material necessário:

- Glicerina líquida: 200 mL
- Álcool: 200 mL
- Água: 600 mL
- Modo de preparo:

  Colocar a mistura no congelador ou *freezer* por um período aproximado de 12 horas. O gelo pode ser preparado em saco plástico resistente, vedado e de fácil limpeza.

Como descongelar o leite materno ordenhado?

- **Para descongelamento lento:** retirar o leite do congelador ou *freezer* e colocá-lo na geladeira.

- **Para descongelamento rápido:** colocar o recipiente em banho-maria ou no forno de micro-ondas.

Como oferecer o leite materno ordenhado ao bebê?

- Após o descongelamento e antes de alimentar seu bebê, aquecer em banho-maria apenas a quantidade de leite que o bebê costuma tomar em cada mamada.

- Antes de oferecê-lo ao bebê, movimentar o frasco lentamente para homogeneizar o líquido, ou seja, **misturar os diversos componentes do leite materno.**

- Para oferecer o leite, utilizar um **copinho ou colherinha** previamente esterilizados.

O QUE VOCÊ NÃO DEVE FAZER

- Não utilizar mamadeiras ou chucas, porque confundem o bebê e ele pode abandonar o peito.

- Não reaproveitar o resto do leite que já foi oferecido ao bebê, pois pode ter havido contaminação.

ATENÇÃO

- O leite materno não pode ser fervido.

- Após o descongelamento, o leite deve ser conservado em geladeira e utilizado em até, no máximo, 12 horas. Se for pasteurizado em Banco de Leite Humano, poderá ser conservado na geladeira por, no máximo, 24 horas. Depois desse período, deve ser desprezado.

Tão logo mãe e filho estejam juntos, a criança deve voltar a mamar no peito!

Lembramos que o uso de mamadeiras e chucas confunde o bebê (confusão de bicos) porque a forma de sugar o peito é diferente da maneira como se sugam os bicos artificiais, podendo ocorrer recusa do peito e, consequentemente, o desmame. No entanto, o trabalho que o bebê faz com os músculos da língua para beber o leite no copinho é semelhante ao realizado para mamar no peito, evitando o risco de desmame.

Como usar o copinho na alimentação de bebês em aleitamento materno?

Em situações em que a mãe que está amamentando necessita se ausentar e não pode levar seu filho junto, o uso do copinho é um bom método de alimentar seu bebê com o leite materno ordenhado.

O QUE VOCÊ DEVE FAZER

- Utilizar copinho (ou xícara) resistente, que não tenha saliência em seu rebordo e que possa ser lavado e fervido, por exemplo, uma xícara de cafezinho ou um copo de aguardente.

- Lavar o copinho (ou xícara) com água e sabão, colocar em uma panela com água encobrindo-o e fervê-lo por 15 minutos (tempo contado após o início da fervura).

- Colocar o leite somente até a metade do copinho (ou xícara), para que seja mais fácil posicionar o copo sem derramar o leite.

- Sentar-se com os pés apoiados no chão e acomodar o bebê em seu colo, na posição sentada ou semissentada.

- Proteger a cabeça do bebê com a sua mão espalmada na base do crânio e nuca dele (polegar e indicador formando um C). A cabeça do bebê deve formar um ângulo de aproximadamente 45° com o pescoço.

- Encostar a borda do copo no lábio inferior do bebê e movimentar o copinho para que o leite toque o lábio. Quando o bebê abrir a boca, colocar a borda do copinho (ou xícara) abaixo da língua dele. Ele pode buscar o leite com a língua dentro do copinho, como um "gatinho". **O bebê faz movimentos de lambida do leite, seguidos de deglutição.**

- Virar o leite somente quando o bebê movimentar a língua, o lábio ou a bochecha, mostrando que está pronto para ser alimentado. **Não despejar o leite na boca do bebê!**

- Após finalizar, colocar o bebê para arrotar.

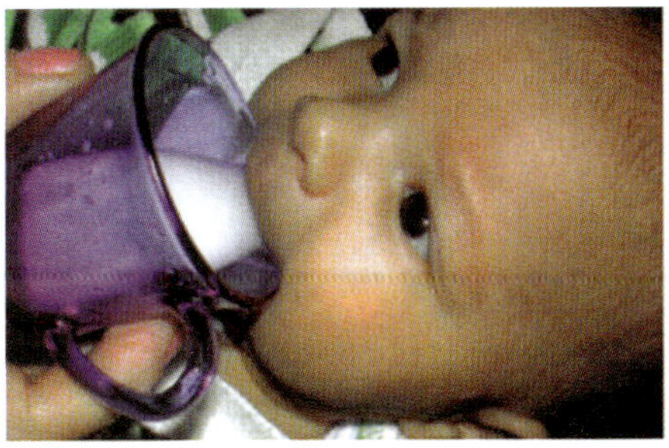

Fonte: imagem cedida por José Ribeiro Jr.

A cor do leite materno pode variar?

A cor do leite materno **pode variar de esbranquiçada, amarelada, esverdeada até azulada.** A coloração do leite modifica-se devido a variações nos seus componentes, ao período da amamentação e ao momento da ordenha, sem, no entanto, oferecer risco para o bebê.

Na primeira semana após o parto, a mãe produz o colostro, que, geralmente, apresenta cor semelhante à água de coco, podendo chegar ao amarelo-alaranjado. Na semana seguinte (denominado de período de transição), a cor do leite muda gradualmente para um branco-azulado até se tornar um leite maduro.

A dieta materna e o uso de medicações também podem alterar a cor do leite:

- **rósea ou róseo-alaranjada:** devido ao consumo de corantes presentes em alguns refrigerantes, sucos e gelatinas;
- **amarelada:** pode estar associada ao consumo de caroteno, substância presente em alguns alimentos como a cenoura.

A cor do leite materno também pode variar de acordo com o momento da ordenha. No início da ordenha, ou seja, o leite que sai primeiro do peito (leite anterior) apresenta em sua composição maior quantidade de água e proteína e, por esse motivo, tem uma tonalidade mais clara, semelhante à da água de coco. No meio da ordenha, aumenta a concentração de proteína (caseína) no leite e sua coloração tende ao branco-opaco. No estágio final da ordenha, devido à maior quantidade de gordura, o leite passa a ter uma cor amarelada.

O QUE VOCÊ DEVE SABER

- Enquanto você está oferecendo o leite em copinho, se o bebê parar os movimentos do queixo, língua ou lábios, ou ficar com a respiração ofegante, é porque ele precisa descansar. Mantenha o copinho na boca do bebê, mas com o líquido abaixo da língua. Faça uma pequena pausa e tente oferecer novamente.
- Nunca alimentar o bebê enquanto ele estiver sonolento ou dormindo! Especialmente no caso do bebê prematuro, pode ser necessário despertá-lo, massageando seus pés e sua face.
- O bebê deve ser alimentado aos primeiros sinais de fome, porque, se estiver agitado por qualquer desconforto, recusará o alimento.

ATENÇÃO

Se o leite materno apresentar uma das seguintes colorações, é importante **consultar um médico** ou um profissional de um Banco de Leite, para que a causa seja identificada e as medidas necessárias sejam tomadas:

- leite vermelho-tijolo ou marrom-escuro pode indicar:

- presença de bactéria (*Serratia marcescens*);

- presença de sangue. Uma das causas de sangramento são os ferimentos (rachaduras) no bico do peito. A principal causa de rachadura é a pega errada da mama pelo bebê, devido à técnica inadequada de amamentação. Para saber como prevenir e tratar as rachaduras, consulte o item "Rachadura (fissura ou escoriação) no bico do peito", neste capítulo;

- leite esverdeado pode indicar:

- presença de bactéria (*Pseudomonas*), tornando o leite impróprio para o consumo;

- presença de riboflavina, devido ao grande consumo de vegetais. Bebidas com corantes verdes e algas marinhas também podem conferir cor verde ao leite.

Caso seja observada a coloração esverdeada no leite materno, não o ofereça ao bebê. A mãe pode fazer um teste para verificar se a coloração está associada à sua dieta: diminir a quantidade de vegetais em sua alimentação, não consumir algas marinhas ou bebidas com corantes verdes e observar se há mudança na tonalidade do leite. Se houver, a mãe pode manter a sua alimentação habitual, pois o leite é considerado adequado para o consumo.

Bancos de Leite Humano: uma entidade que apoia a amamentação

Doação de leite materno

Toda mãe saudável que esteja amamentando seu filho e tenha **produção de leite superior** às necessidades de seu bebê pode doar esse excesso de leite em um Banco de Leite Humano ou em um posto de coleta de leite humano. O leite doado é utilizado na alimentação de bebês cujas mães não conseguem amamentar e na alimentação e recuperação de bebês que estão doentes. Os principais consumidores (receptores) do leite doado são os **bebês prematuros e/ou doentes,** internados em hospitais.

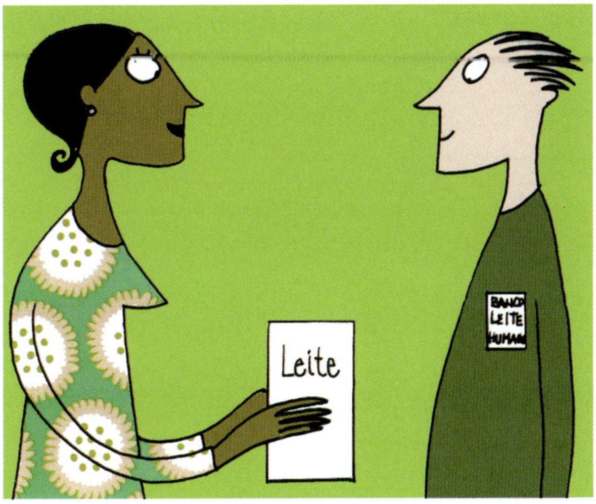

O que é um Banco de Leite Humano (BLH)?

O Banco de Leite Humano é um serviço especializado vinculado a um hospital materno e/ou infantil que promove, incentiva e apoia a amamentação; coleta o excesso de leite de mães que o produzem em quantidades maiores que o consumo do seu próprio filho; pasteuriza; realiza exames para controle de qualidade do leite materno ordenhado e distribui o leite aos bebês, mediante prescrição médica ou de nutricionista, sendo proibida a comercialização dos produtos distribuídos.

O que é um posto de coleta de leite humano (PCLH)?

Um posto de coleta de leite humano é um serviço que, assim como o Banco de Leite Humano, promove, protege e apoia o aleitamento materno e realiza tanto a coleta do leite materno extraído (ordenhado) como sua estocagem. No entanto, diferencia-se do Banco de Leite porque **não** executa atividades de pasteurização e controle de qualidade do leite materno ordenhado.

O posto de coleta pode estar localizado dentro ou fora do hospital (em postos de saúde, empresas, creches, escolas, universidades, entre outros), mas necessita estar vinculado tecnicamente a um Banco de Leite Humano. Para funcionarem, o Banco de Leite e o posto de coleta necessitam de licença-sanitária emitida pela Vigilância Sanitária.

DICA

Caso você tenha excesso de leite e se disponha a doá-lo espontaneamente, entre em contato com o Banco de Leite Humano mais próximo para saber como proceder.

Para encontrar o BLH mais próximo, consulte a Rede Brasileira de Bancos de Leite Materno – Ministério da Saúde (www.fiocruz.br/redeblh).

O QUE VOCÊ DEVE SABER

O Banco de Leite Humano tem uma ampla atuação voltada para o aleitamento materno e é um local onde, além de doar o leite, a mãe pode buscar orientações e esclarecimentos para todas as suas dificuldades relacionadas à amamentação.

Como um Banco de Leite Humano desenvolve as ações de promoção, incentivo e apoio ao aleitamento materno?

Algumas das principais ações do Banco de Leite Humano são:

- realiza projetos, programas, açoes de promoção e incentivo ao aleitamento materno;
- prepara as gestantes para a amamentação;
- esclarece as mulheres sobre as vantagens da amamentação;
- estimula a vontade de amamentar nas mulheres;
- estimula a prática de autocuidado com a mama após o parto (período puerperal);
- ensina a pega e o posicionamento corretos para amamentar e observa a mãe amamentando, para verificar se o faz da forma mais adequada e confortável para mãe e filho;
- funciona como unidade de referência para esclarecimento de dúvidas e orientações sobre amamentação;
- ensina a técnica de ordenha manual do leite materno, para que a mãe a utilize se tiver excesso de produção de leite ou para coletar leite para ser oferecido ao seu bebê quando tiver de se ausentar do lar;
- informa os cuidados necessários para a utilização do leite materno ordenhado e do leite materno pasteurizado;
- orienta a ordenha, a coleta e o armazenamento do leite materno no domicílio;
- realiza programas de captação de mães doadoras;
- acompanha a saúde da mãe doadora.

Por que pasteurizar o leite materno?

A pasteurização é realizada visando a **eliminar micro-organismos que podem estar presentes no leite materno ordenhado**. No processo de pasteurização, o leite é aquecido a 62,5°C durante 30 minutos. Com a pasteurização, pode-se, por exemplo, eliminar do leite vírus como o da aids e da hepatite, permitindo que ele seja oferecido ao bebê sem ocasionar risco à sua saúde. Consulte o item "Doenças maternas e amamentação" para saber algumas situações em que a pasteurização deve ser utilizada para que a mãe com problemas de saúde possa oferecer o seu leite ao bebê.

Quais exames são realizados no leite materno doado para avaliar a sua qualidade?

No Brasil, além da pasteurização, os Bancos de Leite Humano realizam alguns exames no leite materno doado com o objetivo de controlar a sua qualidade: medida da acidez do leite (acidez Dornic), dosagem do teor de gordura e de calorias (teste do crematócrito) e controle de contaminação bacteriana (pesquisa de coliformes fecais).

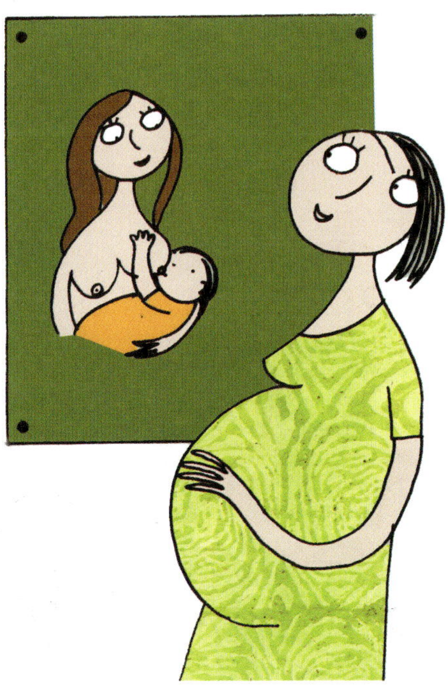

ATENÇÃO

- É contraindicado o aleitamento cruzado, ou seja, a amamentação de um bebê no peito de outra mulher que não seja a sua mãe (biológica).
- Todo leite materno doado em um Banco de Leite Humano ou em um posto de coleta só é oferecido ao bebê que dele necessita após a pasteurização e o controle de qualidade.

Amamentação em situações especiais

Amamentação de gêmeos

A maioria das mulheres tem produção de leite suficiente para amamentar gêmeos. Lembramos que um bebê que nasce a termo habitualmente se satisfaz em mamar apenas um peito.

A grande dificuldade enfrentada pela mãe de gêmeos é o cansaço físico por ter que cuidar de dois bebês que exigem atenção e cuidados constantes e especiais, além de realizar os afazeres domésticos.

O companheiro e os familiares devem apoiar a mãe, ajudando nas tarefas do lar e em alguns cuidados com os bebês. A mãe deve solicitar ajuda dos profissionais de saúde para amamentar os dois bebês simultaneamente, de modo que sobre mais tempo para o seu descanso. No entanto, algumas mães preferem amamentar um bebê de cada vez.

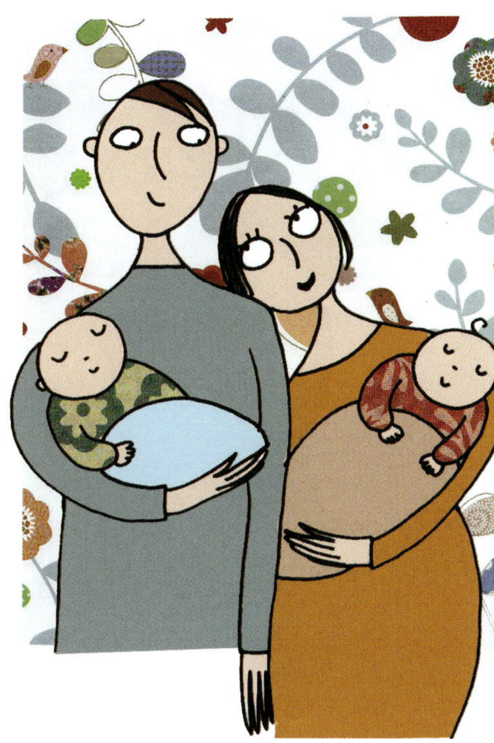

ATENÇÃO

Há casos em que um dos gêmeos é mais calmo, mais sonolento, e o outro é mais ativo, chorando mais e exigindo mais atenção. Consequentemente, o bebê mais ativo mama mais e ganha mais peso. Nessa situação, é importante estimular o bebê mais sonolento para que possa mamar no peito mais vezes.

O QUE VOCÊ DEVE FAZER

Se tiver gêmeos

- Pedir ajuda aos familiares para que assumam algumas tarefas do lar e você possa ficar mais disponível para amamentar os dois bebês.

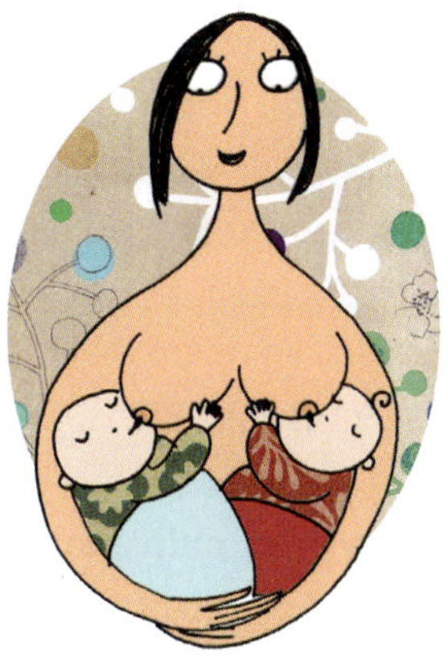

- Solicitar que seu companheiro ajude nas tarefas domésticas e em alguns cuidados com os bebês.

- Procurar profissionais de saúde que tenham experiência com aleitamento materno para tirar suas dúvidas. Uma opção é consultar os profissionais de um Banco de Leite Humano. Para saber quais as atividades de apoio do Banco de Leite, consulte o item "Bancos de Leite Humano: uma entidade que apoia a amamentação", neste capítulo.

- Tentar amamentar os dois bebês ao mesmo tempo. Uma boa forma de fazê-lo é utilizar a posição invertida: posicionar o corpo e as pernas dos bebês por baixo dos seus braços, segurar as suas cabeças em suas mãos, aproximando-as de cada uma de suas mamas. Apoie seus braços em travesseiros e almofadas, para facilitar o posicionamento.

- Procurar posições mais cômodas de amamentação para evitar o cansaço. Para mais informações, consulte o item "Posicionamento correto", neste capítulo.

- **Estimular o bebê de menor peso ou o mais sonolento a mamar em intervalos menores.**

- Procurar descansar entre as mamadas.

- Ter uma alimentação equilibrada.

Amamentação de bebês com fenda labial (lábio leporino) e fenda palatina ("goela de lobo")

Alguns bebês possuem fendas nos lábios e nas gengivas e outros apresentam lesões mais extensas, atingindo o palato ("céu da boca") bilateralmente (em ambos os lados). Os bebês com grandes fendas palatinas enfrentam problemas na pega, podem não encontrar apoio adequado para os movimentos da língua e não fazer suficiente compressão da mama.

A fenda labial é normalmente corrigida cirurgicamente por volta dos 3 meses; e a fenda palatina, a partir dos 9 meses.

O QUE VOCÊ DEVE SABER

Bebês com alterações estruturais na boca, no nariz e no queixo apresentam dificuldades para sugar a mama. A mãe precisa estar motivada e orientada para superar essas dificuldades. Uma equipe interdisciplinar composta por odontopediatra, ortodontista, cirurgião plástico, psicólogo, fonoaudiólogo e fisioterapeuta, entre outros especialistas, é necessária para dar orientação e acompanhamento.

O QUE VOCÊ DEVE FAZER

No caso de fendas labiais e/ou palatinas

- Evitar colocar o bebê faminto para mamar no peito. Nesse caso, oferecer leite materno ordenhado para acalmá-lo antes de o levar ao peito.
- Oferecer o leite ordenhado em copinho, xícara ou colher. A sonda deve ser usada apenas em alguns casos especiais.
- Amamentar em posição mais vertical, para que o nariz do bebê fique livre. Assim, o bebê engasga com menos frequência.
- Utilizar a posição de cavaleiro para amamentar, pois facilita a pega. Para saber como fazer, consulte o item "Posicionamento correto", neste capítulo. Quando a posição adequada é adotada e o bebê consegue abocanhar grande parte da aréola mamária, esta tampará a fenda, evitando possível aspiração de leite.
- Se desejar, tampar a fenda labial com um esparadrapo especial (Micropore™), para proporcionar uma pega melhor.
- Consultar um fonoaudiólogo especializado no tratamento de bebês fissurados para aprender como realizar exercícios para fortalecer a musculatura por dentro e por fora da boca do bebê, o que ajudará muito na sucção.

ATENÇÃO

Informe-se em um centro especializado sobre técnicas e procedimentos que podem auxiliar o bebê a mamar. Se seu bebê tem fenda palatina (no "céu da boca"), deve colocar uma prótese de acrílico imediatamente após o nascimento ou nos primeiros dias de vida. Isso facilitará muito a adaptação do bebê à mamada, aumentando as chances de sucesso com o aleitamento materno.

Amamentação do bebê com problemas neurológicos

Os bebês que sofreram asfixia ao nascer (baixa quantidade de oxigênio no cérebro) podem apresentar dificuldades para coordenar os atos de sugar, engolir e respirar, ficando predispostos à aspiração de leite. Nos casos mais graves de asfixia ao nascimento, o bebê costuma ficar em jejum durante cerca de 48 horas, para que possa ser mais bem observado pela equipe médica até a sua estabilização clínica.

DICA

Procure manter-se confiante e segura para garantir o sucesso da amamentação.

O QUE VOCÊ DEVE FAZER

Bebês com problemas neurológicos

- Ordenhar e armazenar o seu leite.
- Iniciar a ordenha o quanto antes. O colostro (primeiro leite produzido pela mãe) é fundamental para a saúde do bebê. Frequentemente, o leite é oferecido por sonda, dependendo das condições do bebê.
- Consultar um fonoaudiólogo especializado, caso o bebê apresente dificuldade para sugar. Esse profissional está habilitado a orientá-la na estimulação intraoral (colocando o seu dedo mínimo na boca do bebê) antes de cada alimentação.

Amamentação do bebê com refluxo gastresofágico

Refluxo gastresofágico é o retorno do conteúdo do estômago para o esôfago. Ele pode ser considerado uma característica normal no bebê, porém há casos que apresentam repercussões na saúde da criança, como ganho de peso inadequado e aspiração de leite para os pulmões. Para evitar tais consequências, o bebê necessita de alguns cuidados especiais.

ATENÇÃO

O diagnóstico de refluxo gastresofágico é mais comum em bebês alimentados com mamadeira. Os bebês com refluxo em aleitamento materno exclusivo ao peito geralmente são assintomáticos. Os episódios de refluxo observados são menos frequentes e de menor duração quando comparados àqueles de bebês alimentados com mamadeiras.

O QUE VOCÊ DEVE FAZER

Bebês com refluxo gastresofágico

- Amamentar o bebê em posição mais vertical.
- Após as mamadas, manter o bebê em posição vertical elevada por aproximadamente 30 minutos.

- Evitar balançar o bebê após as mamadas.
- Evitar trocar as fraldas após a alimentação.
- Durante a troca de fraldas, procurar não erguer as pernas do bebê para não aumentar a pressão no abdome, o que pode provocar a regurgitação e o refluxo.
- Colocar o bebê para dormir em berço com a cabeceira elevada a 30 graus.
- Acompanhar o ganho de peso do bebê em intervalos mais curtos, a cada 2 semanas.

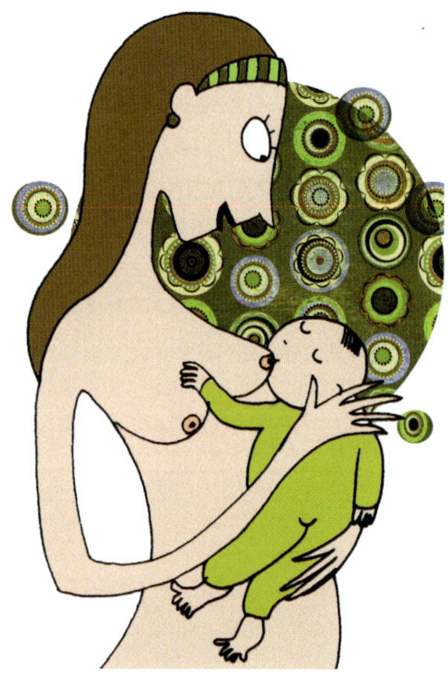

Alimentação do recém-nascido

A grande maioria das mães é capaz de amamentar. As orientações recebidas pelos pais na realização do exame pré-natal e, após o parto, nas primeiras consultas com o obstetra, pediatra e enfermeira, são muito importantes para garantir o sucesso do aleitamento materno. São extremamente raras as situações nas quais as mães não podem amamentar seus filhos ao peito.

O leite materno, desde a primeira hora de vida, é a forma mais segura e eficaz de garantir uma nutrição de alta qualidade para seu filho. Ele é considerado um alimento vivo e único. Contém nutrientes fundamentais para o crescimento e o desenvolvimento de seu bebê, tem a capacidade de protegê-lo contra infecções e de prevenir o surgimento de doenças crônicas quando seu filho for adulto (como hipertensão arterial, diabete melito, entre outras). Além disso, o leite materno possui importantes hormônios e enzimas e ajuda consideravelmente o sistema imunológico de seu filho, pois fornece a ele anticorpos muito especiais (células de defesa), que vão atuar contra as doenças mais frequentes.

ATENÇÃO

Para mais informações sobre a amamentação ao peito, consulte os capítulos "Aleitamento materno", nesta seção e na seção 2 – Lactente.

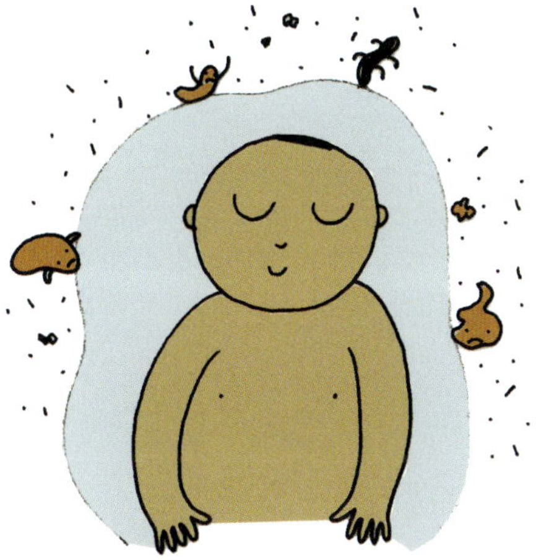

A amamentação também contribui para a sua saúde, mamãe, protegendo-a contra o câncer de mama e de ovário e aumentando o intervalo entre as gestações.

Além de garantir a saúde do bebê, a amamentação ao peito também favorece o desenvolvimento emocional saudável, fortalecendo cada vez mais o vínculo mãe-filho.

Acredite: no leite materno, há absolutamente TUDO de que seu filho precisa para crescer bem, feliz e com saúde. Você não precisa – de verdade – lhe dar outros líquidos, como água, chás e sucos, a não ser que haja recomendação médica. Será maravilhoso para ambos se você puder lhe dar só o peito durante os 6 primeiros meses de vida e você também o estará protegendo de doenças infecciosas, como a diarreia.

Portanto, se você puder amamentar o seu filho, não hesite em hipótese alguma, pois nada, absolutamente nada, é capaz de abranger todas as vantagens que seu leite oferece, sem falar na praticidade, pois está sempre à mão e na temperatura ideal!

O QUE OBSERVAR

Acredite: no leite materno, há absolutamente TUDO de que seu filho precisa para crescer bem, feliz e com saúde. Você não precisa – de verdade – lhe dar outros líquidos, como água, chás e sucos, a não ser que haja recomendação médica. Será maravilhoso para ambos se você puder lhe dar só o peito durante os 6 primeiros meses de vida e você também o estará protegendo de doenças infecciosas, como a diarreia.

A amamentação com leite de fórmula infantil

Embora o ideal seja que você dê o leite materno ao seu filho, há casos em que isso não é possível. Nessas situações, **não se desespere**. Nos últimos 40 anos, a indústria alimentícia vem aprimorando o desenvolvimento de fórmulas infantis que atendem às necessidades nutricionais do seu bebê. Esse avanço tecnológico permitiu a elaboração de produtos de fácil digestão, contribuindo, até mesmo, para reduzir o desenvolvimento de distúrbios nutricionais, como a desnutrição e a obesidade.

As alterações feitas na composição das fórmulas infantis permitem que elas apresentem os seguintes benefícios em relação ao leite de vaca integral (em pó ou fluido):

- **quanto à gordura:** há uma diminuição da quantidade de gordura animal saturada e um aumento da quantidade de óleos vegetais (chamados de gorduras poli-insaturadas, que são de melhor qualidade). Há acréscimo de ácidos graxos chamados de essenciais, linoleico e alfalinolênico, e também de ácidos graxos poli-insaturados de cadeia muito longa, presentes no leite materno, que são muito importantes para o desenvolvimento da retina e do sistema nervoso central. O ser humano não produz esses ácidos graxos essenciais e precisa recebê-los por meio da alimentação;

- **quanto aos carboidratos:** algumas fórmulas contêm lactose e outras contêm polímeros de glicose exclusivamente ou em associação com a lactose. Portanto, não é necessário adicionar açúcar ou farinha;

- **quanto às proteínas:** as fórmulas têm uma quantidade adequada de proteínas e em uma proporção (caseína: proteínas do soro) que facilita sua digestão e absorção;

- **quanto aos minerais:** é realizada uma modificação nas concentrações dos minerais, tentando aproximar seus níveis aos do leite materno. A relação cálcio/fósforo das fórmulas é adequada, favorecendo a formação óssea do seu bebê;

- **quanto aos oligoelementos** (vitaminas e microminerais, como ferro e zinco): as quantidades encontradas nas fórmulas atendem às necessidades do bebê sadio.

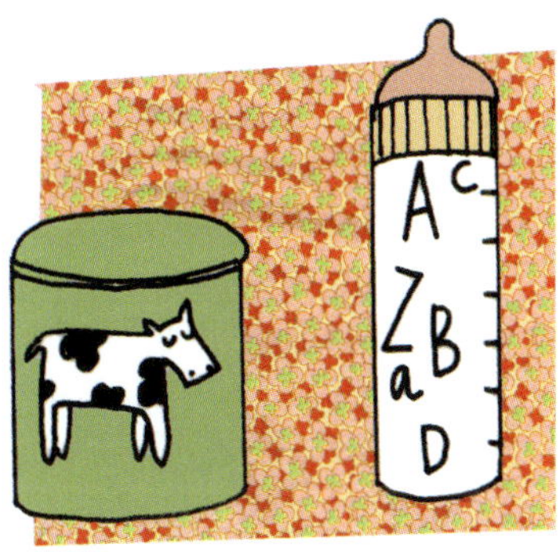

O QUE VOCÊ DEVE FAZER

Se você não puder amamentar o seu filho

- consultar um pediatra para saber qual a fórmula infantil adequada para satisfazer as necessidades nutricionais de seu bebê de acordo com a sua faixa etária. Até os 6 meses, utilizam-se as fórmulas chamadas "de partida" (que apresentam o número "1" no rótulo) e, a partir do sexto mês, são utilizadas as fórmulas chamadas "de seguimento" (com o número "2" no rótulo);

- para o preparo da fórmula, utilizar água de boa procedência e, preferencialmente, fervida por aproximadamente 3 minutos;

- dar a fórmula em mamadeira ou copinho. O copinho apresenta menor chance de contaminação, mas também precisa ser bem lavado e fervido por cerca de 15 minutos.

Se for utilizar a mamadeira

- ter muito cuidado com a sua lavagem, para evitar a contaminação com micro-organismos;

- lavar as mamadeiras, os bicos e as tampas com água corrente morna e sabão neutro;

- ter cuidado especial na lavagem da parte interna do bico da mamadeira;

- para melhor higiene, após a lavagem, colocar as partes da mamadeira na máquina de lavar louça (em temperatura quente) ou ferva em panela grande por 15 minutos, cobrindo totalmente as partes com água;

- deixar a mamadeira secar naturalmente, colocando-a com a boca para baixo. Não enxugue, pois pode haver contaminação com a toalha;

- outro procedimento possível é a imersão da mamadeira em água com cloro, por exemplo: hipoclorito de sódio 2,5%. Colocar 20 gotas em 1 litro de água e submergir os componentes da mamadeira por 15 minutos.

ATENÇÃO

Nunca guarde restos de leite ou outros líquidos na mamadeira para oferecer depois ao seu bebê. Sempre despreze o que sobrou.

Razões para não dar leite de vaca integral ao seu bebê

O organismo do seu bebê recém-nascido ainda está em desenvolvimento e a má-alimentação, especialmente nesse período, pode comprometer, por vezes de maneira definitiva, a sua saúde. Portanto, é primordial que você **zele pela sua alimentação**, para que seu bebê possa desenvolver suas capacidades e habilidades pessoais.

Alguns alimentos, como **o leite de vaca integral** (seja na forma líquida pasteurizada, longa vida ou em pó), além de serem insuficientes em uma série de nutrientes fundamentais para o recém-nascido, ocasionam sobrecarga de outros, como proteína, sódio, potássio e cloretos, que são fornecidos em excesso. Essa sobrecarga **possibilita o desenvolvimento de doenças no futuro.**

Outro problema grave do uso do leite de vaca integral para recém-nascidos são os baixos níveis de ferro, zinco e de vitaminas C, D e E que esse leite possui. A ingestão de quantidades insuficientes de ferro pode levar à anemia carencial ferropriva. Essa doença compromete o crescimento e o desenvolvimento da criança, além de propiciar o surgimento de problemas futuros, como deficiência no aprendizado e na capacidade de trabalho.

O consumo regular do leite de vaca integral por crianças muito pequenas pode também ocasionar hipersensibilidade às proteínas do leite de vaca, predispondo as crianças a desenvolverem doenças alérgicas e a apresentarem micro-hemorragias no intestino, o que contribui ainda mais para o aumento da deficiência de ferro. Por todos esses motivos, reforçamos, **não dê leite de vaca INTEGRAL ao seu filho!**

Relembrando

Os recém-nascidos devem ser preferencialmente alimentados ao peito de maneira exclusiva até o sexto mês. Na impossibilidade de receberem o leite materno ou da continuidade do aleitamento materno, indica-se a utilização de fórmulas infantis específicas para cada faixa etária.

O QUE VOCÊ NÃO DEVE FAZER

Não dar leite de vaca integral ao seu bebê. O leite de vaca integral não supre as necessidades nutricionais do seu filho e são reconhecidos os riscos da utilização desse leite em crianças menores de 1 ano de idade.

Consulta do 5º dia

Após a alta hospitalar, a primeira consulta do bebê com o pediatra deve ser realizada em torno do 5º dia e o retorno deve ser agendado para quando o bebê estiver com 1 mês de vida, ou antes, caso o pediatra recomende ou você sinta necessidade.

Nessa consulta, também é feito um novo exame físico completo do bebê. O pediatra:

- **verifica o peso do bebê para monitoramento.** A pesagem é um importante instrumento para que o pediatra acompanhe e avalie o crescimento do seu bebê. Em geral, até o 5º dia de vida, o recém-nascido pode perder em torno de 10% do seu peso de nascimento. Essa perda de peso inicial costuma levar muitas mães a acreditarem que não estão tendo sucesso com a amamentação exclusiva ao seio e a supor que seu leite é fraco ou que a quantidade de leite que produz não é suficiente. Por isso, é importante que você saiba que essa perda de peso inicial é normal e que o bebê costuma recuperar o peso que tinha ao nascimento por volta do 10º dia. **O controle de peso realizado pelo pediatra é fundamental para tranquilizar você quanto ao crescimento adequado de seu filho**! Normalmente, após a perda inicial, o ganho de peso, nos primeiros TRÊS meses, passa a ser em torno de 20 a 30 g por dia.

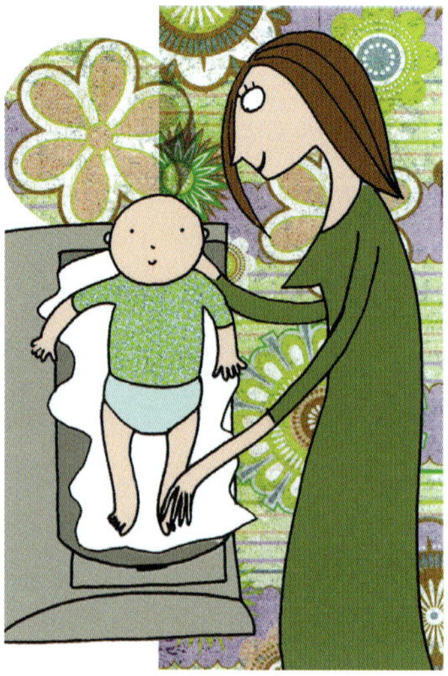

O QUE OBSERVAR

Os pais devem aproveitar a consulta do 5º dia para esclarecerem as dúvidas que surgirem nos primeiros dias de convívio com o bebê em casa. Nessa fase, as dificuldades mais comuns são:

- os cuidados com o coto umbilical;
- o banho;
- identificação dos motivos para o choro do bebê (sono, fome etc.);
- amamentação;
- eliminação das fezes e urina.

- **verifica o comprimento e o perímetro cefálico do bebê para monitoramento.** Da mesma forma que o peso, as medidas de comprimento e perímetro cefálico (circunferência da cabeça do bebê) são utilizadas pelo pediatra para acompanhar e avaliar se o crescimento do bebê está adequado. No 1º mês de vida, o aumento de comprimento é bastante variável e é, em média, de 3 cm. O aumento do perímetro cefálico é ao redor de 2 cm.

- **avalia o desenvolvimento.** Para avaliar o desenvolvimento, o pediatra verifica se o seu bebê possui algumas das habilidades normalmente presentes na faixa etária em que ele se encontra. O recém-nascido com 5 dias de vida é capaz, por exemplo, de agarrar o que for colocado na sua mão (reflexo de preensão palmar) e, ao ser colocado de bruços, levanta a cabeça momentaneamente acima da superfície. Crescimento e desenvolvimento são processos integrados e devem ser avaliados em todas as consultas!

- **observa se há icterícia.** O pediatra verifica se o bebê tem icterícia e, caso tenha, dá orientações sobre as medidas que devem ser tomadas.

- **avalia as características das fezes e da urina.**

- **analisa os resultados dos testes de triagem já disponíveis e INDICA os testes que ainda não tiverem sido realizados.**

- **REVISA as imunizações necessárias para a idade** (hepatite B e BCG).

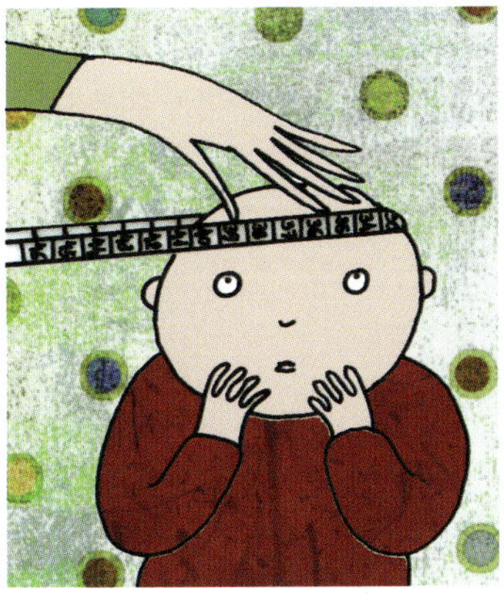

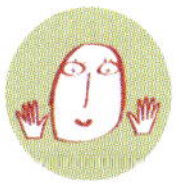

O QUE VOCÊ DEVE FAZER

Na consuta do 5º dia:

- Esclarecer todas as dúvidas com o pediatra.
- Entregar os resultados disponíveis dos testes de triagem ao pediatra.
- Solicitar que sejam feitos todos os testes de triagem indicados e que ainda não tenham sido realizados.
- Levar a caderneta de saúde da criança na consulta pediátrica.

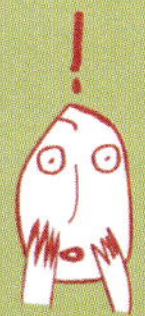

ATENÇÃO

Ao nascer, o bebê deve receber as vacinas contra as formas graves de tuberculose (BCG-ID) e contra a hepatite B. No final do 1º mês, deve tomar a 2ª dose da vacina de hepatite B.

Recém-nascido prematuro

São considerados prematuros os bebês que nascem com menos de 37 semanas completas de gestação. Esses bebês têm peso e desenvolvimento variáveis, dependendo da idade gestacional e da causa da prematuridade.

O bebê prematuro, provavelmente, terá que permanecer internado em uma Unidade Neonatal ou berçário de alto risco. O berçário de alto risco é um local destinado a bebês que nascem com menos de 2 kg de peso e que necessitam de incubadoras para manter a temperatura do corpo adequada ou, ainda, de aparelhos para auxiliarem a respiração.

O QUE VOCÊ DEVE FAZER

Se o bebê estiver internado:

- Visitar seu filho, se possível, diariamente.
- Permanecer na Unidade Neonatal por longos períodos, fazendo companhia ao seu bebê. Atualmente, os pais têm o direito de permanecerem 24 horas por dia ao lado de seu filho, na Unidade Neonatal.
- Conversar bastante com o seu filho, para que ele sinta a sua presença.
- Manter-se informado sobre a evolução do quadro do bebê.
- Esclarecer todas as suas dúvidas com a equipe de saúde responsável pelos cuidados com o seu filho.

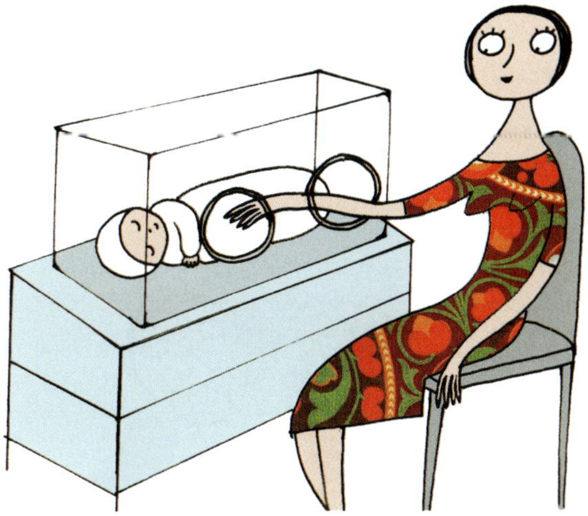

O QUE VOCÊ DEVE FAZER

Por meio do seu toque, seu carinho e sua voz, mostre ao seu bebê que você está presente. Observe suas reações a cada contato, para que possam ir se conhecendo cada vez melhor. Caso seu bebê queira dormir, respeite-o e tente novamente mais tarde. Atitudes como essas podem ser determinantes para o desenvolvimento de seu filho!

AJUDA

Converse com outras famílias que estejam passando por situação semelhante e/ou procure participar de um Grupo de Pais.

Se você se sentir muito deprimido, procure a ajuda de um psicólogo.

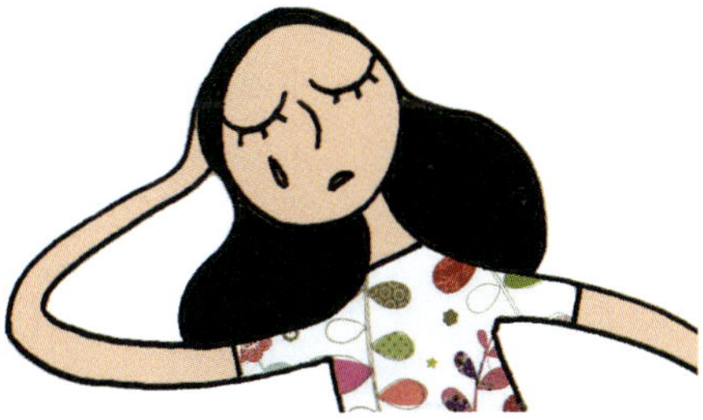

Método canguru

Quando o bebê ganhar peso e respirar sem aparelhos, poderá ficar em contato pele a pele com você (método canguru). Nesse método, a mãe, o pai ou outro familiar poderá permanecer com o bebê apoiado em seu peito, pelo tempo que ambos desejarem. Dessa forma, o bebê mantém-se aquecido, dispensando o uso das incubadoras. Assim como fazem as mães cangurus com seus filhotes, que sempre nascem prematuros e acabam de se desenvolver em suas bolsas na barriga das mães.

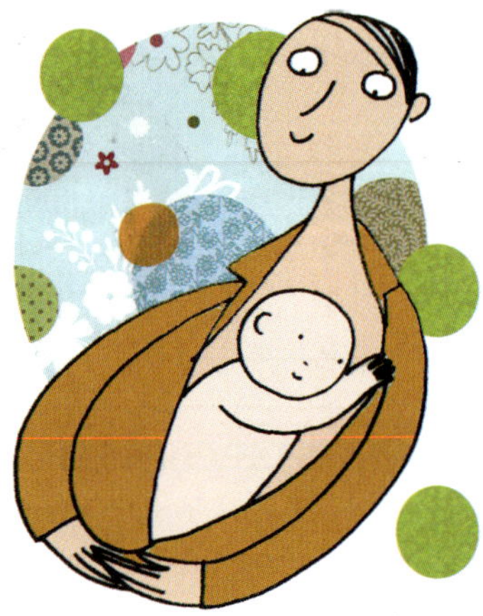

Amamentação do bebê prematuro

A importância do leite materno para o bebê prematuro

Mesmo prematuro, o bebê tem habilidades desenvolvidas para receber o leite materno. A partir da 26ª semana de gestação, o trato digestivo do feto já tem estrutura semelhante ao do recém--nascido a termo (com mais de 37 semanas de gestação), embora ainda não esteja com o seu funcionamento completo. Quanto antes o bebê prematuro receber o leite de sua mãe, mais rapidamente acontece o amadurecimento de suas funções digestivas.

O leite materno dá proteção permanente contra infecções respiratórias, digestivas e urinárias, todas muito comuns no prematuro e que podem levá-lo, algumas vezes, a desenvolver uma infecção generalizada. Além disso, estimula a imunidade da criança a longo prazo, favorecendo melhores respostas às vacinações e às infecções.

O leite produzido pela mãe do prematuro tem composição diferente da do leite da mãe de um recém-nascido a termo. Suas características **adaptam-se às necessidades do bebê prematuro.** Essa variação

ATENÇÃO

Vencidas as dificuldades iniciais, a sucção é a melhor forma de alimentar o recém-nascido, mesmo que prematuro, e deve ser estimulada e iniciada assim que possível. Normalmente, o bebê prematuro começa a ter condições (clínicas e fisiológicas) de sugar o peito de sua mãe quando completa 34 semanas de vida e/ou 1.500 gramas de peso.

na composição do leite, garantida pela natureza, persiste até a sexta semana após o nascimento do prematuro, quando este já é um bebê maior, com outras necessidades nutricionais, semelhantes às de um bebê que tenha acabado de nascer a termo.

De acordo com a idade gestacional do prematuro, seu peso, sua capacidade digestiva, sua adaptação à vida fora do útero, o local onde está internado, além de outros fatores, a equipe médica avalia qual a melhor técnica para o prematuro receber o leite materno.

A produção e a descida do leite na mãe de bebê prematuro

Conforme expusemos no item "Ensinando a arte de amamentar", nesta seção, para o sucesso da amamentação ao peito, três condições são fundamentais:

- boa produção de leite;
- boa descida do leite;
- boa sucção da mama.

Se em recém-nascidos a termo, essas condições, às vezes, apresentam-se com algum grau de dificuldade, na prematuridade isso é bem mais frequente. Assim, precisamos utilizar técnicas e táticas especiais para vencermos as dificuldades e conseguirmos dar ao bebê prematuro o melhor leite para a sua nutrição, proteção e bem-estar psicossocial: o leite de sua mãe!

Produção do leite no caso de prematuridade

Utilizamos a ordenha do leite materno para que a mãe mantenha a produção do leite, apesar do distanciamento físico de seu bebê prematuro, que permanece internado em uma Unidade de Cuidados Intensivos (UTI) e, em especial, da dificuldade da pega da mama pelo bebê nos primeiros dias.

A técnica de ordenha é ensinada pela equipe médica à mãe e deve ser realizada logo após a primeira ida da mãe à Unidade Neonatal, onde, pela primeira vez, verá e tocará seu pequeno prematuro, sempre apoiada pela equipe de saúde que lá trabalha.

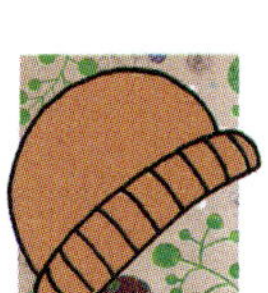

O QUE VOCÊ DEVE FAZER

Após aprender a técnica da ordenha, passar a realizá-la a cada 3 horas durante todo o dia. Para informações sobre a técnica de ordenha do seu leite, consulte o item "Como ordenhar o leite materno?", nesta seção.

O QUE VOCÊ NÃO DEVE FAZER

Não utilizar sedativos que podem passar para o leite, produzido ainda em pequena quantidade, pois podem sedar o bebê prematuro.

ATENÇÃO

À noite, a mãe pode descansar. Pode parecer estranho dispensarmos a ordenha do leite à noite, período em que são maiores os níveis sanguíneos dos hormônios indutores da produção de leite. Essa não é uma regra, é apenas o respeito ao descanso de uma mulher, também ela uma mãe prematura, com características psicossociais que devem ser respeitadas. Sua insegurança e seu cansaço devem ser levados em consideração. Assim, para garantir o seu bem-estar físico e emocional, a mãe pode repousar à noite.

Chegada do leite quando o bebê é prematuro

Conforme discutido no item "Como ocorre a descida do leite?" (no capítulo "Aleitamento materno", desta seção), para que o leite materno chegue aos seios lactíferos, onde fica disponível para ser sugado pelo bebê, é necessário um reflexo misto, somatopsíquico, isto é, que envolve aspectos físicos e emocionais. Ainda que tenhamos garantida a ordenha manual correta, precoce e frequente, é necessária uma boa produção do hormônio ocitocina, responsável pela descida do leite. Para isso, a mãe deve estar tranquila, segura, sem ansiedade, o que não é uma situação muito comum, em especial nos primeiros dias, para uma mãe prematura.

É conhecido o estado emocional da mãe do prematuro (emoções também levam tempo para amadurecer, chegar a termo), dominada por dois sentimentos negativos fortes: o sentimento de incompetência e o de luto precoce, que dificultam a substituição do "bebê imaginado" (saudável, grande e corado) pelo "bebê real" (o seu pequeno prematuro). Para superar o estado emocional negativo, é necessária uma rica rede emocional de apoio a essas mães e a seus familiares, sem a qual poderá ser prejudicada a produção do leite.

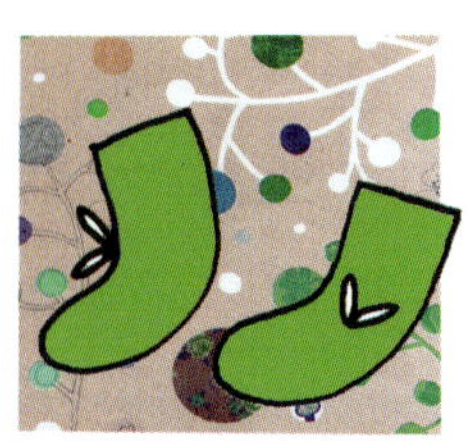

O QUE VOCÊ DEVE SABER

Lembramos ainda da prática, tão comum nas Unidades Neonatais, da substituição da "palavra" pelo uso de medicamentos que podem tornar mais fácil a produção dos hormônios facilitadores da amamentação. O uso de medicamentos não deve ser uma rotina, e sim uma conduta adaptada a cada caso, pois tal prática pode até ser prejudicial, já que substitui uma ação de apoio psicossocial por uma droga com possíveis efeitos colaterais.

O QUE VOCÊ DEVE FAZER

Se o bebê for prematuro:

- Visitar o seu bebê diariamente e permanecer o máximo possível ao seu lado.
- Procurar manter-se calma e com pensamentos positivos.
- Buscar apoio de amigos e familiares que possam lhe transmitir segurança neste momento.

Essas são atitudes que podem ajudá-la a ter a tranquilidade necessária para propiciar a descida do leite.

Sucção da mama quando o bebê é prematuro

A sucção da mama pelo bebê prematuro é fraca, por características anatômicas e neurológicas próprias do prematuro. Para contorná-las, usaremos posturas e outras práticas especiais que serão vistas a seguir.

Estratégias e técnicas para a amamentação do prematuro

Pressupomos, agora, que as dificuldades biológicas iniciais foram vencidas e o prematuro pode iniciar a mamada diretamente no peito de sua mãe. Sugerimos que **a mãe** de prematuro muito pequeno e sem força para sugar todo o leite contido na mama, **faça a ordenha para retirar o leite anterior** (aquele que sai primeiro do peito e que tem pouca gordura e poucas calorias) **e coloque seu bebê ao peito apenas para mamar o leite do final da mamada** (leite posterior). **Se o pequeno prematuro sugar o leite anterior, ficará cansado para mamar o leite posterior, rico em gorduras e calorias necessárias para que o bebê ganhe peso.** O leite que foi inicialmente retirado por ordenha deve ser oferecido depois da mamada, com copinho ou sonda, sem exigir muito esforço do pequeno bebê. À medida que a mãe perceber que seu bebê está adquirindo mais força para a sucção, pode deixá-lo mais tempo na mama, para que comece a ingerir também o leite anterior no peito.

Veja no texto como amamentar seu bebê prematuro!

O QUE VOCÊ DEVE FAZER

- Antes de iniciar a mamada, **examinar as mamas** para verificar se existem problemas que podem estar ocorrendo por ordenhas inadequadas. Durante esse exame, o bebê deve permanecer em seu colo, em contato pele a pele com você, mãe, para que ambos usufruam esse importante contato íntimo.

- Se for necessário, **acordar seu filho** para que ele possa ser amamentado, pois os bebês prematuros dormem grande parte do dia. Para saber em que circunstâncias o bebê deve ser despertado, consulte o item "Quando acordar o seu bebê prematuro para mamar?", mais adiante.

- Antes de iniciar a mamada, posicionar-se adequadamente, para se manter relaxada: sentar-se confortavelmente e manter as costas retas, com o colo, os ombros e os braços relaxados.

- Fazer **compressões rítmicas** das mamas, para facilitar o seu esvaziamento. Essa técnica é desnecessária nos bebês que não são prematuros, mais ativos e vorazes.

- Sentar-se com os pés apoiados no chão e acomodar o bebê em seu colo, na posição sentada ou semissentada.

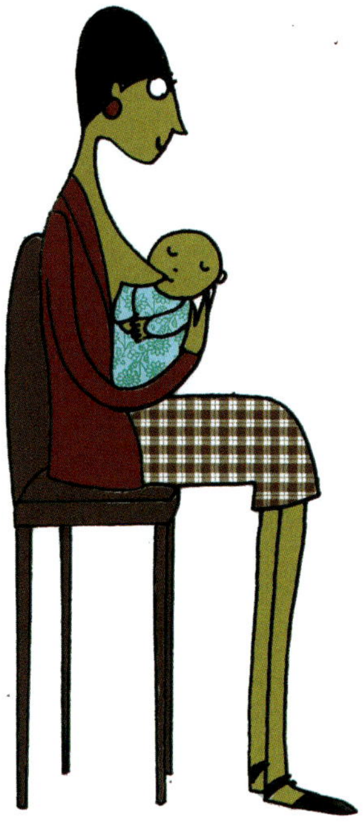

- Trazer o seu bebê ao seu peito. Lembre-se: especialmente no caso dos prematuros, não é a mãe que se reclina para alcançar o seu bebê, o que poderia deixá-la com a musculatura contraída ou com dores na sutura do períneo ou abdome, e sim **o bebê que é trazido ao seu peito.** Pode-se adotar a posição tradicional de amamentação ou posições variadas e adaptadas à fragilidade e ao tamanho do prematuro (posição de cavaleiro, posição invertida, "mão de bailarina", entre outras). Para mais informações sobre posições alternativas, consulte o item "Posicionamento correto", no capítulo "Aleitamento materno", desta seção.

- Durante a mamada, manter sua mão apoiando, por trás, a cabeça do prematuro. Ele ainda não apresenta tônus muscular suficiente para que a cabeça não caia para trás. Atenção: não é necessário empurrar, o que atrapalha a mamada! Proteja a cabeça do bebê com a sua mão espalmada na base do crânio e nuca dele (polegar e indicador formando um C). A cabeça do bebê deve formar um ângulo de aproximadamente 45° com o pescoço.

- No decorrer da mamada, respeitar sempre o ritmo de sucção de seu bebê prematuro. Para informações sobre especificidades da mamada do prematuro, consulte o item "Características da mamada do prematuro", a seguir.

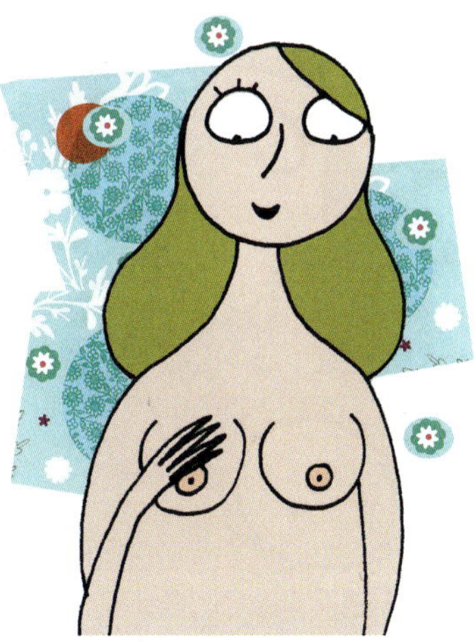

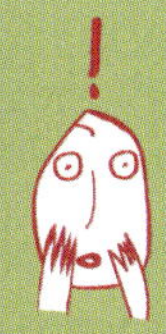

ATENÇÃO

Para amamentar o bebê prematuro, a mãe será sempre apoiada pela equipe de saúde, para que se sinta segura e aprenda a melhor forma de conduzir a amamentação de seu pequeno bebê.

Técnicas para facilitar a sucção e a deglutição

O grau de desenvolvimento e de coordenação da sucção, deglutição e respiração de seu pequeno prematuro dependem de sua maturidade mas também de um treinamento prévio. Algumas técnicas facilitam ora a sucção, ora a deglutição do prematuro, e podem ser ensinadas pela

O QUE VOCÊ NÃO DEVE FAZER

Não utilizar chupetas ou mamadeiras para fazer a estimulação oral da sucção do bebê, a não ser em situações excepcionais, decididas por pediatras em conjunto com fonoaudiólogos.

equipe de saúde. Uma das técnicas é o posicionamento adequado da mãe e do bebê para a mamada, descrito no item "Estratégias e técnicas para a amamentação do prematuro". Vejamos, a seguir, outras técnicas que podem ajudar no treinamento do prematuro para a mamada.

- *Técnicas para facilitar a sucção:*
  - **sucção não nutritiva:** nessa técnica, o bebê suga para treinar e para que o leite seja produzido, embora a sua quantidade total ainda seja insuficiente.

  - **estimulação oral do bebê:** deixar pingar algumas gotas de leite na boca do bebê ou fazer a estimulação com o dedo. Para isso, você deve utilizar uma luva e embeber o dedo mínimo em seu leite ou em glicose, pois o bebê já reconhece o sabor doce agradável e recusa sabores desagradáveis como o do látex de borracha da luva. Lembramos que, durante sua vida dentro do útero, o bebê deglute líquido amniótico, que tem um sabor próprio, muito semelhante ao do leite, preparando-o para receber o leite materno após o nascimento.

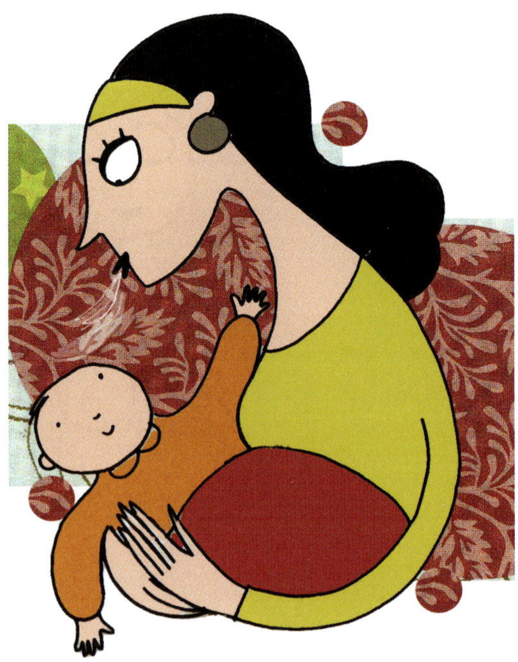

- *Técnicas para facilitar a deglutição:*
  - **realizar a compressão rítmica das mamas.** Para informações sobre essa técnica, consulte o item "Estratégias e técnicas para a amamentação do prematuro", neste capítulo.
  - **soprar na face do bebê,** para que ele faça uma série de deglutições extras (reflexo de Santmyer). Nossas mães já conheciam esse reflexo há muitos anos, sem saber o seu nome... Alguns indígenas sopram na face de seus pequenos curumins para dar-lhes ar (anima), que é vida!

Características da mamada do prematuro

As mamadas do bebê prematuro não podem ser comparadas, por sua imaturidade, às dos bebês nascidos a termo. As mamadas do prematuro são lentas, longas, silenciosas e com engasgos frequentes.

O QUE VOCÊ DEVE FAZER

- Evitar estímulos extras, como excesso de luz e barulho durante a amamentação, pois fazem alguns prematuros perderem a concentração e pararem de sugar.
- Ficar em contato pele a pele com o seu bebê. Você deve estar sem roupa da cintura para cima e o prematuro também deve permanecer o mais desnudo possível, respeitando-se sua capacidade de manter-se aquecido. Se for necessário, aquecer o ambiente para que, sem roupa, seu bebê não tenha queda da temperatura corporal e você não sinta frio.
- Se seu bebê tiver peso inferior a 2.500 g, colocá-lo na posição canguru, junto ao tórax materno, entre os seios, para que ele se sinta aconchegado e possa mamar quando quiser.

O QUE VOCÊ NÃO DEVE FAZER

- Não forçar o seu bebê a mamar.
- Não fazer movimentos bruscos enquanto amamenta. Esses movimentos podem fazer o bebê perder a concentração e parar de sugar.

O QUE VOCÊ DEVE FAZER

Para acordar o seu bebê prematuro:
Massagear sua face ou seus pés, ou colocá-lo apoiado com a barriga no seu braço e fazer movimentos suaves para cima ou para baixo, até que ele abra os olhos.

Quando acordar o seu bebê prematuro para mamar?

Quando o bebê se encontra no chamado "sono profundo", ele permanece com os olhos bem fechados, com a respiração regular e profunda, sem se mexer ou tendo sobressaltos esporádicos, isolado dos estímulos externos. É durante esse sono que o prematuro cresce. Portanto, se possível, você deve respeitá-lo, esperando que o sono se torne mais leve para, então, amamentá-lo.

No "sono superficial", os olhos do bebê, mesmo fechados, permitem que os movimentos oculares sejam vistos embaixo das pálpebras. Nesse estado de "sono superficial", o bebê tem movimentos respiratórios irregulares, certo grau de movimentação (atividade motora) e é capaz de atender melhor aos estímulos e solicitações externas, podendo ser acordado para mamar.

ATENÇÃO

É bom a mãe saber que acordar o bebê prematuro para mamar é uma característica normal na interação das mães dos prematuros com seus bebês, não devendo por ela ser ignorada e vista como uma falha sua, achando que é demasiadamente ativa ou rigorosa com seu filho prematuro, que, sabemos, é pouco responsivo quando comparado ao bebê a termo.

Diferentemente do bebê que nasce a termo, o bebê prematuro, com frequência, tem que ser acordado para mamar. Nessa circunstância, o ato de despertar o seu bebê é fundamental para garantir a saúde dele!

Amamentação e o contato mãe-filho na Unidade Neonatal

Para que a mãe seja capaz de amamentar o seu bebê prematuro ao peito, a sua participação nos cuidados com o bebê deve ser estimulada e iniciada ainda na Unidade Neonatal.

A proximidade física entre mãe e filho, com certeza, estimulará os hormônios envolvidos na lactação, favorecendo a produção do leite e facilitando a ordenha e a mamada ao peito. No início, o prematuro ingere volumes muito pequenos de leite (5 a 10 gramas), o que é facilmente conseguido se a mãe for apoiada e valorizada por seu companheiro, familiares e pela equipe de saúde.

Lembramos que a amamentação é um período sensível, curto, crucial e único, com **forte influência na formação do vínculo mãe-filho.** Imediatamente após o parto e nas primeiras horas que o seguem, o organismo da mãe fica embebido de hormônios, que contraem o útero, eliminam a placenta e facilitam a descida do leite. Além disso, esses hormônios têm outras funções: a ocitocina, chamada de "hormônio do amor", atinge níveis muito elevados, desencadeando ou dando continuidade às etapas facilitadoras da formação do vínculo mãe-filho. Cerca de 60% dos estímulos afetivos da mãe para o seu filho ocorrem no momento do nascimento e nos primeiros dias que a ele se seguem, quando a mãe tem a oportunidade de ver, tocar e cuidar de seu filho. Após o parto, tanto a mãe quanto o bebê liberam também hormônios chamados de endorfinas, que induzem estados de dependência entre mãe e filho.

Lembre-se de que a amamentação é muito importante também para fortalecer o vínculo mãe-filho!

Por essas razões, quando o bebê prematuro estiver em uma Unidade Neonatal, a mãe, o pai e os outros familiares devem visitá-lo o quanto antes, para atenuar a separação do bebê, propiciar o contato tátil, auditivo e a troca de olhares com ele e **possibilitar o fortalecimento do vínculo afetivo,** tão favorecido, especialmente no caso da mãe e do bebê, pela intensa atividade hormonal nesse período. Mesmo fragilizada, a mãe é um forte elo entre o bebê prematuro e o mundo, e sua presença é indispensável para o bom desenvolvimento físico e emocional do bebê.

O que é necessário para que o bebê prematuro receba alta?

No início, é comum o bebê perder peso, mas, após 1 semana a 10 dias, ele, normalmente, começa a recuperar seu peso. Quando o bebê atingir, pelo menos, 2 kg e respirar sem a ajuda de aparelhos, poderá receber alta.

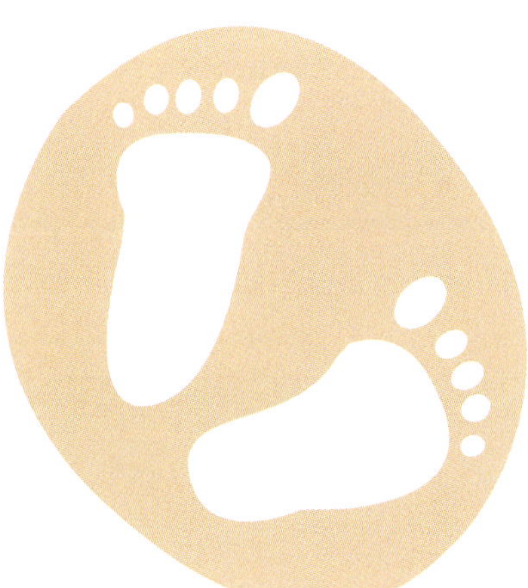

Para saber quais os cuidados necessários para transportar o seu bebê prematuro com segurança para casa, consulte o item "Segurança no transporte do prematuro de carro", no capítulo "Alertas de segurança para o recém-nascido".

Alertas de segurança para o recém-nascido

Os recém-nascidos são frágeis e completamente dependentes dos cuidados de um adulto. Como ainda não sabem coordenar os movimentos de seu corpo – tão pequeno e indefeso –, correm riscos de acidentes. Esses acidentes são geralmente ocasionados por ações inseguras de pessoas responsáveis pelos bebês e, muitas vezes, decorrentes de desinformação e incapacidade dessas pessoas de reconhecerem os perigos iminentes.

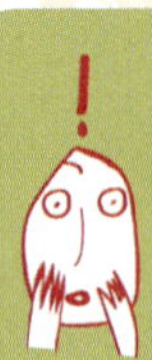

ATENÇÃO

Desde cedo, os pais devem saber que a maioria dos acidentes é previsível e pode ser prevenida! Uma excelente forma de evitá-los é conhecer aqueles que mais acontecem na faixa etária da criança e colocar em prática ações que realmente possam protegê-la de tais acidentes.

Principais riscos de acidentes

Transporte do recém-nascido no carro

Quando o recém-nascido é transportado sem a contenção adequada (assento infantil ou conchinha), se houver **colisão** ou freada brusca do veículo, existe um grande risco de o bebê ser projetado para a frente e chocar-se contra o painel ou outra estrutura do carro. Nesses casos, as regiões de maior risco de lesões graves são a cabeça e o pescoço.

Queda

Os principais riscos de queda são:

- queda da cama, da poltrona, do sofá, de equipamentos do recém-nascido, em especial, do trocador e do carrinho, bem como do colo, principalmente, do de outras crianças.

Queimadura

Os principais riscos de queimadura são:

- deixar cair líquido quente sobre a criança enquanto os adultos preparam as refeições, alimentam-se ou ingerem líquidos;
- na água do banho;
- ao dar líquidos quentes ao bebê;
- com cigarro.

Os principais riscos de acidentes com recém-nascidos são:

- transporte no carro;
- queda;
- queimadura;
- sufocação;
- intoxicações.

Veja no texto como preveni-los!

Sufocação

Devido ao desenvolvimento motor ainda limitado, os recém-nascidos não conseguem se defender em várias situações que podem lhes causar sufocação, dentre elas:

- dormir de bruços (barriga para baixo);
- enrolar cordão ou prendedor de chupeta em volta do pescoço;
- sufocação com objetos pequenos, inclusive peças de brinquedos, que podem ser alcançados e aspirados;
- encaixar a cabeça no espaço entre o colchão e o berço quando o colchão é de tamanho incorreto.

Intoxicações

Os principais riscos de intoxicação são:

- administração de medicamentos sem a prescrição do pediatra;
- utilização de dose incorreta de medicamento;
- contato com substâncias tóxicas.

Segurança no transporte do recém-nascido de carro

Utilizar o assento de segurança infantil para transportar o bebê no carro, pois se trata de um recurso imprescindível para a proteção do recém-nascido. Os acidentes de trânsito são muito mais graves quando as crianças não estão usando esse equipamento de segurança!

Segurança no transporte do prematuro de carro

A cada dia, mais bebês que nascem prematuros (antes de completarem 37 semanas de gestação) têm sido salvos devido aos cuidados que recebem, principalmente nas Unidades de

ATENÇÃO

- Ainda durante a gestação, providencie um assento infantil (ou conchinha) de boa qualidade (com selo do Inmetro), que deverá ser usado em todas as ocasiões em que o recém-nascido andar de carro, inclusive para ir da maternidade para casa.

- O assento infantil deve ser colocado no banco traseiro do carro, preferencialmente na posição central (se o cinto de segurança for de 3 pontos), de costas para o painel, e corretamente fixado ao banco pelo cinto de segurança do automóvel. O bebê deve ser colocado no assento infantil e contido pelo cinto deste assento. A mãe ou outro adulto deve sempre viajar ao lado do bebê. Ele vai adorar a companhia!

- Siga as orientações do fabricante do assento e leia as instruções contidas no manual do carro para usar o assento corretamente. Assim, o passeio será mais seguro!

Terapia Intensiva Neonatal. No entanto, apesar de, muitas vezes, permanecerem no hospital por longo período, ainda precisam de **cuidados especiais** após a alta hospitalar.

Após a saída do hospital, **a viagem para casa requer cuidados especiais com esses bebês,** pois, quando se coloca o prematuro, ainda muito pequeno, no assento de segurança convencionalmente utilizado para recém-nascidos, há o risco de ele apresentar dificuldades respiratórias e de oxigenação do sangue, devido à posição assentada. Dessa forma, recomenda-se que, antes da alta hospitalar, ainda na Unidade Neonatal, haja um **período de observação do bebê. Ainda na Unidade Neonatal, ele deve ser colocado no assento que será usado para o transporte no carro e monitorizado.** Os profissionais avaliarão se o bebê apresentará ou não dificuldades respiratórias e de oxigenação do sangue ao ser colocado nesse assento. Se apresentar, poderá ser necessário um equipamento especial, parecido com o moisés, geralmente importado, especificamente destinado ao transporte de prematuros.

O QUE VOCÊ DEVE FAZER

Acompanhar e supervisionar o prematuro continuamente durante a viagem de carro.

- Utilizar o assento infantil somente para o transporte no veículo.
- Evitar viagens com o bebê em seus primeiros meses de vida.
- Reclinar, ao máximo, o assento para trás, para facilitar a respiração do bebê.
- Seguir sempre as orientações do fabricante do assento.

O QUE VOCÊ NÃO DEVE FAZER

Não deixar o recém-nascido no assento infantil por muito tempo.

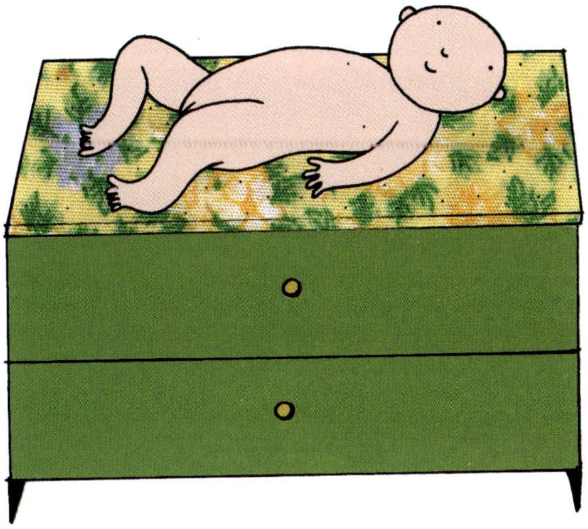

CONSULTE
O PEDIATRA

- A decisão sobre a necessidade de equipamento especial para o transporte do prematuro no carro deve ser tomada em conjunto com o pediatra.

- Para a utilização de equipamentos importados, não devem ser seguidas as normas técnicas recomendadas pelo país de origem. Siga sempre as **normas de segurança recomendadas em seu país.**

Prevenção de quedas

O QUE VOCÊ DEVE FAZER

- Habituar-se a colocar o recém-nascido no berço.
- Evitar colocar o recém-nascido em sofá, poltrona ou cama de adultos.
- Evitar que crianças peguem o recém-nascido no colo. Se pegarem, é necessária a vigilância contínua de um adulto.
- Antes de colocar o recém-nascido sobre o trocador para higiene ou mudança de roupa, certificar-se de que todo o material necessário está disponível sobre o trocador, mas não muito próximo do recém-nascido.

O QUE VOCÊ NÃO DEVE FAZER

Nunca deixe o recém-nascido sozinho sobre o trocador, nem por alguns segundos!

ATENÇÃO

Jamais fume com o recém-nascido no colo!

Prevenção de queimaduras

O QUE VOCÊ DEVE FAZER

Conferir sempre a temperatura antes de oferecer algum líquido quente ao bebê. Lembramos que os recém-nascidos em aleitamento materno não precisam ingerir outros líquidos, exceto nos casos em que haja recomendação médica.

O QUE VOCÊ NÃO DEVE FAZER

- Não preparar alimentos com o recém-nascido no colo.
- Não fazer refeições, inclusive tomar líquidos quentes, com o recém-nascido no colo.
- Não deixar o carrinho com o recém-nascido na cozinha, especialmente durante o preparo de alimentos.
- Não expor o seu bebê demasiadamente ao sol. Para saber como realizar o banho de sol, consulte o capítulo "Cuidando do recém-nascido em casa", nesta seção.

Cuidados com o banho:

- ao preparar a água para o banho, colocar primeiro a água fria e depois completar com a água quente. Nesse momento, o recém-nascido não deve estar em seu colo;
- testar a temperatura da água com a parte interna de seu antebraço antes de colocar o recém-nascido na banheirinha;
- ter atenção para o recém-nascido não escorregar durante o banho;
- colocar pouca água na banheirinha (no máximo, 15 cm). O ideal é que a quantidade de água cubra até o umbigo do bebê.

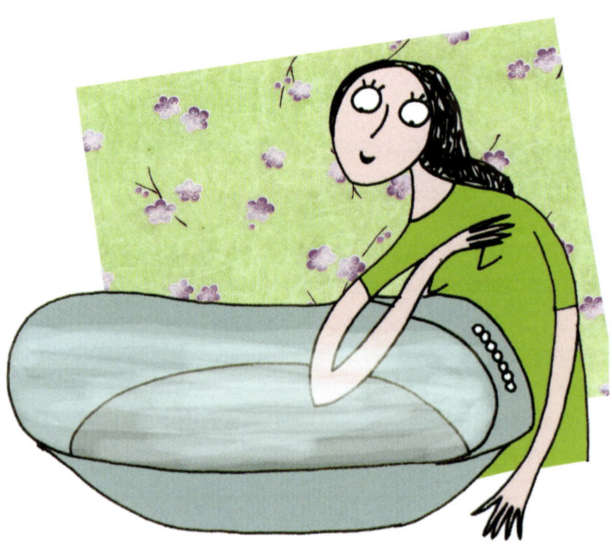

Prevenção de sufocação

O QUE VOCÊ DEVE FAZER

- Evitar que objetos pequenos (menores que a boca) fiquem próximos do bebê.
- Verificar se o colchão do bebê está corretamente ajustado ao berço. Não deve haver folgas maiores que a grossura de um dedo de adulto entre o colchão e o berço.

O QUE VOCÊ NÃO DEVE FAZER

- Não deixar objetos soltos dentro do berço, como travesseiros, fraldas, brinquedos etc.
- Não utilizar cordão ou prendedor de chupeta em volta do pescoço do bebê, porque há risco de sufocá-lo.

Prevenção de intoxicações

O QUE VOCÊ NÃO DEVE FAZER

- Não colocar naftaleno (naftalina) no armário ou na roupa do recém-nascido, pois é uma substância tóxica.
- Não dar medicamento para o bebê sem autorização médica. O pediatra é o profissional habilitado para recomendar tanto o medicamento quanto a dose correta para o bebê.

ATENÇÃO

Se for administrar algum medicamento ao bebê, meça a dose com muito cuidado e confira antes de dar ao recém-nascido. Para medicar o recém-nascido à noite, acenda a luz para certificar-se do medicamento e da dose correta.

Ambiente para o bebê dormir

Ao colocar o bebê para dormir, devem ser tomados alguns cuidados, em especial, com o **posicionamento do bebê no berço,** pois essas medidas podem ajudar a prevenir a síndrome da morte súbita infantil e também outros acidentes.

O QUE VOCÊ DEVE FAZER

Colocar o recém-nascido para dormir de **barriga para cima** (decúbito dorsal). Nos casos em que o bebê apresenta regurgitações ou vômitos frequentes, principalmente após as mamadas, a posição de lado (decúbito lateral) pode ser adotada se o bebê for adequadamente escorado com alguma almofada para não virar de barriga para baixo.

- Colocar o berço próximo à cama dos pais, para facilitar a amamentação e o contato.
- Em caso de mais de um filho, colocar sempre cada bebê em um berço.
- Utilizar colchão firme e forrado com lençol.
- Se for necessário cobrir o bebê, prender o lençol ou cobertor ao redor do colchão, para que fique firme, evitando que cubra o rosto do bebê e impeça a respiração.
- Observar o bebê algumas vezes durante o sono, para certificar-se de que está bem e na posição adequada.
- Vestir o bebê de acordo com a temperatura ambiente e evitar o aquecimento exagerado.
- Orientar babás e outros cuidadores sobre as condições de segurança ao colocar o bebê para dormir e rever frequentemente as práticas.

O QUE VOCÊ NÃO DEVE FAZER

- Não colocar o bebê para dormir de barriga para baixo.
- Não dormir na mesma cama, sofá ou poltrona em que o bebê.
- Não deixar brinquedos, travesseiros, almofadas, acolchoados, mantas, roupa de cama ou outros objetos macios soltos no berço, pois podem sufocar o bebê.
- Não utilizar colchão mole, pois o bebê pode afundar e seu rosto ficar encoberto, prejudicando a respiração.
- Não fumar, especialmente no ambiente onde o bebê dorme.

AJUDA

É natural que você se preocupe com a fragilidade de seu bebê e que sinta medo de que algo ruim aconteça com ele enquanto dorme. Por isso, é importante que o observe – algumas vezes – durante o sono. Entretanto, se perceber algum exagero emocional relacionado a essa situação, ou se, apesar de seu filho estar bem, sentir-se compelido a ficar com ele no quarto na maior parte do tempo, recomendamos que peça ajuda ou orientação a um profissional da área de Psicologia.

Cuidados gerais

ATENÇÃO

- Jamais deixe cães e/ou outros animais domésticos perto do bebê: é muito perigoso!
- Ao adquirir um termômetro, prefira o digital. O termômetro de mercúrio se quebra com facilidade e o mercúrio é tóxico.
- Não utilize talco no bebê, pois há risco de aspiração.
- Ao escolher a mobília e os equipamentos para o bebê, avalie sempre a qualidade e a segurança dos produtos. Informe-se a respeito das normas específicas relativas aos equipamentos e prefira os que tenham certificação de acordo com as normas da Associação Brasileira de Normas Técnicas (ABNT) e sejam regulamentados pelo Instituto Nacional de Metrologia, Normalização e Qualidade Industrial (Inmetro).

Antes da alta hospitalar, faça todas as modificações no ambiente necessárias à segurança do bebê.

- Recomendamos a leitura do item "Alertas de segurança para o lactente", na seção 2, para obter informações antecipadas sobre segurança.
- O item "Prevenção de acidentes" no capítulo "Cuidando do recém-nascido em casa" também pode ajudá-lo.

Recém-nascido com necessidades especiais

Como surgem as necessidades especiais?

A espera e a chegada de um bebê promovem grandes transformações na família. Trata-se de uma fase especial, em que os pais experimentam emoções muito variadas.

Essas emoções, às vezes contraditórias, se bem administradas, propiciam o crescimento e o desenvolvimento emocional de toda a família.

Durante a gestação, a maioria dos pais imagina como será o seu bebê, imprimindo a ele não só características físicas mas também de personalidade e de caráter, sempre moldadas por seus ideais.

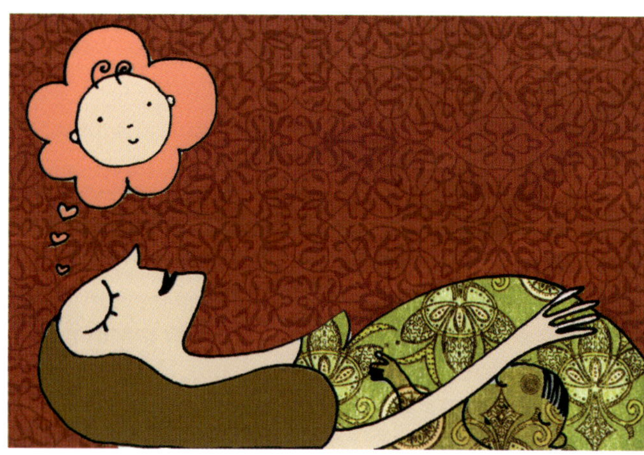

Quando o bebê nasce, os pais constatam que a criança real é diferente daquela com a qual sonharam e passam, então, por um processo de reorganização psíquica, tendo que substituir em sua mente o bebê sonhado pelo bebê real.

Se o bebê nasce saudável, no tempo certo (a termo) e mais formoso do que o imaginado, esse processo costuma ocorrer de forma gradativa, com um fortalecimento dos vínculos afetivos entre pais e filho em poucos dias. Entretanto, quando estamos diante do nascimento de bebês com síndromes genéticas ou outras deficiências, essa adaptação pode transcorrer com grandes dificuldades de aceitação por parte dos familiares, desencadeando, assim, **necessidades especiais,** tanto para essas crianças como para seus pais.

Alguns casos de necessidades especiais

Síndrome genética e outras patologias que evoluem com deficiência mental

Várias síndromes genéticas como a síndrome de Down, de Edwards, de Patau, ou outras síndromes ocasionadas por anomalias de cromossomos que ocorrem logo no início da formação celular dos bebês, ou, ainda, por alguns erros do metabolismo ou do funcionamento celular, bem como sequelas do período perinatal por falta de oxigenação cerebral, podem ser causas de deficiência mental, levando a um desenvolvimento intelectual da criança significativamente inferior à média.

Malformações

A malformação ocorre quando uma irregularidade se estabelece no desenvolvimento do feto. Na maioria das vezes, é um evento acidental na formação embrionária. Pode atingir um ou mais membros e também os órgãos do sentido (visão, audição etc.).

Como enfrentar situações que envolvem necessidades especiais?

É importante que os pais procurem conhecer os fatores que podem interferir no desenvolvimento de seu bebê e se informem sobre as suas reais capacidades, para que possam auxiliar seu filho da melhor forma, criando situações que favoreçam o seu desenvolvimento.

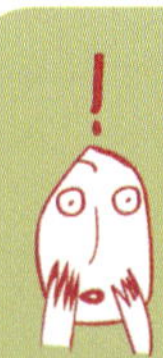

ATENÇÃO

- Independentemente se o bebê apresenta uma anomalia única ou múltipla, necessitará de cuidados especiais, ou seja, ser atendido por uma equipe multiprofissional, desde o momento em que se constatar a existência da malformação até a alta hospitalar, quando deverá ser encaminhado a especialistas de acordo com a malformação.

- A aceitação da malformação pela criança e pelas demais pessoas é muito mais fácil quando os pais a aceitam previamente e organizam-se para propiciar condições adequadas de desenvolvimento à criança, tomando as devidas providências, por exemplo, não faltando às consultas agendadas e não escondendo a anomalia ou a criança das outras pessoas.

ATENÇÃO

Apesar de diferente, seu bebê possui qualidades (um olhar, um sorriso) e habilidades, que devem ser valorizadas por você. Ele sente sua presença e seu carinho. Por isso, é importante que você esteja sempre ao seu lado, apoiando-o, incentivando-o e estimulando-o a desenvolver ao máximo o seu potencial. Essa deve ser a sua missão de mãe/pai!

O QUE VOCÊ DEVE FAZER

- Procurar informações sobre o caso do seu filho e suas causas, para que possa conviver com ele da melhor forma.
- Esclarecer todas as suas dúvidas com a equipe de saúde responsável pelos cuidados com o seu filho.
- Aceitar ajuda de amigos, parentes e profissionais da saúde.
- Se seu bebê estiver internado, fazer-lhe companhia o maior tempo possível na Unidade Neonatal.

AJUDA

Diante do nascimento de um bebê em condições especiais, é comum os pais vivenciarem sentimentos intensos de raiva, ambivalência (amor-ódio), muita culpa e questionamentos, como "Por que conosco?", "Por que comigo?". Caso você sinta que esses sentimentos estão se intensificando e prejudicando o seu relacionamento com seu filho, consulte um psicólogo.

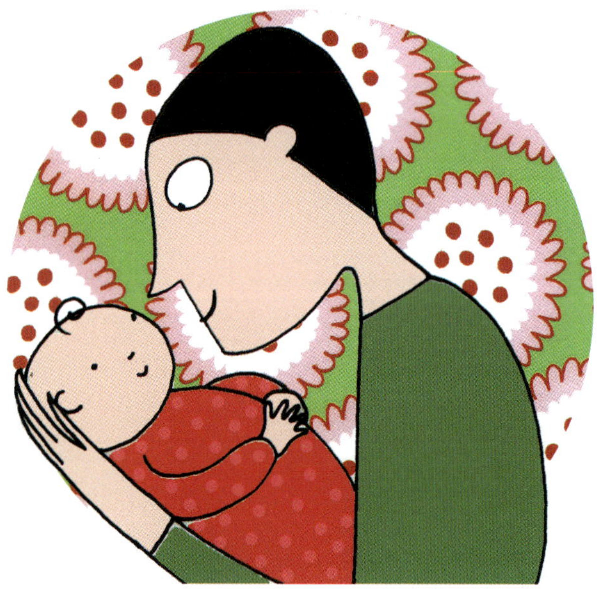

DICA

Procure conviver com outras famílias que estejam passando por situações semelhantes. Para isso, você pode se informar sobre a existência de um Grupo de Pais. Várias famílias com crianças especiais se agrupam para auxiliar os novos casos, pois a notícia é sempre muito difícil no início.

Busque ajuda profissional. Médicos, enfermeiros, psicólogos, fisioterapeutas, fonoaudiólogos, terapeutas ocupacionais, nutricionistas, assistentes sociais, toda uma equipe interdisciplinar poderá ajudá-lo neste momento.

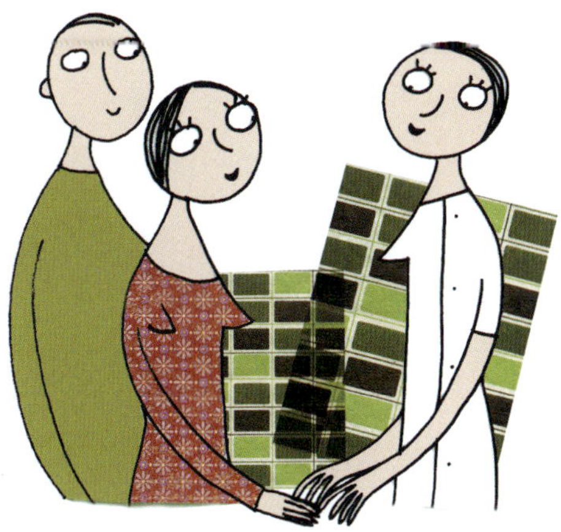

Técnicas que podem favorecer o desenvolvimento de seu filho

- **Intervenção precoce:** é o conjunto de procedimentos médicos e psicossociais que visam à prevenção, em todos os níveis, de desvios do desenvolvimento infantil. Por intermédio de consultas com especialistas médicos, psicólogos, terapeutas corporais, entre outros, os pais devem buscar orientações sobre como agir com seu filho especial em cada situação do dia a dia.

- **Estimulação precoce:** é o conjunto de técnicas de caráter socioeducativo que tem o objetivo de proporcionar a aquisição e/ou o aumento dos níveis de aprendizagem nos primeiros anos de vida. São exemplos chamar o bebê pelo nome, mostrar objetos coloridos, brincar com sons e chocalhos, movimentar objetos a sua frente para que ele acompanhe, fazer mímicas e caretas para ele imitar, conversar muito com ele, sempre de forma positiva. Para saber quais técnicas são adequadas para estimular o desenvolvimento de seu filho, consulte um especialista.

ATENÇÃO

Se seu filho é um bebê com necessidades especiais, busque apoio e orientação de pediatras e de outros profissionais de saúde para realizar intervenções e estimulações precoces. Esses procedimentos podem mudar a evolução dos bebês e são fundamentais para propiciar o desenvolvimento do seu filho, fortalecendo o vínculo entre vocês.

Lactente

Lactente

29 dias a 2 anos

Capítulos

Lactente

29 dias a 2 anos

Conteúdo

Vacinação do lactente (29 dias a 2 anos)

Idade	Vacinas	Doses	Doenças evitadas	Data em que foi vacinado(a)
Ao nascer	Hepatite B (HBV) [1]	1ª dose	Hepatite B	
	BCG ID [2]	Dose única	Tuberculose	
2 meses	Tríplice bacteriana (DTPa ou DTP) [3]	1ª dose	Difteria, tétano e coqueluche	
	Hib [4]	1ª dose	*Haemophilus influenzae* tipo b	
	HBV [1]	2ª dose	Hepatite B	
	VIP [5]	1ª dose	Poliomielite (paralisia infantil)	
	Pneumocócica conjugada (Pn) [6]	1ª dose	Pneumonia e meningites causadas pelo pneumococo	
	Rotavírus [7]	1ª dose	Diarreia por rotavírus	
3 meses	Meningocócica C e A, C, W, Y conjugadas [8]	1ª dose	Meningite	
	Meningocócica B recombinante[9]	1ª dose	Meningite	

Idade	Vacinas	Doses	Doenças evitadas	Data em que foi vacinado(a)
4 meses	DTPa ou DTP *(3)*	2ª dose	Difteria, tétano e coqueluche	
	Hib *(4)*	2ª dose	*Haemophilus influenzae* tipo b	
	VIP *(5)*	2ª dose	Poliomielite (paralisia infantil)	
	Rotavírus *(7)*	2ª dose	Diarreia por rotavírus	
	Pneumocócica conjugada *(6)*	2ª dose	Pneumonia e meningites causadas pelo pneumococo	
5 meses	Meningocócica C e A, C, W e Y conjugadas *(8)*	2ª dose	Meningite	
	Meningocócica B recombinante *(9)*	2ª dose	Meningite	
6 meses§	HBV *(1)*	3ª dose	Hepatite B	
	DTPa ou DTP *(3)*	3ª dose	Difteria, tétano e coqueluche	
	Hib *(4)*	3ª dose	*Haemophilus influenzae* tipo b	
	VIP *(5)*	3ª dose	Poliomielite (paralisia infantil)	
	Pneumocócica conjugada *(6)*	3ª dose	Pneumonia e meningites causadas pelo pneumococo	
	Influenza *(10)*	1ª dose	Gripe	

Idade	Vacinas	Doses	Doenças evitadas	Data em que foi vacinado(a)
7 meses	Influenza (10)	2ª dose	Gripe	
12 meses	Pneumocócica conjugada (6)	4ª dose	Pneumonia e meningites causadas pelo pneumococo	
	Meningocócica C e A, C, W, Y conjugadas (8)	3ª dose	Meningite	
	Meningocócica B recombinante(9)	3ª dose	Meningite	
	SCR/Varicela/ SCRV (11)	1ª dose	Varicela (catapora), sarampo, caxumba, rúbeola	
	Hepatite A (12) (HAV)	1ª dose	Hepatite A	
15 meses	DTPa ou DTP (3)	4ª dose	Difteria, tétano e coqueluche	
	Hib (4)	4ª dose	*Haemophilus influenzae* tipo b	
	VIP/VOP (5)	4ª dose	Poliomielite (paralisia infantil)	
	SCR/Varicela/SCRV (11)	2ª dose	Varicela (catapora), sarampo, caxumba, rúbeola	
18 meses	HAV (12)	2ª dose	Hepatite A	
A partir dos 9 meses de idade	Febre amarela (13)		Febre amarela (13)	

Para consultar o Calendário Vacinal 2022 completo da SBP, acesse: https://www.sbp.com.br/fileadmin/user_upload/sbp/2022/setembro/23/23625e-DC_Calendario_Vacinacao_-_Atualizacao_2022.pdf

§ – Vacinas Covid-19 devem ser aplicadas em crianças a partir de 6 meses de idade segundo as recomendações atuais.

(1) Hepatite B – A primeira dose da vacina Hepatite B deve ser aplicada idealmente nas primeiras 12 horas de vida. A segunda dose está indicada com 1 ou 2 meses de idade e a terceira dose é realizada aos 6 meses. Desde 2012, no Programa Nacional de Imunizações (PNI), a vacina combinada DTP/Hib/HB (denominada pelo Ministério da Saúde de Penta) foi incorporada no calendário aos 2, 4 e 6 meses de vida. Dessa forma, os lactentes que fazem uso desta vacina recebem quatro doses da vacina Hepatite B. Aqueles que forem vacinados em clínicas privadas podem manter o esquema de três doses: primeira ao nascimento e segunda e terceira dose aos 2 e 6 meses de idade. Nestas duas doses, podem ser utilizadas vacinas combinadas acelulares – DTPa/IPV/Hib/HB. Crianças com peso de nascimento ≤ 2 kg ou idade gestacional < 33 semanas devem receber, obrigatoriamente, além da dose de vacina ao nascer, mais três doses da vacina (total de 4 doses: 0, 2, 4 e 6 meses). Crianças maiores de 6 meses e adolescentes não vacinados devem receber 3 doses da vacina no esquema 0, 1 e 6 meses. A vacina combinada Hepatite A+B pode ser utilizada na primovacinação de crianças de 1 a 15 anos de idade, em 2 doses, com intervalo de 6 meses. Acima de 16 anos o esquema deve ser com três doses (0, 1 e 6 meses). Em circunstâncias excepcionais, em que não exista tempo suficiente para completar o esquema de vacinação padrão de 0, 1 e 6 meses, pode ser utilizado um esquema de três doses aos 0, 7 e 21 dias (esquema acelerado). Nestes casos uma quarta dose deverá ser feita, 12 meses após a primeira, para garantir a indução de imunidade em longo prazo. Recém-nascidos filhos de mães portadoras do vírus da hepatite B (HbsAg positivas) devem receber, além da vacina, a imunoglobulina específica para hepatite B (HBIG), na dose 0,5 mL, até o sétimo dia de vida, preferencialmente logo ao nascer, no membro inferior contralateral da vacina.

(2) BCG – Tuberculose: deve ser aplicada em dose única o mais precocemente possível, ainda na maternidade ou na primeira visita à Unidade de Saúde. Não se recomenda mais a revacinação de crianças que não apresentem cicatriz no local da aplicação após 6 meses. Comunicantes domiciliares de hanseníase, independente da forma clínica, podem receber uma segunda dose da vacina BCG (ver norma específica). Em recém-nascidos filhos de mãe que utilizaram imunossupressores na gestação, ou com história familiar de imunossupressão, a vacinação deverá ser adiada, pelo menos até os 6 meses de idade, ou contraindicada, dependendo da situação.

(3) DTP/DTPa – Difteria, Tétano e Pertussis (tríplice bacteriana). A vacina DTPa (acelular), quando possível, deve substituir a DTP (células inteiras), pois tem eficácia similar e é menos reatogênica. O esquema é de 5 doses, aos 2, 4 e 6 meses, com reforço aos 15 meses. Um segundo reforço deve ser aplicado entre 4 e 6 anos de idade.

(4) Hib – A vacina penta do PNI é uma vacina combinada contra difteria, tétano, coqueluche, hepatite B e Haemophilus influenza tipo b (conjugada). A vacina é recomendada em três doses, aos 2, 4 e 6 meses de idade. Quando utilizada pelo menos uma dose de vacina combinada com componente pertussis acelular (DTPa/Hib/IPV, DTPa/Hib, DTPa/Hib/ IPV,HB, etc.), disponíveis em clínicas privadas, uma quarta dose da Hib deve ser aplicada aos 15 meses de vida. Essa quarta dose contribui para diminuir o risco de ressurgimento das doenças invasivas causadas pelo Hib em longo prazo.

(5) VIP/VOP – As três primeiras doses, aos 2, 4 e 6 meses, devem ser feitas obrigatoriamente com a vacina pólio inativada (VIP). A recomendação para as doses subsequentes é que sejam feitas preferencialmente também com a vacina inativada (VIP). Nesta fase de transição da vacina pólio oral atenuada (VOP) para a vacina pólio inativada (VIP) é aceitável o esquema atual recomendado pelo PNI, que oferece três doses iniciais de VIP (2, 4 e 6 meses de idade) seguidas de duas doses de VOP (15 meses e 4 anos de idade). Desde 2016 a vacina VOP é bivalente, contendo os tipos 1 e 3 do poliovírus, podendo ser utilizada na rotina nas doses de reforço ou nas Campanhas Nacionais de Vacinação. Evitar VOP em todas as crianças imunocomprometidas e nos seus contatos domiciliares. Nessas circunstâncias utilizar a VIP.

(6) Pneumocócica conjugada – Está indicada para todas as crianças até 5 anos de idade. O PNI utiliza a vacina pneumocócica conjugada 10-valente no esquema de duas doses, administradas aos 2 e 4 meses, seguidas de um reforço aos 12 meses, podendo ser aplicada até os 4 anos e 11 meses de idade. A SBP recomenda, sempre que possível, o uso preferencial da vacina conjugada 13-valente, pelo seu maior espectro de proteção, no esquema de três doses no primeiro ano (2, 4, e 6 meses) e uma dose de reforço entre 12 e 15 meses de vida. Crianças saudáveis com esquema completo com a vacina 10-valente podem receber uma dose adicional da vacina 13-valente até os 5 anos de idade, com o intuito de ampliar a proteção para os sorotipos adicionais. Crianças com risco aumentado para doença pneumocócica invasiva devem receber também, a partir de 2 anos de idade, a vacina polissacarídica 23-valente, com intervalo mínimo de 2 meses entre elas (ver recomendações no manual do CRIE – Centro de Referência de Imunobiológicos Especiais).

(7) Rotavírus – Existem duas vacinas licenciadas no Brasil. A vacina monovalente, incluída no PNI, indicada em duas doses, seguindo os limites de faixa etária: primeira dose aos 2 meses (limites de 1 mês e 15 dias até, no máximo, 3 meses e 15 dias) e a segunda dose aos 4 meses (limites de 3 meses e 15 dias até no máximo 7 meses e 29 dias). A vacina pentavalente, disponível somente na rede privada, é recomendada em três doses, aos 2, 4 e 6 meses. A primeira dose deverá ser administrada no máximo até 3 meses e 15 dias e a terceira dose deverá ser administrada até 7 meses e 29 dias. O intervalo entre as doses deve ser de 2 meses, podendo ser de, no mínimo, 4 semanas. Iniciada a vacinação, recomenda-se completar o esquema com a vacina do mesmo laboratório produtor.

(8) Meningocócica conjugada – Recomenda-se o uso rotineiro das vacinas meningocócicas conjugadas para lactentes a partir dos 2 meses de idade, crianças e adolescentes. Sempre que possível utilizar preferencialmente a vacina MenACWY pelo maior espectro de proteção, inclusive para os reforços de crianças previamente vacinadas com MenC. Crianças com esquema vacinal completo com a vacina MenC podem se beneficiar com dose(s) adicional(is) da vacina MenACWY a qualquer momento, respeitando-se um intervalo mínimo de 1 mês entre as doses. No Brasil, estão licenciadas e disponíveis as vacinas meningocócicas C conjugadas (MenC-CRM e MenC-TT) e vacinas meningocócicas ACWY conjugadas (MenACWY-CRM, MenACWY-D e duas vacinas MenACWY-TT). O esquema de doses varia conforme a vacina utilizada. A recomendação de doses de reforço 5 anos após (entre 5 e 6 anos de idade para os vacinados no primeiro ano de vida) e na adolescência (a partir dos 11 anos de idade) é baseada na diminuição dos títulos de anticorpos associados à proteção, evidenciada com todas as vacinas meningocócicas conjugadas. O PNI utiliza a vacina MenC no esquema de duas doses aos 3 e 5 meses, com reforço aos 12 meses, além de uma dose da vacina MenACWY para adolescentes de 11 e 12 anos. Para adolescentes de até 15 anos de idade que nunca receberam a vacina meningocócica conjugada ACWY, recomenda-se duas doses com intervalo de cinco anos, idealmente aos 11 e aos 16 anos de idade. Para os adolescentes de 16-18 anos, nunca antes vacinados com vacina MenACWY, administrar somente uma dose da vacina.

(9) Meningocócica B recombinante – Duas vacinas meningocócicas recombinantes contra o sorogrupo B estão licenciadas no Brasil. A vacina de 4 componentes – Bexero©, do laboratório GSK, está recomendada para lactentes, crianças e adolescentes. Para aqueles que iniciam a vacinação entre 3 e 12 meses de idade, são recomendadas duas doses com intervalo mínimo de 2 meses entre elas, além de uma dose de reforço no segundo ano de vida. Aqueles que iniciam a vacinação entre 12 e 23 meses devem também receber o esquema de duas doses, com dois meses de intervalo entre elas, além de uma dose de reforço. Finalmente, para crianças que iniciam a vacinação após os 2 anos e adolescentes, são indicadas duas doses com intervalo de no mínimo 1 mês entre elas. A vacina Trumenba©, do laboratório Pfizer, está licenciada para adolescentes e adultos de 10 a 25 anos de idade. Para os indivíduos que apresentam risco aumentado de doença, deve-se administrar duas doses em intervalo mínimo de um mês, seguidas por uma terceira dose, pelo menos quatro meses após a segunda dose. Nas demais situações, a vacinação poderá ser feita em apenas duas doses, com a segunda dose 6 meses após a primeira. Não se conhece, até o momento, a duração da proteção conferida pelas vacinas e a eventual necessidade de doses adicionais de reforço.

(10) Influenza – Está indicada para todas as crianças e adolescentes a partir dos 6 meses de idade. A primovacinação de crianças com idade inferior a 9 anos deve ser feita com duas doses, com intervalo de 1 mês entre elas. A dose para aqueles com idade entre 6 e 35 meses pode variar conforme o fabricante, e a partir de 3 anos é de 0,5 mL. Existem disponíveis duas vacinas influenza: tri e quadrivalente, sendo que a segunda contempla uma segunda variante da cepa B. A vacina deve ser feita anualmente e, como a influenza é uma doença sazonal, a vacina deve ser aplicada idealmente antes do período de maior circulação do vírus. Sempre que possível, utilizar preferencialmente vacinas quadrivalentes, pelo maior espectro de proteção.

(11) Sarampo, Caxumba, Rubéola e Varicela (vacinas tríplice viral – SCR; tetraviral – SCRV; varicela). Aos 12 meses de idade: devem ser feitas, na mesma visita, as primeiras doses das vacinas tríplice viral (SCR) e varicela (V), em administrações separadas, ou a vacina tetraviral (SCRV). A vacina SCRV se mostrou associada a maior frequência de febre em lactentes que recebem a primeira dose com esta vacina quando comparada às vacinas varicela e tríplice viral em injeções separadas. Aos 15 meses de idade deverá ser feita uma segunda dose, preferencialmente com a vacina SCRV, com intervalo mínimo de 3 meses da última dose de varicela e SCR ou SCRV. Em situações de risco, como surtos ou exposição domiciliar ao sarampo, é possível vacinar crianças imunocompetentes de 6 a 12 meses com a vacina SCR. Em casos de surtos ou contato íntimo com caso de varicela, a vacina varicela pode ser utilizada a partir de 9 meses de vida. Nesses casos, doses aplicadas antes dos 12 meses de idade, não são consideradas válidas, e a aplicação de mais duas doses após a idade de 1 ano é necessária. O PNI introduziu a segunda dose da vacina varicela aos 4 anos de idade em 2018. A vacina varicela pode ser indicada na profilaxia pós-exposição dentro de 5 dias após o contato, preferencialmente nas primeiras 72 horas.

(12) Hepatite A – A vacina deve ser administrada em duas doses, a partir dos 12 meses de idade. O PNI oferece a vacina em dose única aos 15 meses de idade.

(13) Febre amarela – Indicada para residentes ou viajantes para as áreas com recomendação da vacina (pelo menos 10 dias antes da data da viagem). Indicada também para pessoas que se deslocam para países que exigem a comprovação de vacinação. Nas áreas com recomendação de vacina, face à situação epidemiológica atual, de acordo com o PNI, recomenda-se apenas uma dose da vacina na vida, sem necessidade de reforços. No entanto, a ocorrência de falhas vacinais primárias, especialmente em crianças com idade inferior a 2 anos, faz com que a aplicação de uma segunda dose seja desejável, em geral a partir dos 4 anos de idade. Para viagens internacionais, prevalecem as recomendações da OMS com comprovação de apenas uma dose. Lactantes de bebês menores de 6 meses de idade, quando vacinadas, devem ser orientadas para a suspensão do aleitamento materno por 10 dias após a vacinação. Deve ser evitada a aplicação da vacina febre amarela no mesmo dia que a vacina tríplice viral (sarampo, caxumba e rubéola) em crianças menores de 2 anos, em razão da possível interferência na resposta imune, sendo ideal guardar um intervalo de 30 dias entre a aplicação das duas vacinas.

BRINCADEIRAS QUE ELE VAI GOSTAR

Brincar de casinha – ora a criança pode ser a mãe/pai ora pode ser o bebê. Nessa brincadeira, seu filho pode se transformar em um bebê "malvado" ou "bonzinho", pode teatralizar as diversas sensações físicas que ele mesmo experimenta, por exemplo, agasalhar ou tirar a roupa da boneca, ou dar a ela o peito, nos caso das meninas, entre tantas outras.

É de grande valia a companhia da mãe nesse momento. Você pode brincar junto com seu filho e colocar-se no papel que ele escolher para você. Será muito interessante para ele, pois está passando pelo processo de identificação com a figura materna – fundamental na formação de sua identidade e personalidade.

Vínculo mãe-filho

Este assunto foi intensamente discutido na seção 1 – Recém-nascido. Aqui, abordaremos os itens desse tema que são mais pertinentes a essa faixa etária e retomaremos alguns pontos.

É no corpo e na psique da mulher que as transformações e turbulências da gravidez, do parto e do pós-parto acontecem. Por isso, como já vimos na seção 1, é tão importante que a mulher tenha consciência da relevância de sua função e da sua **influência na formação da personalidade da criança.**

Ao brincar com bonecas e ao observar a forma como a mãe a trata bem, a criança "absorve" experiências que levará até o dia em que terá seu próprio filho e será tão boa e capaz quanto sua mãe. Inicialmente por imitação, aprenderá como se comportam "essas mães". Em geral, os adultos que a rodeiam se encantam com suas manifestações de afeto e com a forma como ela reproduz o tipo de tratamento que recebe, reafirmando sua condição e possibilidade de identificar-se com a figura maternal e com outras com as quais teve contato.

Ainda aprendendo a se equilibrar nas próprias pernas, quando a pequena menina pega a boneca no colo, coloca-a no lado esquerdo do peito, canta para ela e nina-a, para que adormeça tranquila, transforma-se no adulto que está imitando. Ela transpõe para essa situação sua experiência única com a mãe.

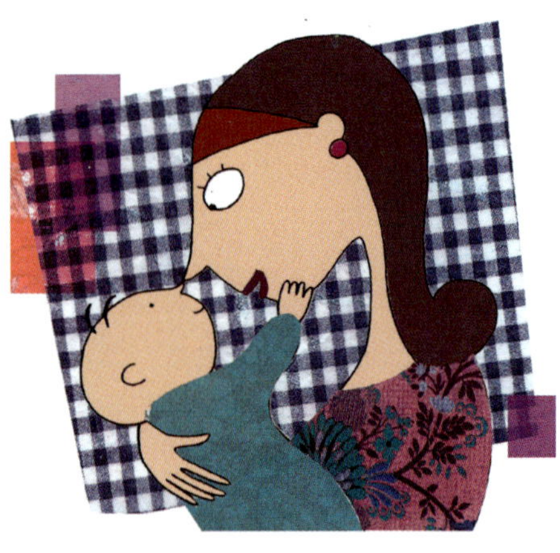

O QUE OBSERVAR

Observe como seu filho se expressa nas brincadeiras. Quais são seus estados emocionais enquanto brinca, suas oscilações e variações: se ele se irrita, se bate na boneca, se grita com ela, se é agressivo, que tipo de clima emocional prevalece na brincadeira. Com esses comportamentos, ele está **mostrando como se sente em relação a você e como se vê dentro do relacionamento** – como avalia seu amor por ele, se é considerado "importante" e valorizado. Portanto, esse será um valioso exercício de autoconhecimento para você. Procure observar e avaliar suas características da maneira mais imparcial possível.

ATENÇÃO

Nesta fase, o menino também pode brincar com bonecas(os) sem que isso signifique que há problemas com a identificação masculina. Os mesmos comportamentos observados na menina podem ser observados nos meninos.

A mãe que trabalha fora

O QUE VOCÊ DEVE FAZER

Principalmente para as mães que trabalham fora de casa, é fundamental ter "aquele tempo" só para as crianças. Não é apenas questão de qualidade – "cinco minutinhos" ao lado de seu filho dificilmente o deixarão satisfeito e preenchido de afeto. Crianças precisam da mãe ao seu lado. Logo, se você puder **aliar tempo e qualidade no relacionamento,** provavelmente será o suficiente para que seu filho se sinta acolhido e amado, e perceba que você está olhando por ele e atenta às suas necessidades afetivas. Isso realmente fará diferença no comportamento, na alimentação, na saúde, na forma como ele verá o mundo e, até mesmo, no futuro rendimento escolar dele.

Para conhecer os principais benefícios da amamentação ao peito, consulte os capítulos "Aleitamento materno", nesta seção e na seção 1 – Recém-nascido.

É bom lembrar que depende de você e de seu filho encontrar a forma mais confortável para a amamentação.

Amamentação: a química entre mãe e filho

Lembre-se de que embora o encontro de afetos positivos dependa primeiramente da mãe, pois supostamente é ela quem tem mais condições para adaptar-se à nova situação, o bebê também é responsável por seu papel na relação. O sucesso da amamentação também depende de como ele "poderá receber emocionalmente" os cuidados maternos; ou seja, a combinação entre vários aspectos, como **herança genética e temperamento,** pode influir fortemente na qualidade e, até mesmo, na aceitação – por parte do filho – do alimento que a mãe oferece, bem como na forma como o aproveitará ou não.

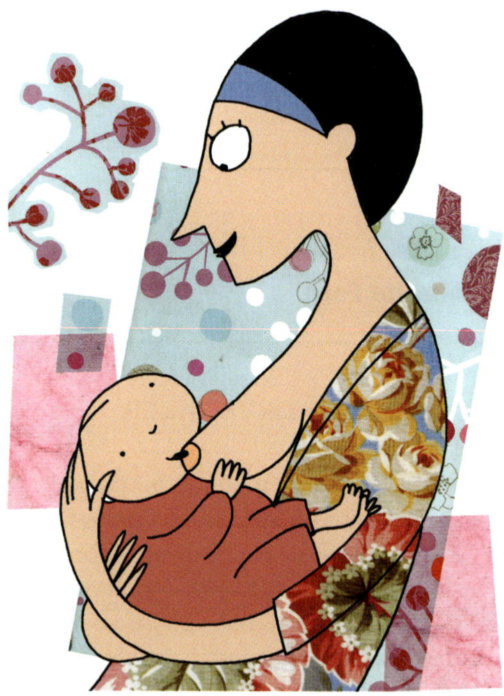

CONSULTE O PEDIATRA

Indicamos às mães que se sintam muito **angustiadas** ou ansiosas e cujos sentimentos estejam interferindo negativamente em sua rotina e na capacidade de sentirem-se boas mães/nutrizes que, independentemente de estarem amamentando ou da idade da criança, procurem a ajuda do pediatra, que poderá indicar um profissional da área de psicologia.

Lactente

ATENÇÃO

Mãe, é importante observar o seu estado emocional nesse momento, em que sua participação na vida de seu filho é determinante. O clima emocional positivo da família é essencial para que ele obtenha, aos poucos, uma visão de mundo que contemple também boas qualidades. Se você puder se sentir tranquila e estiver disponível para seu bebê, as chances de sucesso no processo de amamentação são grandes.

A boa qualidade da amamentação é muito importante para o fortalecimento do vínculo entre você e seu bebê e para a saúde de ambos. Beba bastante água e prepare-se física e emocionalmente para esse momento inesquecível, quando a dependência do bebê se torna evidentemente vital e emocionante. Lembre-se, não há ninguém melhor do que você para nutri-lo, a uma só vez, de alimento e afeto!

O QUE O PAPAI PODE FAZER

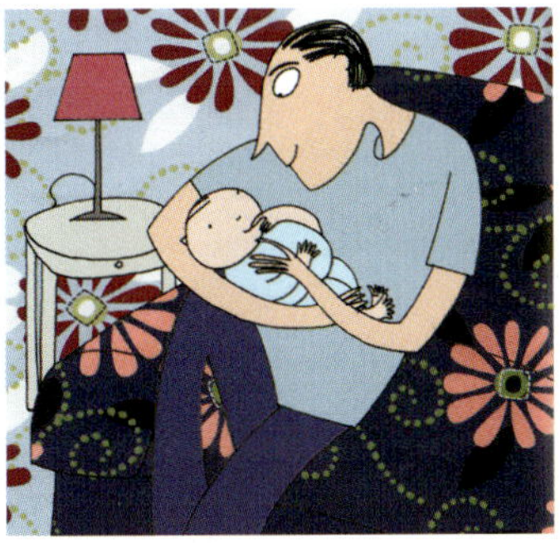

Apoiar a sua mulher, compreendendo-a e ajudando nas tarefas com o bebê e na casa sempre que puder. Nessa fase, além das mudanças físicas, hormonais e psicológicas, é natural que, às vezes, ela se sinta muito cansada. **Logo, seu auxílio é fundamental!** O seu filho gosta muito de ouvir sua voz, sentir seu jeito de carregá-lo, seu cheiro, seu toque carinhoso e o modo como fala com ele. Lembramos que sua participação enriquece as experiências vividas pelo bebê e é fundamental para construção do vínculo entre você e seu filho.

Para mais informações sobre a importância da construção do vínculo e do apego pais-filho, consulte o capítulo "Vínculo pais-filho", na seção 1 – Recém-nascido.

Fortaleça o vínculo mãe-filho

Salientamos que, embora composta por complexos fatores, uma boa relação com seu filho pode conduzir a condições favoráveis determinantes para o crescimento e o desenvolvimento saudáveis dele. Ao manter um bom relacionamento com seu filho, você pode, muitas vezes, evitar alguns problemas de saúde, ou interromper o seu prosseguimento. Além disso, se você proteger o seu filho de situações prejudiciais à sua saúde emocional, física e mental, auxiliar positivamente no padrão de suas futuras relações afetivas e oferecer a ele bons modelos parentais, com uma identificação positiva com vocês, pais, seu filho terá maior possibilidade de escolhas de vida conscientes e maior aproveitamento de seu potencial inato. Portanto, investir incansavelmente no fortalecimento do vínculo mãe-filho poderá ajudar no bom desenvolvimento geral de seu filho.

Um dos momentos mais importantes para a formação da personalidade da criança é a fase de separação-individuação, em que a criança entende que a mãe não é parte dela, nem sua propriedade. É uma fase necessária mas difícil para ambos, e na qual tanto a presença do **pai** quanto a inclusão dele na vida emocional da criança – que deve ser realizada pela mãe – têm imensa importância no futuro dessas relações.

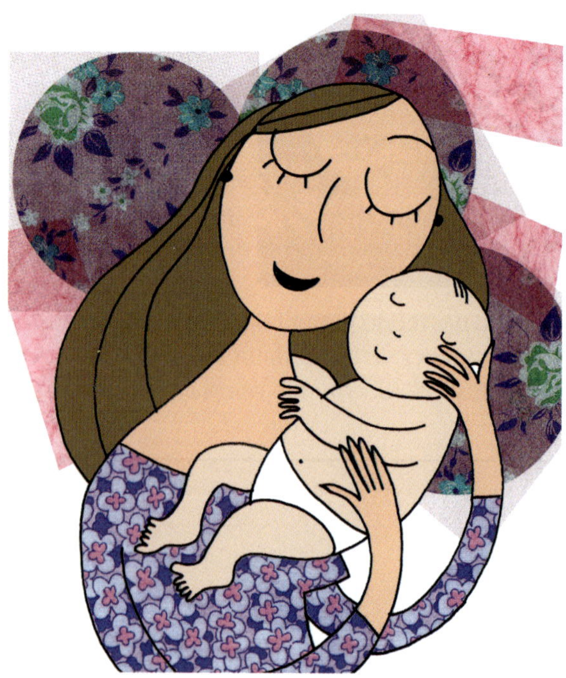

É natural que haja algumas dúvidas e incertezas quanto ao modo como você deve agir com seu filho, pois é quando suas angústias poderão aflorar. Por exemplo, pode haver o medo de que algo ruim aconteça ao bebê se você não estiver presente o tempo todo, e é importante que você avalie se não está exagerando. Outra dificuldade pode ser a fase de desmame, pois é uma etapa "nova" e envolve um tipo importante e significativo de separação entre mãe e filho. Nesse caso, é preciso que você suporte o momento com firmeza e pense nas **vantagens que as diferentes fases da vida trazem.** Os cuidados físicos acrescidos de suas atitudes emocionais maduras e equilibradas orientarão seu bebê a discriminar gradativamente suas emoções e percepções, conferindo a você e a ele qualidade na experiência e de vida.

Leia mais sobre esse assunto no capítulo "Vínculo pais-filho", na seção 1 – Recém-nascido.

Aleitamento materno do lactente

O QUE VOCÊ DEVE SABER

Lactente é o bebê de até 2 anos de idade.

Quando se inicia o segundo mês, mãe e filho já estão mais familiarizados com a amamentação e passam a desfrutar mais os momentos de intimidade e de demonstração de cuidado e afeto que o ato de amamentar possibilita.

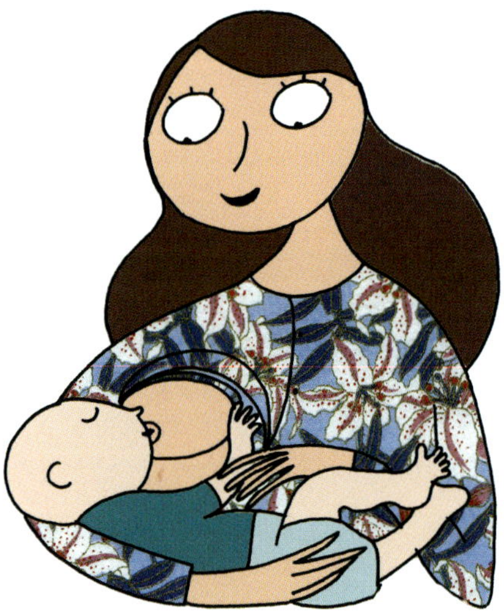

ATENÇÃO

Lembramos que o leite materno é um "líquido vivo" e completo e a amamentação traz vários benefícios para o bebê, a mãe, a família e a sociedade como um todo.

Principais vantagens do aleitamento materno

Para que a mãe se mantenha convicta sobre a importância do aleitamento materno, **retomamos** nessa seção suas principais vantagens:

- o leite materno é como uma vacina. Possui anticorpos que protegem o bebê contra doenças, como diarreia, desnutrição, alergias, infecções respiratórias e de ouvido. Além disso, previne a obesidade, hipertensão, diabetes, doenças crônico-degenerativas, como aterosclerose (inflamação dos vasos sanguíneos), doenças cardiovasculares, osteoporose e certos tipos de câncer;

- a digestão do leite materno é mais fácil do que a de outros tipos de leite;

- o leite materno é limpo, está sempre pronto, na temperatura adequada e não precisa ser comprado;

- mamar no peito funciona como um estímulo natural ao desenvolvimento cognitivo e afetivo e é um excelente exercício para o desenvolvimento dos músculos da face, o que é importante para o alinhamento adequado dos dentes, para ajudar o desenvolvimento da fala e estimular a respiração de forma adequada;

- amamentar também é bom para a mãe:
  - ajuda o útero a recuperar o seu tamanho normal e reduz a perda de sangue após o parto, diminuindo o risco de anemia;
  - acelera a perda do peso ganho durante a gravidez e diminui a chance de a mãe ter câncer de mama, de endométrio e de ovário;
  - poupa tempo e trabalho, pois não há necessidade de esterilizar, preparar, esquentar ou esfriar a mamadeira.

- aproxima a mãe e o bebê, pois propicia um contato íntimo e prazeroso a ambos, possibilitando que a mãe transmita seu amor e carinho ao filho e que ele se sinta amado e seguro, o que promove o sucesso da amamentação.

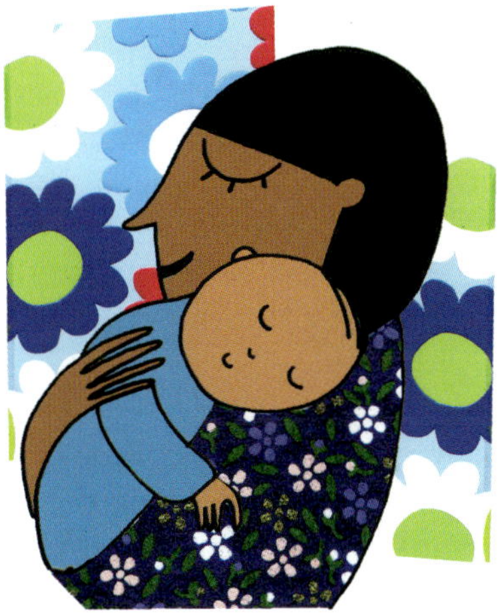

Se não for possível, por algum motivo, amamentar seu filho, há 2 boas alternativas para que ele se alimente adequadamente:

- Banco de Leite Humano: consultar item no capítulo "Aleitamento materno", na seção 1 – Recém-nascido.

- Alimentação: consultar item "Na falta do leite materno", no capítulo "Alimentação do lactente", nesta seção.

Para saber outros benefícios da amamentação ao peito, consulte o item "Vantagens do aleitamento", no capítulo "Aleitamento materno do recém-nascido", na seção 1 – Recém-nascido.

ATENÇÃO

A Organização Mundial de Saúde (OMS) e o Ministério da Saúde do Brasil (MS-Brasil), bem como a Sociedade Brasileira de Pediatria (SBP), recomendam a amamentação exclusiva por 6 meses e o aleitamento materno complementado por alimentos seguros, adequados e saudáveis até 2 anos ou mais.

Por quanto tempo amamentar ao peito?

- **Até os 6 meses de vida, dar somente leite materno** ao seu bebê. Não é necessário oferecer água, chás, sucos ou outro leite, exceto se houver recomendação médica.

- **Após os 6 meses,** iniciar a complementação da dieta de seu bebê com **papas de frutas e de legumes e continuar amamentando até os 2 anos de idade ou mais.** Mesmo depois que o bebê começar a comer outros alimentos, o leite materno continua sendo importante, pois protege contra doenças e contém nutrientes e calorias necessários para o bom crescimento e desenvolvimento. Para saber como deve ser feita a introdução dos novos alimentos e o desmame, consulte os capítulos "Desmame" e "Alimentação do lactente", nesta seção.

- Acompanhar mensalmente o crescimento do seu filho (peso, comprimento e perímetro cefálico) na curva de crescimento e desenvolvimento da Caderneta da criança, durante as consultas com o pediatra.

O QUE VOCÊ DEVE SABER

Alguns conceitos importantes:

- **amamentação exclusiva**: o bebê recebe somente leite materno, direto da mama ou extraído do peito, ou, ainda, leite humano de um Banco de Leite, e não ingere outros líquidos ou sólidos, com exceção de gotas ou xaropes contendo vitaminas, suplementos minerais ou medicamentos;

- **aleitamento materno predominante:** o bebê recebe, além do leite materno, água ou bebidas à base de água (água adocicada, chás, infusões) e/ou sucos de frutas, mas não ingere outros tipos de leite (fórmulas infantis);

- **aleitamento materno:** o bebê recebe leite materno (direto da mama ou ordenhado), independentemente de estar ingerindo ou não outros alimentos;

- **aleitamento materno complementado:** o bebê recebe, além do leite materno, alimentos adequados, seguros e saudáveis (sólidos ou semissólidos), com a finalidade de complementar a sua dieta, e não de substituir o leite materno.

Recomendações para a mãe ter sucesso na continuidade da amamentação

Apresentamos, a seguir, algumas recomendações definidas pelo Ministério da Saúde para auxiliar a mãe a ter **sucesso na continuidade da amamentação:**

Não existe leite fraco

Todo leite materno é forte e bom. Logo após o nascimento, a produção de leite pode parecer ser pequena, mas é **suficiente** para as necessidades do bebê. À medida que seu filho começa a mamar mais, **a produção do leite também aumenta** proporcionalmente, satisfazendo-o.

Se o bebê tomar somente o leite do início da mamada, pode sentir fome mais vezes, mas isso não quer dizer que o leite é fraco. Lembramos que a composição do leite materno varia no decorrer da mamada. O leite inicial, mais claro, tem mais proteína e água, e o leite do final da mamada é mais rico em gordura, satisfazendo a fome e permitindo que o bebê ganhe peso. Todos os componentes do leite são essenciais ao bebê, por isso, deixe que ele mame até largar o peito, para que possa ingerir o leite do início até o final da mamada. Para mais informações, consulte o item "Deve-se tirar o bebê do peito?", no capítulo "Aleitamento materno do recém-nascido", na seção 1 – Recém-nascido.

Não se esqueça de que nem sempre que o bebê chora é porque está com fome. Ele pode chorar porque está molhado, com frio, com calor, ou, até mesmo, porque quer colo, aconchego e carinho. Se o bebê dorme bem e está crescendo (ganhando peso e comprimento), o seu leite está sendo suficiente.

Quanto mais o bebê mama, mais leite você produz

A sucção do peito estimula a produção de leite. Por isso, amamente todas as vezes que o bebê quiser, durante o dia e à noite, sem horários fixos (regime de livre demanda). Com o tempo, ele passará a fazer intervalos mais regulares entre as mamadas.

Procure **oferecer os dois peitos** a cada mamada, começando sempre pela mama que o bebê mamou por último. Esse cuidado é importante porque, algumas vezes, o bebê mama bem a primeira mama e acaba não esvaziando completamente a segunda. Se o leite de apenas um peito já satisfizer o bebê, então ofereça o peito que ele

O QUE VOCÊ DEVE FAZER

Acredite, você é capaz de amamentar seu filho nos primeiros 6 meses só com o seu leite! Para manter uma boa produção de leite, amamente com frequência, deixando o bebê esvaziar bem o peito. Quanto mais o bebê mama, mais leite você produz. Não dê ao seu filho chás, água, sucos ou outro leite nos primeiros 6 meses, exceto se houver recomendação médica.

Se, por algum motivo, você não puder amamentar o seu bebê, não ofereça o peito de outra mãe. Procure um profissional da saúde para orientá-la.

não mamou na próxima mamada. Para mais informações, consulte o item "Como conseguir bons níveis de produção e liberação de leite?", no capítulo "Aleitamento materno", na seção 1 – Recém-nascido.

Colocar o bebê na posição correta para mamar

Para que o bebê sugue bem e retire todo o leite do peito, ele deve estar posicionado adequadamente e realizar uma **boa pega.** Para que o bebê tenha uma boa pega, é importante que, na hora de amamentar, a mãe coloque o rosto do bebê de frente para a mama, com o nariz na altura do mamilo. O bebê deve abocanhar o mamilo e quase toda a aréola (região mais escura da mama), pois é nessa região que ficam os depósitos de leite.

Você pode estar sentada, recostada ou deitada e deve estar **relaxada e confortável.** O bebê também deve estar em posição confortável e bem apoiado.

Na Tabela ao lado, estão descritos alguns **sinais de que a amamentação vai bem e sinais de possíveis dificuldades.** Para mais informações, consulte o item "Como conseguir que o seu bebê sugue o peito e seja capaz de esvaziá-lo?", no capítulo "Aleitamento materno", na seção 1 – Recém-nascido.

Cuidar adequadamente das mamas

Além do posicionamento e da pega adequados do bebê, outros cuidados são importantes para **evitar problemas nas mamas:**

- não lave os mamilos antes e depois das mamadas. Basta o banho diário. O próprio leite protege a pele, evitando infecções;

- mantenha os mamilos secos. Troque o sutiã e/ou forros absorventes, quando estiverem molhados.

Para mais informações, consulte o item "Problemas nas mamas: como evitar e tratar?", no capítulo "Aleitamento materno", na seção 1 – Recém-nascido.

Extrair o leite do peito quando for necessário

Evite que a mama fique muito cheia e pesada. Se isso acontecer, amamente um maior número de vezes e esvazie o peito, quando necessário. Para mais informações, consulte o item "Como ordenhar o leite materno?", no capítulo "Aleitamento materno", na seção 1 – Recém-nascido.

Sinais de que a amamentação vai bem e sinais de possíveis dificuldades

Sinais de que a amamentação vai bem	Sinais de possíveis dificuldades
Mamas	
Mama com aspecto saudável	Mama vermelha, inchada ou ferida
Mama sem dor ou desconforto	Mama ou mamilos doloridos
Mama apoiada com dedos longe do mamilo	Mama apoiada com dedos na aréola
Posição do bebê	
Cabeça e tronco do bebê alinhados	Bebê com pescoço ou tronco torcidos
Corpo do bebê bem perto do corpo da mãe ("barriga com barriga")	Bebê longe da mãe
Se o bebê for pequeno, suas nádegas devem estar apoiadas	Bebê pequeno apoiado somente pela cabeça ou pelas costas
Rosto do bebê de frente para a mama e o nariz na altura do mamilo	Nariz do bebê acima ou abaixo do mamilo
Aréola mais visível acima da boca do bebê	Aréola mais visível abaixo da boca do bebê
Boca do bebê bem aberta	Boca do bebê pouco aberta
Pega do bebê	
Lábio inferior virado para fora	Lábios para a frente ou para dentro
Queixo do bebê toca a mama	Queixo do bebê não toca a mama

Fonte: WHO, 2004.

Evitar o uso de bicos, chupetas ou mamadeiras

O uso de bicos, chupetas ou mamadeiras deve ser evitado, pois prejudica a amamentação e pode causar doenças, problemas na dentição e na fala. Além disso, os bebês que usam mamadeira largam o peito mais rapidamente. Para mais informações, consulte o capítulo "Cuidados com os dentes do lactente", nesta seção.

O QUE VOCÊ DEVE SABER

Vamos relembrar os pontos importantes para se ter sucesso na continuidade da amamentação:

- Não existe leite fraco
- Quanto mais o bebê mama, mais leite você produz
- Colocar o bebê na posição correta
- Cuidar das mamas
- Ordenhar o leite materno quando necessário
- Evitar o uso de mamadeiras e chupetas
- Alimentar-se corretamente
- Descansar
- Medicamentos só com ordem médica
- Conhecer os direitos da mãe trabalhadora

Tomar líquido suficiente para saciar a sua sede, alimentar-se de forma saudável e descansar sempre que possível

Para produzir uma quantidade de leite suficiente para o seu bebê, você deve comer um pouco a mais do que o habitual e ingerir uma quantidade de líquidos suficiente para saciar a sua sede. Procure descansar sempre que possível. **Você precisa estar física e emocionalmente bem para cuidar de sua família!**

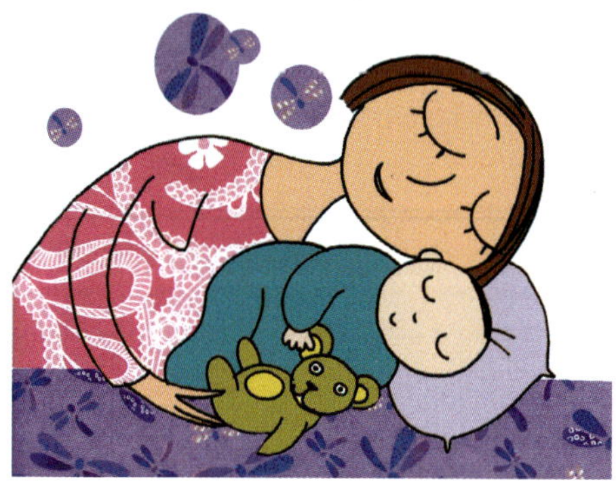

Só tomar medicamentos com ordem médica

Alguns remédios ingeridos pela mãe podem **passar para o bebê pelo leite.** Por isso, só tome medicação se houver recomendação médica. Para mais informações, consulte o item "Uso de medicamentos durante a amamentação", no capítulo "Aleitamento materno", na seção 1 – Recém-nascido. Além disso, evite também bebidas alcoólicas em grande quantidade e cigarro. Lembramos que as mães usuárias de drogas, como a maconha, o crack e a cocaína, não devem amamentar.

Amamentar, se possível, até os 2 anos de idade ou mais

O próprio bebê pode definir a idade de parar de mamar, largando o peito naturalmente. Para mais informações, consulte o capítulo "Desmame", nesta seção.

Conhecer os direitos da mãe trabalhadora

No retorno ao trabalho, você pode continuar dando leite materno a seu filho. Para informações sobre os direitos da mãe trabalhadora, consulte "Leis que protegem a gestante e a nutriz", no capítulo "À espera do bebê", no início do livro; e para saber como manter o aleitamento materno exclusivo após o seu retorno ao trabalho, consulte o item "Como conciliar a amamentação exclusiva nos primeiros 6 meses de vida do bebê com o trabalho fora do lar?", nesta seção.

Principais mitos e tabus sobre a amamentação

São muitos os tabus[1] e mitos[2] relacionados à amamentação e que influenciam o comportamento das mães.

É comum as mães decidirem o que vão comer e se vão ou não amamentar ou dar continuidade à amamentação de seus filhos em função de mitos e tabus que lhes foram transmitidos em sua criação.

Apresentamos, a seguir, alguns esclarecimentos para que a mãe possa discernir as **informações comprovadas cientificamente** de certos tabus e, dessa forma, mantenha-se convicta de que é capaz de amamentar e de que esse ato é de extrema importância para o desenvolvimento físico, psíquico e cognitivo de seu filho e para o fortalecimento de seu vínculo com ele.

Para saber como posicionar o seu bebê adequadamente e conhecer outros fatores que podem auxiliá-la a ter sucesso na amamentação, consulte os itens "Como conseguir que o seu bebê sugue o peito e seja capaz de esvaziá-lo?", "Como facilitar a amamentação?" e "Como conseguir bons níveis de produção e liberação de leite?", na seção 1 – Recém-nascido.

ATENÇÃO

Algumas mulheres consideram-se incapazes de produzir leite e de amamentar seus filhos por acreditarem que seu leite é fraco, que sua alimentação não é suficiente para produzir leite, que seus peitos são pequenos etc. Saiba que a maior parte das mulheres tem capacidade de produzir o leite que seu filho necessita, desde que ele sugue seu peito corretamente e consiga esvaziá-lo. Tenha certeza de que pode produzir o leite para seu filho e, mais ainda, em quantidade que permita até doar.

---

1 **Tabus** são proibições impostas por tradição, costume, superstição ou crendice, sem muita justificativa ou fundamento.

2 **Mitos** são ideias ou afirmações que são transmitidas ao longo das gerações, influenciando o comportamento de um grupo.

O QUE VOCÊ DEVE FAZER

Quanto mais amamentar seu filho, mais leite será produzido pelo seu corpo.

Mitos e tabus sobre o leite materno

O leite materno pode estar fraco?

Lembramos que, embora muitas mães pensem que seu leite é fraco, **leite fraco não existe!** A qualidade do leite materno é sempre a mesma e a maior parte das mulheres é capaz de produzir leite suficiente e adequado para seu filho.

Geralmente, as mulheres **acham** que seu leite é fraco porque:

- **seu filho chora muito.** Lembre-se de que o choro pode ser decorrente de fome, mas também de muitas **outras razões,** como dor, desconforto, necessidade de afeto, proteção etc. O convívio com seu filho permitirá que, aos poucos, você tenha mais facilidade para reconhecer os motivos para o choro e identificar quando ele está relacionado à fome. Não se esqueça de que o dia a dia do bebê nos primeiros meses é chorar, mamar, fazer suas necessidades fisiológicas e dormir. Para mais informações sobre o choro do bebê, consulte o capítulo "Cuidando do recém-nascido em casa", na seção 1 – Recém-nascido;

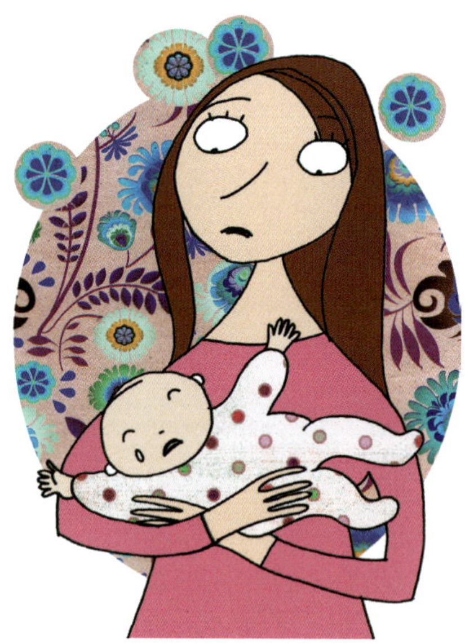

- **seu filho quer mamar toda hora.** Normalmente, o bebê quer mamar muitas vezes porque a digestão do leite materno é mais rápida do que a da fórmula infantil. O leite materno é um leite melhor, pois, embora ambos sejam alimentos e contenham nutrientes, foi comprovado que **o leite humano contém 250**

substâncias de proteção para o bebê. Além disso, enquanto seu bebê for pequeno, é bom **oferecer o peito sempre que ele quiser** (amamentação "guiada pelo bebê"). Dessa forma, além da fome, toda a necessidade de sucção, aconchego e carinho estará sendo saciada. Geralmente, com o tempo, seu filho terá mais facilidade para sugar o leite do peito e, assim, as mamadas irão se espaçar mais;

- **seu leite tem cor mais clara.** Saiba que a cor do leite pode variar, mas a sua qualidade é normalmente boa. Para mais informações, consulte o item "A cor do leite materno pode variar?", no capítulo "Aleitamento materno", na seção 1 – Recém-nascido.

O leite pode ser insuficiente?
A crença de que o leite é insuficiente é um dos motivos mais comuns para as mães desmamarem seus filhos e darem a eles outros leites, de qualidade inequivocamente inferior.

Por essa razão, enfatizamos: a maior parte das mulheres **é capaz de produzir leite em quantidade suficiente para seu filho.**

Quando o bebê não consegue sugar o leite do peito, ele chora e deixa a mãe nervosa e insegura, o que diminui a produção do leite. Por isso, para que seja capaz de extrair o leite de seu peito, é extremamente importante que o seu bebê esteja **bem posicionado e com uma boa pega,** abocanhando bem a aréola e o bico do peito. Para mais informações, consulte a Tabela "Sinais de que a amamentação vai bem e sinais de possíveis dificuldades", nesta seção, e "Como conseguir que o seu bebê sugue o peito e seja capaz de esvaziá-lo?", na seção 1.

O leite pode estar salgado?
Às vezes, o leite materno pode ficar salgado, mas **não faz mal** ao seu filho.

Mitos e tabus sobre o peito

Peito pequeno produz menos leite?
O tamanho e a forma do peito **não interferem** na quantidade e na qualidade do leite produzido, ou seja, peitos pequenos ou grandes produzem a mesma quantidade de leite e com a mesma qualidade. A glândula mamária é igual em todas as mulheres, o que difere entre elas é a quantidade de gordura, que dá tamanho e forma ao peito. O tamanho e a forma do peito são fatores hereditários.

O QUE VOCÊ NÃO DEVE FAZER

Não dar chupeta ou mamadeira ao seu filho. O uso da chupeta e da mamadeira faz o bebê se confundir e extrair menos leite, não esvaziando o peito; como consequência, a mãe produz menos leite.

O QUE VOCÊ DEVE SABER

Aprender e "criar" formas saudáveis de lidar com o estresse, bem como repousar sempre que possível, são cuidados que favorecem uma boa produção e liberação de leite. Lembramos também que o fumo, bebidas alcoólicas em grande quantidade e pílulas anticoncepcionais que contenham estrogênio (pílulas anticoncepcionais combinadas) devem ser evitados, pois podem prejudicar a produção e a liberação do leite. Para mais informações, consulte o item "Como conseguir bons níveis de produção e liberação de leite?", na seção 1.

ATENÇÃO

Para amamentar, a mulher precisa estar satisfeita com seus seios!

CONSULTE O PEDIATRA

Solicite orientação e apoio de um profissional capacitado para auxiliá-la no posicionamento e na pega adequados pelo bebê.

O QUE VOCÊ DEVE FAZER

Se o bico do peito ferir, extrair um pouco do leite da aréola (parte escura do peito), para facilitar a pega correta.

Peito em que se fez plástica produz menos leite ou dificulta a amamentação?

Nem sempre um peito que sofreu cirurgia plástica oferece dificuldade para a amamentação. Tudo depende, principalmente, de qual tipo de cirurgia foi realizado.

As cirurgias com colocação de silicone, geralmente, não ocasionam problemas para a amamentação. Já as cirurgias para diminuir o tamanho do peito podem oferecer dificuldades. Entretanto, as mães que fazem questão de amamentar seus filhos **ultrapassam essas dificuldades** amamentando-os com um suplementador. O suplementador é uma sonda macia, adaptada a uma seringa ou um vidro com leite e colocada ao lado do mamilo, enquanto o bebê mama o peito de sua mãe.

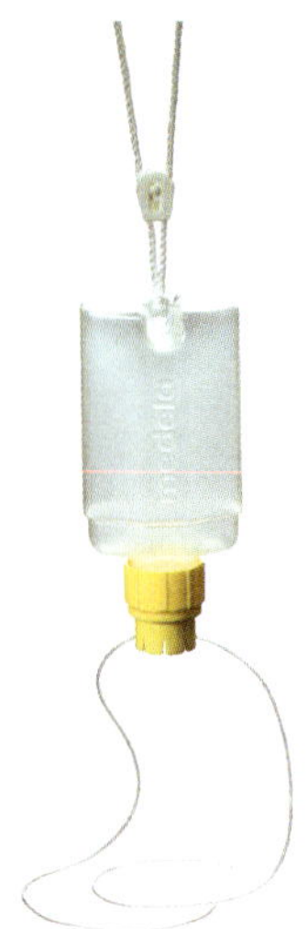

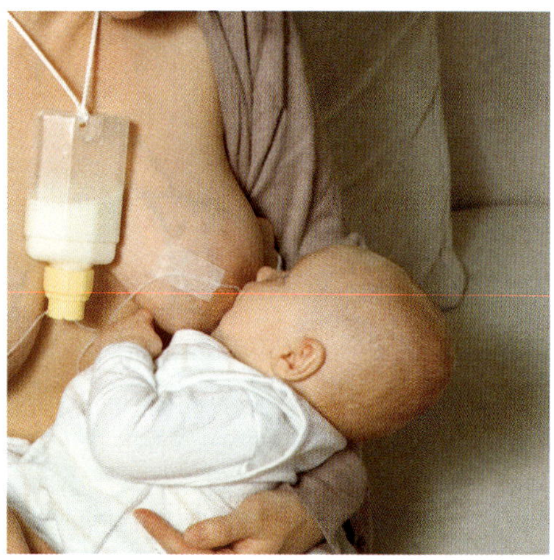

Fonte: Suplemental Nursing System (SNS) - imagens cedidas por Medela®

Amamentar faz o peito "cair"?

Muitas mulheres acham que a amamentação faz os peitos "caírem". Outras mencionam que o uso de sutiã adequado (com reforço na base) retarda a "queda" dos peitos. Entretanto, são vários os fatores que também podem fazer uma mulher apresentar os seios flácidos:

- **hereditariedade.** Assim como as rugas, que aparecem mais precocemente em certas raças, o mesmo ocorre com a flacidez dos seios. Em algumas mulheres, a flacidez surge mais cedo que em outras;

- **idade.** Conforme os anos vão se passando, os seios "caem", independentemente da mulher ter amamentado ou não;

- **variação de peso.** Uma mulher que engorda e perde o peso rapidamente pode apresentar peitos "caídos", mesmo sem ter amamentado. É por isso que se diz que a amamentação evita que os peitos "caiam", pois, durante a gravidez e nos primeiros meses de amamentação, os peitos aumentam, em função da fabricação de leite, mas, ao longo dos meses de amamentação, eles vão voltando ao tamanho "normal" gradativamente, evitando a "queda".

Peito inflamado pode amamentar

O peito inflama-se quando não é esvaziado adequadamente e o leite fica parado (empedrado). Assim, quanto mais você amamentar seu bebê, mais rapidamente seu peito vai deixar de empedrar e desinflamar.

Peito sem bico (bico plano ou invertido) pode amamentar?

Lembre-se de que o bebê suga a aréola e não o bico, portanto, se seu peito tem bico plano ou invertido, isso não impede a amamentação.

Peito machucado

Se o peito ferido sangrar e o bebê mamar o sangue, isso não o prejudicará.

Mitos e tabus sobre alimentos que aumentam a quantidade de leite

São muitos os alimentos popularmente associados ao aumento da quantidade de leite: abóbora, açaí, água, água inglesa, arroz, arroz doce, caldo de carne, caldo de feijão, caldo de peixe, canja, canjica, carne branca, cerveja preta, chá de folhas de algodoeiro, chá de semente de algodão, chá-mate, couve, fubá, gema de ovo, goiaba, leite, leite com groselha, milho, pimenta, queijo e sardinha em lata, entre outros.

No entanto, **não há comprovação científica** de que esses alimentos interfiram na quantidade de leite produzido, embora a maioria das mulheres afirme que sim.

Para saber sobre empedramento, inflamação e como tratar as rachaduras das mamas, consulte o item "Problemas nas mamas: como evitar e tratar?", na seção 1 – Recém-nascido e, para conhecer algumas formas de preparar o peito para a amamentação, consulte "A gravidez", no capítulo "À espera do bebê", no início do livro.

ATENÇÃO

Para aumentar a quantidade de leite produzido, você não precisa comer demais. Apenas beba uma quantidade de água suficiente para saciar a sua sede e coma um pouco a mais do que de costume. Por exemplo: 2 colheres a mais de feijão, 2 colheres a mais de arroz, 1 pedaço de carne a mais etc. O ideal é que, principalmente durante a gravidez e enquanto amamentar, você coma alimentos saudáveis e frescos e tenha uma dieta equilibrada.

O QUE OBSERVAR

O principal fator para aumentar o volume de leite produzido é o bebê sugar bem, esvaziando o peito de sua mãe. Para mais informações, consulte o item "Como conseguir bons níveis de produção e liberação de leite?", no capítulo "Aleitamento materno do recém-nascido", na seção 1.

Possivelmente, esse **aumento da quantidade** notado pelas mães **está relacionado à tranquilidade e à convicção de que,** ingerindo determinado alimento, a mãe será capaz de produzir mais leite. O fato de estar relaxada e com a autoestima elevada permite que a quantidade de leite produzido realmente aumente.

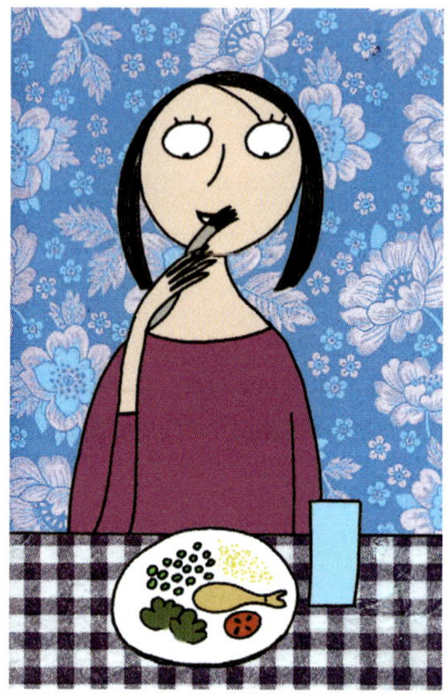

Mitos e tabus sobre medicamentos que aumentam a quantidade de leite

Alguns medicamentos são popularmente considerados capazes de aumentar a produção do leite, como: vinho biogalênico, lactífero, metoclopramida (Eucil® e Plasil®), sulpirida (Dogmatil®), domperidona (Peridona® e Motilium®), entre outros.

Alguns desses medicamentos (metoclopramida, sulpirida e domperidona) têm a propriedade de estimular a produção de leite e só devem ser receitados pelos médicos em casos excepcionais. Vinho biogalênico e lactífero **não têm comprovação científica** de sua eficácia. Para mais informações, consulte o item "Uso de medicamentos durante a amamentação", no capítulo "Aleitamento materno", na seção 1 – Recém-nascido.

Mitos e tabus sobre outras coisas que aumentam a quantidade de leite

Existem tradições que recomendam passar no peito suor do pote de água, pente fino, leite da árvore fruta-pão, folha de mato etc.

Não existe comprovação científica de que essas atitudes aumentem a produção do leite.

Mitos e tabus sobre alimentos proibidos durante a lactação

Alguns alimentos são popularmente desaconselhados durante a lactação: carne de caça do mato, pato, peixe de couro, carne de porco, ovos, leite de vaca, abacaxi, banana, abóbora, frutas ácidas (laranja, limão), couve, repolho e feijão.

Em relação aos alimentos citados, **apenas sobre o leite de vaca existe comprovadamente alguma restrição,** principalmente se o bebê apresentar sintomas suspeitos de alergia alimentar.

Mitos e tabus sobre situações em que a mãe não pode amamentar

Mãe doente

São raras as **doenças** da mãe **que impedem a amamentação.** No caso da **catapora,** se ela se iniciar entre 5 dias antes e 2 dias após o parto, a mãe deve evitar oferecer o peito até que as bolhas estourem e sequem completamente. Já no caso da mãe ser portadora do **vírus HIV,** o Ministério da Saúde recomenda que ela não amamente, pois pode transmitir a doença para seu filho. Para mais informações, consulte o item "Doenças maternas e amamentação", no capítulo "Aleitamento materno do recém-nascido", na seção 1.

Mãe que utiliza medicação

São poucos os medicamentos que a mãe não deve utilizar durante a amamentação. Alguns **exemplos** são:

- medicamentos que interrompem a produção de leite, como carbegolina, bromocriptina, misoprostol e anticoncepcionais que contenham estrogênio;
- medicamentos radioativos e os usados no tratamento de câncer também não podem ser utilizados durante a amamentação.

Para mais informações, consulte o item "Uso de medicamentos durante a amamentação", no capítulo "Aleitamento materno do recém-nascido", na seção 1.

Mãe que fez cesariana

Não existe **qualquer impedimento à amamentação** após a cirurgia cesariana, desde que mãe e filho estejam bem. Se a mãe receber apoio de seu companheiro e familiares e for orientada

O QUE VOCÊ NÃO DEVE FAZER

Não tomar medicamento sem recomendação médica!

CONSULTE O PEDIATRA

A mãe que amamenta e utiliza medicamentos deve ter acompanhamento médico.

adequadamente pela equipe de saúde, principalmente, quanto à posição e à pega do bebê, pode conseguir perfeitamente amamentar seu filho. Lembramos que o leite "desce" mais rápido quando o bebê é colocado para mamar nas primeiras horas após o nascimento. Para mais informações, consulte o item "Vantagens da amamentação na primeira hora de vida", no capítulo "Aleitamento materno", na seção 1.

O QUE VOCÊ DEVE SABER

- As drogas de vício, como cocaína, crack e heroína, não devem ser utilizadas, em especial, durante a gravidez e a amamentação.

- Se a mãe necessitar fazer algum exame que use medicamentos radioativos, é recomendável que estoque seu leite com antecedência e ofereça ao bebê em copinho, durante o período em que não puder amamentar. Nesse período, é importante ordenhar o leite a cada 3 ou 4 horas, durante o dia, e, pelo menos, 2 vezes à noite, para que o leite não "seque". Para mais informações, consulte o item "O leite materno ordenhado", na seção 1.

Mãe que trabalha fora de casa

Trabalhar fora de casa não impede que a mãe amamente! Para mais informações, consulte o item "Como conciliar a amamentação exclusiva nos primeiros 6 meses de vida do bebê com o trabalho fora do lar?", nesta seção.

O QUE VOCÊ DEVE FAZER

- Usufruir a licença-maternidade de 120 dias e, sempre que permitido, solicitar a **prorrogação da licença por 60 dias** para facilitar o aleitamento exclusivo até os 6 meses de vida do bebê. Para mais informações, consulte "Leis que protegem a gestante e a nutriz", no capítulo "À espera do bebê", no início do livro.

- Enquanto estiver em licença-maternidade, pedir orientação a um profissional da saúde e informar-se sobre a ordenha do leite materno. Neste livro, consultar o item "O leite materno ordenhado" (na seção 1) para saber como: **ordenhar, armazenar e estocar o seu leite** para que seja oferecido ao bebê em copinho enquanto você estiver trabalhando.

- Durante o expediente de trabalho, extrair o seu leite e guardá-lo em geladeira por até 12 horas (na prateleira superior), ou no congelador da geladeira por até 5 dias, ou no *freezer* por, no máximo, 15 dias, para que possa oferecê-lo **posteriormente ao bebê.** Para saber como transportar para casa o leite ordenhado no trabalho, consulte o item "Como transportar o leite materno ordenhado?", na seção 1 – Recém-nascido.

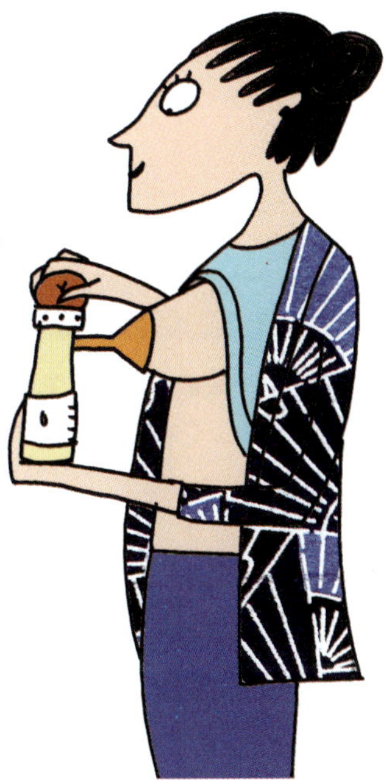

- Se você só tiver direito à licença-maternidade de 120 dias, após o retorno ao trabalho, **utilizar as 2 pausas de meia hora cada uma, permitidas por lei, para amamentar o seu bebê.** Uma alternativa é, em substituição às pausas, negociar com seu empregador para que possa entrar 1 hora mais tarde ou sair 1 hora mais cedo do trabalho para amamentar.

ATENÇÃO

Não é recomendado manter o leite materno ordenhado fora da geladeira. Quanto maior for o tempo de permanência do leite materno em temperatura ambiente, maior o risco de contaminação!

CONSULTE O PEDIATRA

São raras as situações em que a mãe não pode amamentar. Se tiver dificuldade, peça orientação a um profissional da saúde. Leia também o capítulo "Aleitamento materno do recém-nascido", na seção 1.

Uma alternativa para as mães que não podem amamentar é oferecer seu leite ordenhado e pasteurizado por um Banco de Leite Humano. Para mais informações, consulte o item "Bancos de Leite Humano: uma entidade que apoia a amamentação", no capítulo "Aleitamento materno do recém-nascido", na seção 1.

O QUE VOCÊ DEVE SABER

Nutriz é a mãe que está amamentando.

Outros mitos e tabus sobre amamentação

A amamentação pode evitar uma nova gravidez

A amamentação ao peito pode ser o melhor método anticoncepcional nos primeiros 6 meses pós-parto, desde que seu bebê mame apenas leite materno, tenha menos de 6 meses e você não tenha menstruado. Para mais informações, consulte o item "Anticoncepção na nutriz", nesta seção, a seguir.

Dar água ou chá ao bebê nos dias quentes

Nos dias quentes, muitas mães oferecem água e/ou chá para seu bebê. Entretanto, isso **não** é necessário se o bebê estiver sendo alimentado exclusivamente com leite materno, pois cerca de 90% da composição do leite humano é de água. Assim, em dias quentes, ofereça **mais** vezes o peito a seu filho!

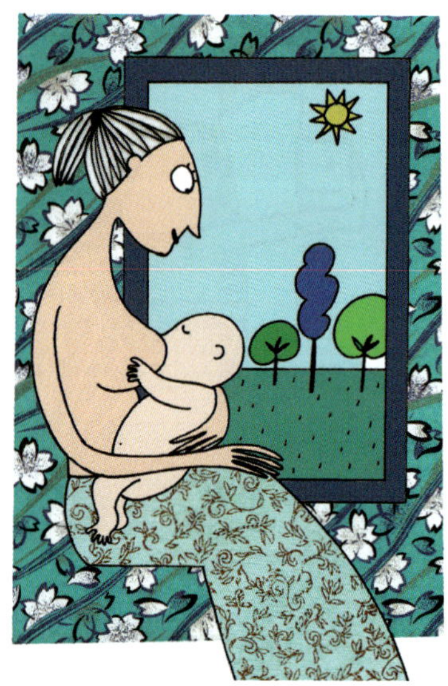

Amamentação cruzada

A amamentação cruzada, ou seja, quando o bebê mama em outra mulher que não seja sua mãe, é **proibida** pelo Ministério da Saúde. Portanto, não coloque o seu bebê para mamar em outra mãe!

Anticoncepção na nutriz

Um intervalo entre o nascimento dos filhos de 2 ou mais anos contribui para a saúde da mãe e do bebê. Por essa razão, pais e mães devem se preocupar com a anticoncepção no pós-parto, tendo o cuidado para adotar métodos que não interfiram na lactação e nem no vínculo mãe-bebê. Conheça a seguir quais métodos anticonceptivos podem ser utilizados enquanto a mãe estiver amamentando e quais devem ser evitados.

Método da lactação-amenorreia (LAM)

A urbanização, a educação e a modernização, associadas ao desejo da mulher de trabalhar fora do lar, contribuíram para o declínio da amamentação ao peito a partir da década de 1950. No entanto, cada vez mais estudos comprovam os inúmeros benefícios do aleitamento materno para o bebê e para a mãe.

Na década de 1980, por exemplo, diversas pesquisas demonstraram a **eficácia anticonceptiva do aleitamento materno exclusivo até o 6º mês pós-parto** e seu impacto positivo na saúde do bebê.

Em 1988, na Itália, foi valorizado e tornado consensual o efeito anticonceptivo do aleitamento materno e sua integração com o conjunto de estratégias do planejamento familiar. Esse consenso resgatou o conceito de que o **aleitamento materno exclusivo,** nos primeiros 6 meses pós-parto, garante a anticoncepção e o espaçamento das gravidezes.

Como funciona o método da lactação-amenorreia?

A explicação para esse método anticoncepcional natural está associada ao principal hormônio envolvido na produção do leite: a prolactina (hormônio produzido na glândula hipófise). As concentrações de prolactina aumentam em resposta ao estímulo da amamentação.

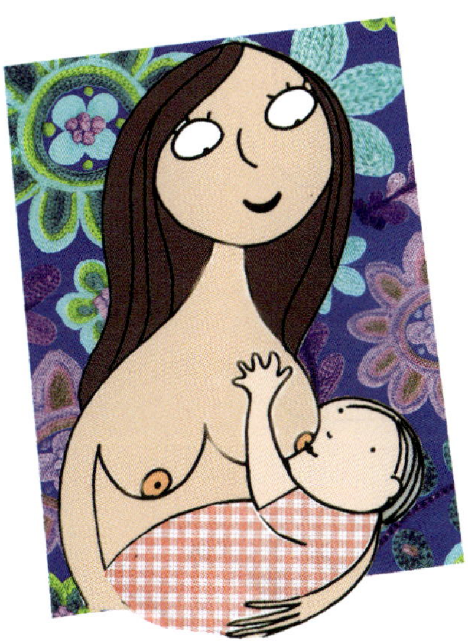

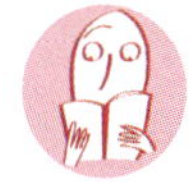

O QUE VOCÊ DEVE SABER

Em muitos países em desenvolvimento, o aleitamento materno proporciona uma proteção anticonceptiva maior que qualquer outro método e contribui para espaçar os nascimentos a intervalos, em média, de 30 meses ou mais. Recomendamos o aleitamento materno exclusivo até o 6º mês pós-parto e a adoção do método da lactação-amenorreia como anticoncepcional nesse período.

O QUE VOCÊ NÃO DEVE FAZER

Não tomar medicamento sem recomendação médica!

O QUE VOCÊ DEVE SABER

Para que o método da lactação-amenorreia seja eficaz para evitar uma nova gravidez, é **fundamental** obedecer a 3 regras básicas:

- o bebê deve ter até 6 meses;
- o aleitamento deve ser exclusivo;
- a nutriz deve estar sem menstruar.

Quando a intensidade e a frequência da amamentação são suficientes, os níveis de prolactina permanecem elevados, mantendo os hormônios folículo-estimulante (FSH) e luteinizante (LH), responsáveis por uma nova gravidez, em níveis baixos. Assim, os ovários não desenvolvem folículos e não permitem a ovulação e uma possível gravidez.

A Figura a seguir apresenta as circunstâncias em que o método da lactação-amenorreia deve ou não ser adotado para evitar uma nova gravidez.

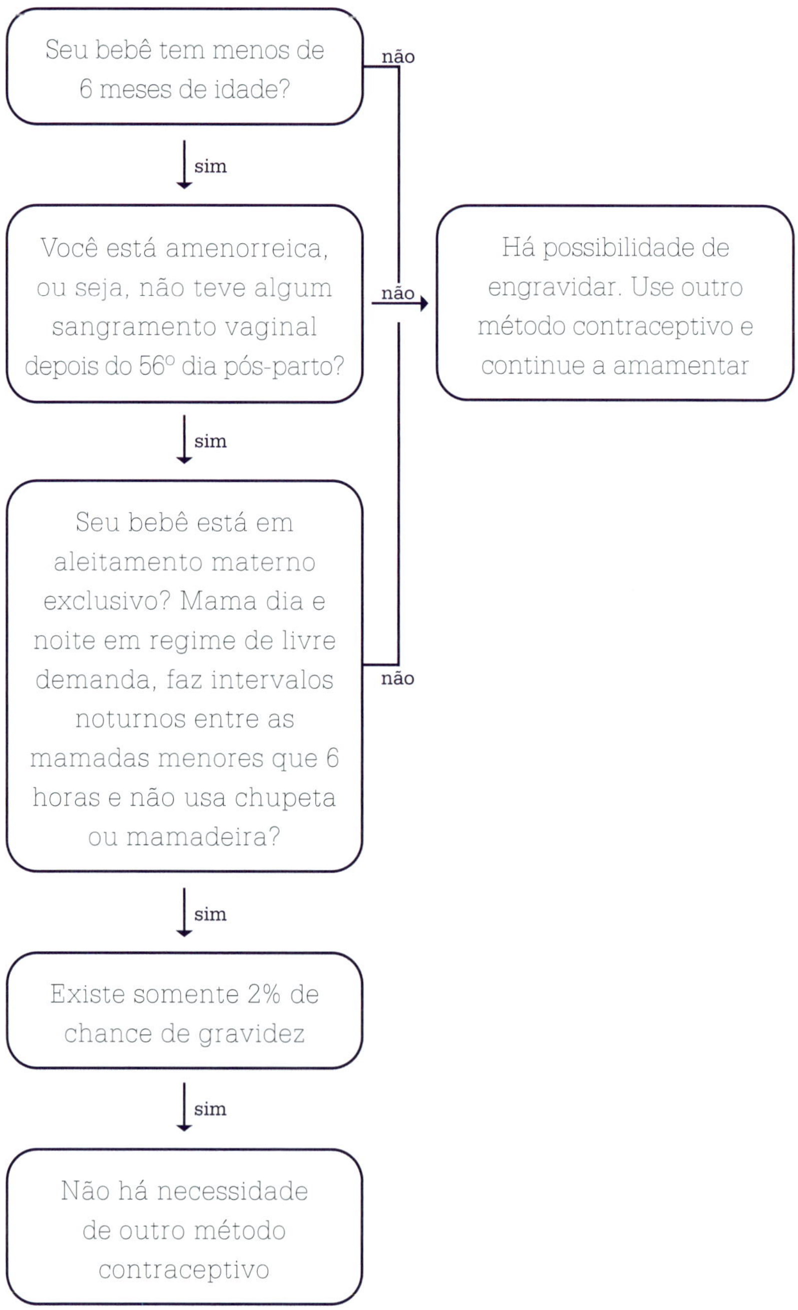

Resultados de estudos da Organização Mundial da Saúde (OMS), ao longo dos últimos 10 anos, confirmam o risco de gravidez em nutrizes sem menstruar de 1,7% até o 6º mês, passando para 7%, até o 12º mês pós-parto, independentemente da idade de introdução de complementos alimentares para o bebê.

Uma pesquisa com 130 mulheres, no Chile, avaliou a probabilidade acumulada de gravidezes, em 6 meses de uso do método LAM. Observou-se que, nas nutrizes sem menstruação, a probabilidade de engravidarem foi de 1,8%; nas nutrizes com menstruação presente, a probabilidade elevou-se para 27,2%. Portanto, **a ausência de menstruação é essencial para garantir a eficácia do método LAM.**

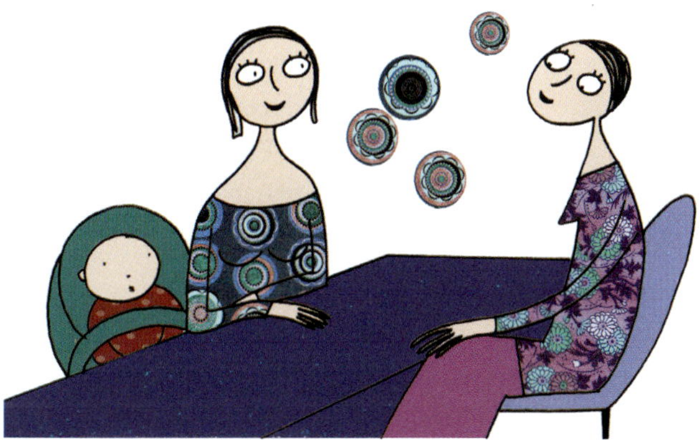

O QUE VOCÊ DEVE FAZER

Obedecer às 3 regras básicas para que o método da lactação-amenorreia seja eficaz.

CONSULTE O PEDIATRA

Se algum dos critérios que garantem a eficácia do método da lactação--amenorreia não estiver sendo satisfeito, buscar orientação médica para associar ou adotar outro método de anticoncepção que possibilite a manutenção da amamentação, esteja de acordo com a sua situação socioeconômica, com seus valores religiosos e culturais e que agrade a você e seu companheiro.

O QUE VOCÊ NÃO DEVE FAZER

- Não utilizar chupetas e/ou mamadeiras.
- Não introduzir líquidos ou sólidos na alimentação do bebê antes dos 6 meses (exceto nos casos em que houver recomendação médica).
- Não fazer longos intervalos entre as mamadas.

Esses fatores podem interferir diretamente na produção de leite, permitindo a oscilação da liberação do hormônio prolactina, o que aumenta a chance de ovulação e, consequentemente, de uma nova gravidez.

ATENÇÃO

Os métodos de barreira não interferem no aleitamento materno e são uma excelente escolha para um casal que os aceite bem.

O QUE VOCÊ DEVE FAZER

Na anticoncepção pós-parto, dar preferência à camisinha lubrificada, pois, por questões hormonais, o canal vaginal está com baixa lubrificação nesse período, o que pode diminuir o prazer do ato sexual.

Vantagens do método da lactação-amenorreia

- Desde que as 3 regras básicas sejam obedecidas, o método da lactação-amenorreia, com 1,7% de risco de uma nova gravidez nos 6 primeiros meses pós-parto, **é mais eficaz que outros métodos temporários,** como o uso de diafragma, preservativo masculino ("camisinha") e espermicida, com taxas de falha em torno de 6%.

- O método da lactação-amenorreia **não tem contraindicações** e não sofre influências religiosas ou culturais.

Métodos de barreira

Os métodos de barreira são as formas mais antigas de controle de concepção, já descritas nos antigos papiros egípcios. Dentre os métodos de barreira, os mais conhecidos até hoje são: o preservativo masculinho (camisinha), o preservativo feminino, o diafragma e os espermicidas.

Camisinha

A camisinha é utilizada por, aproximadamente, 45 milhões de casais em idade reprodutiva em todo o mundo. **Previne não só a gravidez como também as doenças sexualmente transmissíveis,** inclusive HIV/Aids.

No Brasil, esse método ainda é pouco usado em razão de influências socioculturais e, apesar de bastante conhecido, ainda carrega estigmas. Por isso, o sucesso do seu emprego depende da motivação do casal, da confiança no método e do conhecimento da possibilidade de falhas, em torno de 3 a 7%, que ocorrem por roturas (5%) e vazamento (2%).

A camisinha pode ser de látex ou plástico, com lubrificante espermicida ou não.

O preservativo feminino

O preservativo feminino, **tal qual o masculino,** atua como uma barreira física entre o pênis e a vagina, servindo de reservatório ao sêmen e, também, impedindo o contágio com doenças sexualmente transmissíveis.

O preservativo feminino é de poliuretano, com 2 anéis flexíveis, um em cada extremidade, assegurando o ancoramento no colo uterino, como o diafragma, e, externamente, adaptando-se à vagina.

Ainda é alta a taxa de descontinuidade desse método (acima de 50%), devido ao ruído que provoca durante o ato sexual e à saída do anel externo pela vagina. O índice de falha é de 3 a 12%.

Diafragma

O diafragma é um método vaginal de anticoncepção. Trata-se de um capuz macio, de borracha ou silicone, côncavo, com borda flexível, que cobre todo o colo uterino. **Deve ser usado com geleia ou creme espermicida** e é comercializado em tamanhos que variam de 50 a 105 mm.

Consideramos uma boa opção somente se a mulher tiver conhecimento e destreza para utilizá-lo. A taxa de falha no 1º ano de uso varia de 6 a 18 gravidezes por 100 mulheres/ano.

Espermicidas

Os espermicidas, disponíveis na forma de geleias, supositórios ou tabletes espumantes, são empregados como veículos para agentes químicos que inativam os espermatozoides, ainda na vagina.

O mecanismo de ação consiste em lesar as membranas celulares dos espermatozoides.

O índice de falha é de 20% no 1º ano de uso. Sua utilização, geralmente, é associada a outro método de barreira, o que aumenta a sua eficácia.

Métodos hormonais somente com progestagênios

Minipílulas

As minipílulas constituídas apenas pelos hormônios progestagênios datam da década de 1950 e foram industrializadas com a finalidade de diminuir os efeitos colaterais dos contraceptivos hormonais combinados, reduzindo, principalmente, o risco de tromboses vasculares.

ATENÇÃO

O uso do diafragma só deve ser iniciado 6 semanas após o parto, já que sua eficácia depende de uma correta localização na vagina, o que, geralmente, só é possível após esse período, quando a anatomia feminina retorna ao seu estado normal (não gravídico). É obrigatória uma nova avaliação pelo ginecologista 6 meses após o parto, pois pode ocorrer variação do tamanho necessário para o diafragma.

CONSULTE O GINECOLOGISTA

Consultar o ginecologista para saber a medida ideal para o diafragma e aprender como deve ser feita a sua utilização.

O QUE VOCÊ DEVE FAZER

- Usar as minipílulas, preferencialmente, a partir de 6 semanas após o parto.
- Seguir corretamente os horários de ingestão das minipílulas, evitando variações além de 3 horas, para não prejudicar a eficácia do método.

- No uso contínuo desse método, as minipílulas devem ser ingeridas diariamente, sem interrupção, e não há um ciclo programado de sangramento. O padrão de sangramento é, portanto, menos provável do que com as pílulas hormonais combinadas. Você poderá não menstruar, o que se observa em 40% dos casos, ou ter ciclos irregulares, devido à ação variável dos hormônios, que podem causar sangramentos vaginais imprevisíveis. No entanto, não é necessária a suspensão diária do uso das minipílulas.

- O uso das pílulas anticoncepcionais sem estrogênio durante a lactação foi autorizado pelos critérios médicos da Organização Mundial de Saúde (OMS).

No Brasil, há 3 tipos de minipílulas sendo comercializadas:

- Noretisterona (350 mcg/dia);
- Levonorgestrel (30 mcg/dia);
- Linestrenol (500 mcg/dia).

Recentemente, surgiu um novo progestagênio oral, à base de **desogestrel** (75 mcg/dia), que inibe 97% da ovulação. A eficácia de seu uso em nutrizes é de 99,86%, semelhante à observada nas mulheres que não amamentam (99,83%). Além disso, o uso dessa pílula, devido à sua grande eficácia, pode ser mantido mesmo fora do período pós-parto.

Anticoncepção hormonal injetável à base de progestagênio

O mecanismo de ação desse método é pela inibição da ovulação e também da alteração do muco cervical, tornando-o espesso e provocando uma barreira à ascensão dos espermatozoides.

O endométrio (revestimento interno do útero) sofre uma ação local e, com a continuidade de uso do método, torna-se fino e atrofiado. Há tendência à ausência de menstruação, principalmente após 12 meses de uso.

CONSULTE O GINECOLOGISTA

Se tiver dúvida quanto ao uso das minipílulas, consulte o seu ginecologista.

O QUE VOCÊ DEVE SABER

Apesar de haver a passagem de uma pequena quantidade de hormônio para o leite, a anticoncepção hormonal injetável à base de progestagênio não interfere na amamentação e no desenvolvimento do bebê, como se pensava há algum tempo.

Embora seja reversível, a recuperação da fertilidade é mais lenta do que com os outros métodos, principalmente após 12 meses de uso.

Pílulas anticoncepcionais com hormônios combinados

O QUE VOCÊ NÃO DEVE FAZER

Não utilizar pílulas anticoncepcionais com hormônios combinados durante o período de amamentação. Devido à ação dos estrogênios, essas pílulas têm efeito prejudicial no leite materno, podendo alterar tanto a sua quantidade quanto a sua qualidade (baixando o teor de proteínas, cálcio, fósforo e gordura) e, consequentemente, prejudicando o crescimento e o desenvolvimento do bebê.

Dispositivos intrauterinos (DIU)

Os dispositivos intrauterinos são utilizados há bastante tempo, mas o uso difundiu-se na década de 1960. No Brasil, o número de usuárias ainda não é significativo, devido à falta de conhecimento e à disponibilidade do método.

O DIU é um método **seguro e efetivo,** apresentando taxa de continuação (continuidade de uso do mesmo método) mais elevada que os contraceptivos hormonais orais, preservativos, diafragmas, espermicidas e métodos naturais. Atualmente, o Ministério da Saúde indica mais o uso do DIU T Cu 380-A (DIU de cobre).

O mecanismo de ação do DIU de cobre ainda é motivo de debate. Contudo, estudos sobre o risco de aumento do cobre no metabolismo materno e a sua influência no leite demonstram que **não há risco de alteração da qualidade do leite materno.**

Esterilização

Deixamos de mencionar outros métodos mais complexos, como os **implantes hormonais no útero ou na pele,** pois acreditamos que necessitam de uma orientação mais detalhada por parte do profissional da saúde que atende à nutriz. Contudo, alertamos que eles **não interferem negativamente na amamentação.**

De acordo com a legislação brasileira atual, é proibida a esterilização da mulher no pós-parto imediato, exceto nos casos de comprovada necessidade por razões médicas.

ATENÇÃO

Quanto ao uso da pílula anticoncepcional de baixa dose (≤ 35 mcg de etinilestradiol) durante o período de amamentação, a Organização Mundial da Saúde (OMS) estabeleceu:

- seu uso nas primeiras 6 semanas após o parto apresenta risco de saúde inaceitável;
- seu uso entre 6 semanas e 6 meses após o parto apresenta riscos maiores que benefícios;
- seu uso 6 meses após o parto apresenta benefícios maiores que riscos.

O QUE VOCÊ DEVE SABER

O período para a colocação do DIU deve ser: 4 semanas após o parto normal e 8 a 12 semanas após a cesariana. Segundo a Organização Mundial da Saúde (OMS), a validade dos DIU é, normalmente, de 10 anos, podendo ser estendida até 12 anos.

Como conciliar a amamentação exclusiva nos primeiros 6 meses de vida do bebê com o trabalho fora do lar?

ATENÇÃO

Recomendamos a amamentação exclusiva durante os primeiros 6 meses de vida. A prorrogação da licença-maternidade por 60 dias, permitida às servidoras públicas e às empregadas de empresas que aderirem ao Programa Empresa Cidadã (a partir de 2010), propicia o sucesso do aleitamento materno exclusivo nesse período. As mães que não puderem usufruir esse benefício e tiverem apenas o direito à licença-maternidade de 120 dias têm que conciliar atividades domésticas, emprego e família com o processo de amamentação.

O QUE VOCÊ DEVE FAZER

Aconselhamos às mães que tiverem direito **apenas aos 120 dias** de licença-maternidade:

- tirar a licença o mais próximo possível da data prevista para o parto;
- acumular férias para somar aos 120 dias de licença-maternidade previstos em lei. Dessa maneira, você pode prolongar a sua permanência no lar. Ressaltamos que **a licença-maternidade** de 120 dias **poderá também ser ampliada em 2 semanas,** mediante a apresentação de atestado médico, visando à prioridade da amamentação exclusiva para a saúde do bebê.
- extrair o leite para ser oferecido ao seu filho ao término da licença-maternidade. Para conseguir um volume suficiente para a alimentação do bebê, é importante iniciar o estoque de leite materno 15 dias antes do retorno ao trabalho. Para saber como ordenhar, armazenar e conservar o leite, consulte o item "O leite materno ordenhado", no capítulo "Aleitamento materno", na seção 1 – Recém-nascido;

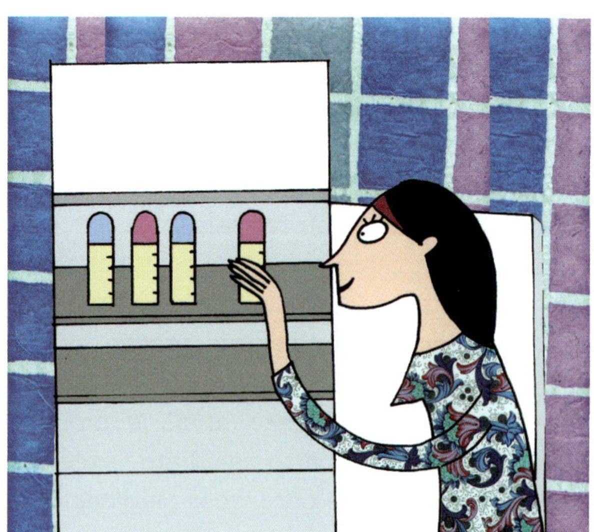

- após o retorno ao trabalho, amamentar com frequência quando estiver em casa, inclusive à noite, para manter uma boa produção de leite. Para mais informações, consulte o item "Como conseguir bons níveis de produção e liberação de leite?", no capítulo "Aleitamento materno", na seção 1 – Recém-nascido;

- evitar o uso de mamadeiras para **oferecer o leite ordenhado** ao bebê. **Utilizar copo, xícara ou colher.** Para saber como fazer, consulte o item "Como oferecer o leite materno ordenhado ao bebê?", no capítulo "Aleitamento materno", na seção 1 – Recém-nascido;

- esvaziar as mamas por meio de ordenha manual, durante a jornada de trabalho, e guardar o leite para ser oferecido posteriormente ao bebê. Para saber como o leite materno deve ser ordenhado, armazenado e conservado, consulte o item "O leite materno ordenhado", em "Aleitamento materno", na seção 1 – Recém-nascido.

Se você puder usufruir apenas a licença-maternidade de 120 dias, lembre-se de que tem direito, durante a jornada de trabalho, a 2 (dois) descansos especiais, de meia hora cada um, para amamentar o seu bebê.

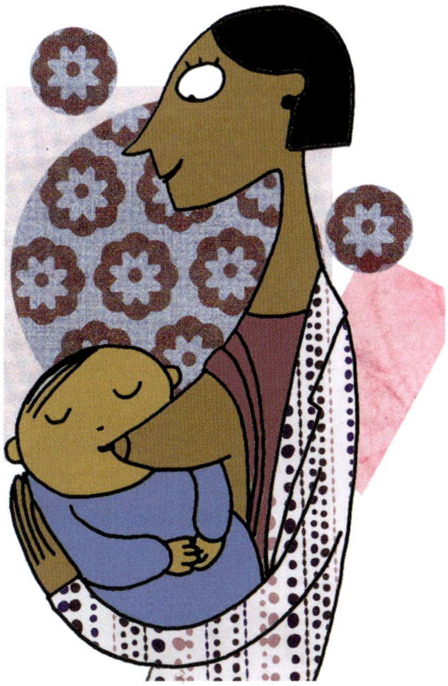

Desmame

Devemos considerar o desmame como um processo de **desenvolvimento da criança** e, portanto, **o ideal é que ocorra naturalmente,** à medida que a criança vai adquirindo as competências necessárias para abandonar o peito.

O desmame brusco, com data marcada, não é recomendado, pois, se a criança não estiver pronta para tal processo, pode se sentir rejeitada pela mãe, gerando ansiedade e rebeldia.

Também para a mãe o desmame brusco deixa marcas, desde as ligadas ao leite (ingurgitamento e mastite) até marcas emocionais, como tristeza e depressão.

No desmame natural, a criança, aos poucos, vai abandonando o peito e recebendo outros alimentos que a satisfazem, o que costuma ocorrer, em média, **entre 2 e 4 anos.** Na pré-história, por exemplo, a duração, em média, da amamentação era de 2 a 3 anos, idade em que costuma ocorrer o desmame natural.

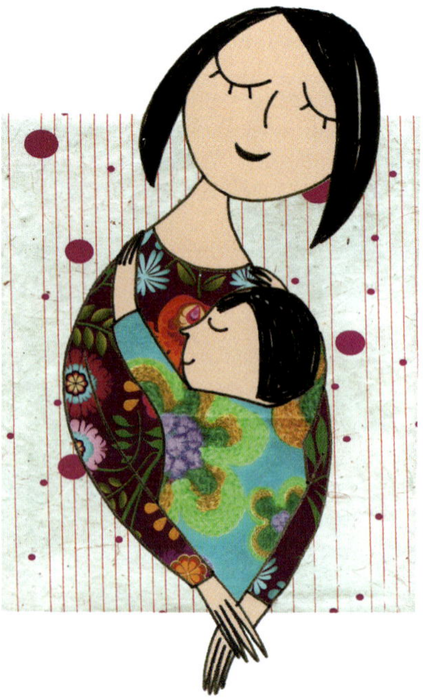

O QUE VOCÊ DEVE SABER

O desmame natural é menos estressante para a mãe e para a criança, pois preenche gradualmente suas necessidades, desde as fisiológicas, passando pelas imunológicas, até as especiais necessidades psicológicas. Assim, fortalece física e afetivamente a mãe e a criança, criando novas vias para a manutenção e o fortalecimento do vínculo mãe-filho.

CONSULTE O PEDIATRA

A decisão de manter a amamentação ao peito até que a criança o abandone espontaneamente cabe à dupla mãe-bebê e à sua família. Porém, é importante consultar o pediatra para receber as orientações necessárias para que o processo de desmame seja conduzido da melhor maneira.

Alimentação do lactente

(29 dias a 2 anos)

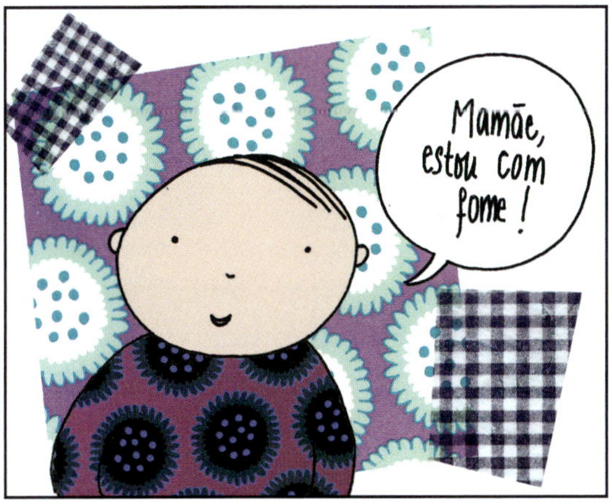

Carta de um bebê para os pais:

Como vocês devem ter percebido, estou crescendo muito rápido e já não sou mais aquele bebê tão pequenininho. Até já perdi um monte de roupinhas que vocês compraram, ganharam ou guardaram para mim... Faz parte.

Gostaria de contar a vocês que nos próximos dois anos tudo em mim vai crescer ainda mais rápido, principalmente meu corpo e meu cérebro. Sabe do que preciso para que isso aconteça? Preciso de comidinhas adequadas para esse crescimento, e não se esqueçam: vocês têm que me levar todo mês ao pediatra e seguir o que ele lhes disser! Isso será fundamental para que eu cresça bem e feliz. Vejam bem, ele é um doutor, sabe muito, muito, muito, mas são vocês quem melhor me conhecem e podem avaliar meus sentimentos e necessidades mais profundas – VOCÊS SÃO MEUS PAIS! Por isso, quando tiverem qualquer dúvida, não deixem de perguntar ao doutor. Fiquem tranquilos caso sintam alguma insegurança. Isso é muito natural, afinal é tudo tão novo para vocês também. Mesmo que eu já tenha algum irmão, estamos nos conhecendo a cada dia e somos diferentes de todo o resto. Precisamos ser pacientes, pois tudo vai dar certo! É muito bom ficar com vocês!

O doutor deve ser uma pessoa bem especial, pois cuida todo o tempo de um monte de gente pequena como eu. Estou certo de que ele ficará orgulhoso de vocês ao perceber que assumiram sua parte de responsabilidade pela minha saúde – querem me dar o melhor para o meu corpo e desejam que eu me sinta muito satisfeito comigo e com a nossa relação. Assim, poderei crescer da melhor forma. Vamos agora aprender sobre alimentação saudável para as crianças menores de 2 anos. Prestem bem atenção! Essas informações são essenciais para nós!

O QUE VOCÊ DEVE SABER

Lactente é o bebê com até 2 anos de idade.

A **boa nutrição** é muito importante em todas as idades. Uma boa alimentação consiste em oferecer alimentos adequados em quantidade, em qualidade e em consistência para suprir as necessidades básicas e **proporcionar o desenvolvimento e o crescimento saudáveis.**

Até os 2 anos de idade, o bebê é chamado de **lactente.** Esse nome tem ligação com a alimentação dele, pois, nesse período, o principal alimento para a saúde do bebê é o leite materno. O leite materno é tão importante que, até os 6 meses de idade, não deve ser oferecido qualquer outro alimento ao bebê (exceto se houver recomendação médica, como as vitaminas e o ferro), nem água, chá ou suco, nada mais, pois **o leite materno já contém tudo de que o bebê precisa** para crescer forte e saudável. Para conhecer as principais vantagens da amamentação ao peito para o bebê, para a mãe e toda a família, consulte o item "Vantagens do aleitamento ", no capítulo "Aleitamento materno", na seção 1 – Recém-nascido.

Apenas **depois que o bebê fizer 6 meses, deverá ingerir outros alimentos,** pois precisará de mais nutrientes. Nessa idade, ele já terá até alguns dentes e poderá usá-los para se alimentar. No início, experimentará os alimentos devagar e, quando se acostumar a usar os dentes, poderá morder com mais força.

Recomendações gerais para uma alimentação saudável de seu filho

O QUE VOCÊ DEVE FAZER

- Procurar **variar os alimentos,** para que o bebê coma um pouco de tudo (proteínas, carboidratos, gorduras, minerais e vitaminas), de forma balanceada.

- Equilibrar as comidas que soltam ou prendem o intestino do seu bebê (por exemplo, o mamão e as folhas soltam e a banana maçã ou prata e o arroz normalmente prendem o intestino).

- Adotar **horários regulares** para as refeições e saber o número certo de refeições de que o seu bebê precisa.

- Oferecer a comida sempre fresquinha e logo depois de ter sido preparada.

- Manter todo o ambiente em que o seu bebê fica sempre limpo e, principalmente, o local em que ele vai se alimentar.

- Lavar as verduras, os legumes e as cascas das frutas antes de cortá-las; enfim, mantenha tudo sempre bem limpinho.

- **Oferecer novos alimentos aos poucos,** de acordo com a fase de desenvolvimento do seu bebê. Por exemplo, **se ele já tem dentes,** não precisa amassar muito a papa bem cozida, já pode e **deve** mastigar.

- Lembrar-se de que a capacidade do estômago para consumir e digerir alimentos varia de acordo com a idade do seu bebê. Por isso, procure saber a quantidade adequada de comida e o que o seu bebê precisa comer em cada etapa de seu desenvolvimento.

- Ajudar o bebê a aceitar bem os alimentos. Deixar o bebê pegar os alimentos e colocá-los na boca. **O vínculo afetivo tem ligação direta** com isso e a forma como você lida com a comida também. Lembre-se de que **o bebê começa a conhecer o mundo pela boca.** Os bons hábitos alimentares também vão depender do equilíbrio emocional entre pais e bebê. Você nem precisará se preocupar em inventar meios para o bebê comer. Se mantiver a calma, a hora da refeição será tranquila para todos.

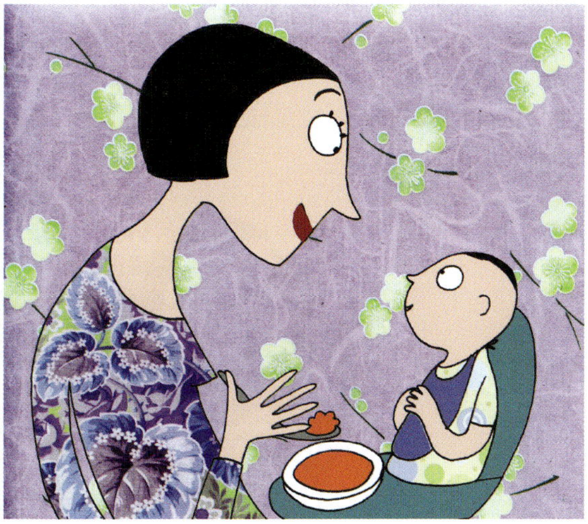

Para mais informações, consulte o item **"Dez passos para uma alimentação saudável"**, a seguir.

ATENÇÃO

Lembre-se de que dar outros alimentos além do leite materno ao seu filho antes que ele complete 6 meses pode atrapalhar as mamadas. O leite materno pode diminuir, afinal, quanto mais o bebê mama, mais leite a mãe produz.

O QUE VOCÊ NÃO DEVE FAZER

- Não forçar o bebê a comer.
- Não dar mais comida do que o bebê aguenta, fazendo gracinhas e brincadeiras para que ele coma. Assim, ele não vai resistir e vai comer mais do que necessita, o que não é bom para a saúde física e emocional.
- Não deixar o bebê comer o que quiser e a qualquer hora.
- Se você está com alguma preocupação, na hora da alimentação, deve **esquecê-la,** caso contrário, o bebê pode se sentir culpado e achar que fez algo errado, o que o deixará confuso e poderá levá-lo a **comer sem vontade, só para agradar você. Isso não é bom,** certo? Comida é comida e amor é amor...

Dez passos para uma alimentação saudável

O Ministério da Saúde/OPAS e a Sociedade Brasileira de Pediatria (SBP) estabelecem, para crianças menores de 2 anos, dez passos para uma alimentação saudável. Vamos reforçar o que já vimos e conhecer outros pontos importantes.

Passo 1. **Dar somente leite materno até os 6 meses, sem oferecer água, chás ou quaisquer outros alimentos.**

Até o 6º mês, o lactente está preparado para receber apenas o leite materno, um alimento líquido e completo. Nesse período, o intestino do bebê ainda **não tem maturidade** para receber outros alimentos;

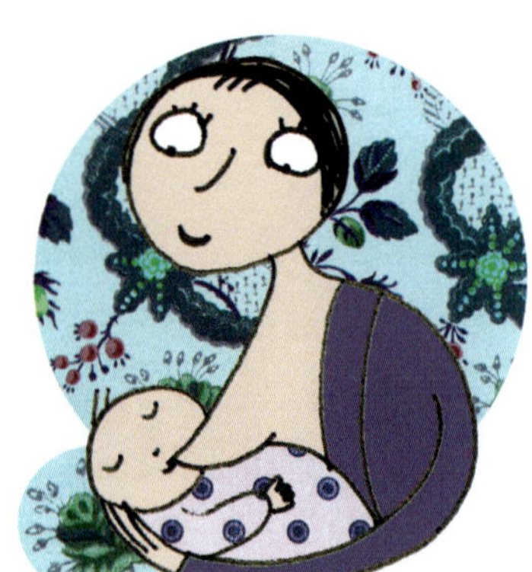

por esse motivo, esses alimentos podem não fazer bem ao seu filho. Por exemplo, **o leite de vaca integral** tem proteínas estranhas ao organismo da criança e pode causar alergia, diarreia, problemas respiratórios e de pele e **colocar em risco a saúde e o crescimento do bebê.** A alergia à proteína do leite de vaca, além de outros sintomas, pode levar à diarreia crônica e à desnutrição.

Só por volta do 5º mês o bebê conseguirá começar a mastigar e movimentar o alimento para cima e para baixo na boca. Esses movimentos, conforme a criança cresce, vão ficando cada vez melhores para receber os alimentos semissólidos e sólidos.

Passo 2. **A partir dos 6 meses, introduzir de forma lenta e gradual outros alimentos, mantendo o leite materno até os 2 anos de idade ou mais.**

A partir dos 6 meses, o organismo da criança já está preparado para receber alimentos diferentes do leite materno – chamados **alimentos complementares.** Mesmo recebendo esses outros alimentos, é preciso continuar a amamentação ao peito até os 2 anos ou mais, pois o leite materno continua alimentando e protegendo seu filho contra doenças. Para mais informações, consulte o capítulo "Aleitamento materno do lactente", nesta seção.

Passo 3. **A partir dos 6 meses, dar alimentos complementares (cereais, tubérculos, carnes, leguminosas, frutas e legumes) 3 a 7 vezes ao dia.**

• **Bebês em aleitamento materno** devem fazer 3 a 4 refeições por dia:

- no 6º mês, oferecer 2 refeições de fruta amassada (manhã e tarde) e 1 papa principal com misturas múltiplas de alimentos bem cozidos e amassados com o garfo, no almoço ou jantar, conforme o horário em que a família esteja reunida. Nos outros horários, continuar com o leite materno;

- a partir do 7º mês, oferecer 2 refeições de papa principal com misturas múltiplas (1 no almoço e 1 no jantar) e 2 refeições de fruta (manhã e tarde).

O QUE VOCÊ DEVE SABER

As crianças com menos de 6 meses que não estiverem em regime de aleitamento materno devem receber, além da fórmula de leite infantil, água, no mínimo, 3 a 4 vezes por dia. Para informações sobre as fórmulas de leite infantil, consulte o capítulo "Alimentação do recém-nascido", na seção 1.

Aos 9 meses, o bebê já pode comer pequenos pedaços de alimentos, pois vai conseguir fazer movimentos de empurrar os alimentos com a língua para os dentes de trás e, a partir de 1 ano de idade, estará com a mastigação completa. Nessa fase, poderá comer carne e vegetais em pedaços maiores como você. Esses alimentos têm fibras e são muito bons para o intestino funcionar bem.

Lembre-se, algumas crianças precisam ser estimuladas a comer, mas forçar, jamais!

- **Bebês que não mamam no peito** precisam de 6 a 7 refeições ao dia, contando com a fórmula de leite infantil:

  - durante o 6º mês, oferecer 2 refeições de papa de fruta, 1 refeição de papa principal com misturas múltiplas e 3 de fórmula de leite infantil;

  - após o 7º mês, oferecer 2 refeições de fruta, 2 refeições de papa principal com misturas múltiplas e 3 refeições de fórmula de leite infantil.

Passo 4. Oferecer a alimentação complementar sem rigidez de horários, respeitando-se sempre a vontade da criança.

A alimentação deve ser oferecida de maneira regular, mas sem rigidez de horários. As mães que oferecem o peito, sempre que a criança necessita, desenvolvem muito mais cedo a capacidade de identificar quanto a criança deve comer. Além disso, aprendem, com mais facilidade, a perceber quando as crianças estão satisfeitas após as refeições e quando sentem fome. Ter flexibilidade, se possível, nos horários de alimentação certamente ajudará esse processo. Esse aprendizado, que se inicia nos primeiros anos de vida, é fundamental, pois possibilita o estabelecimento de uma alimentação correta e também ajuda a criança a conhecer e controlar suas emoções.

Passo 5. A alimentação complementar deve ser espessa desde o início e oferecida com colher; começar com consistência pastosa (papas/purês com pequenos pedaços) e, gradativamente, aumentar a consistência até chegar à consistência da alimentação da família. Deixar a criança pegar os alimentos picados e colocá-los na boca, enquanto o cuidador o alimenta com a colher.

Os alimentos oferecidos à criança devem ser os mesmos oferecidos aos demais membros da família, desde que adequados nutricionalmente:

- do 6º ao 9º mês, os alimentos devem ser mais cozidos, adquirindo uma consistência pastosa depois que você os amassar com o garfo no prato (por exemplo: batata, feijão com caroço, folhas verde-escuras cortadas bem finas, carne bem desfiada).

- a partir dos 9 meses, os alimentos ainda devem ser cozidos, mas já podem ser menos amassados ou até cortados em pedaços pequenos.

O QUE OBSERVAR

É importante que você desenvolva a sensibilidade para distinguir o desconforto do bebê por fome de outros tipos de desconforto (por sono, frio, calor, fraldas molhadas, dor ou necessidade de carinho).

O QUE VOCÊ NÃO DEVE FAZER

Não oferecer sopas e comidas ralas/moles, pois elas não fornecem a quantidade de energia suficiente ao bebê.

Não usar a mamadeira, pois pode atrapalhar a amamentação. A mamadeira é uma importante fonte de contaminação de alimentos e de transmissão de doenças, como a diarreia. Utilizar o copo para oferecer água e dar os alimentos semissólidos ou sólidos utilizando o prato e a colher.

- após o 1º ano de idade, os alimentos devem ser oferecidos na mesma consistência dos alimentos da família.

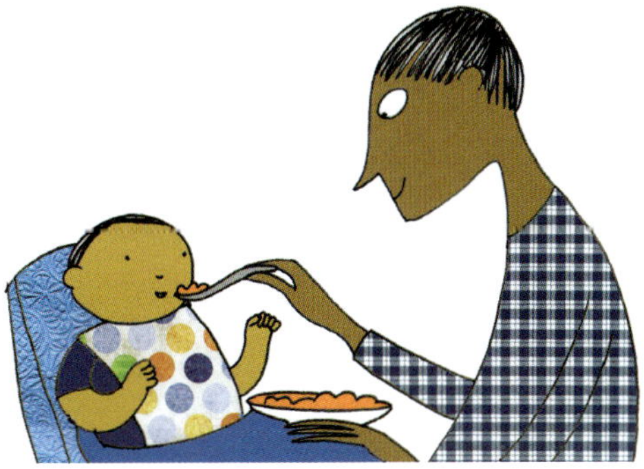

Passo 6. Oferecer à criança diferentes alimentos ao dia. Uma alimentação variada é uma alimentação colorida.

Desde cedo, a criança deve se acostumar a comer alimentos variados. Só essa combinação de alimentos pode evitar a monotonia da alimentação e garantir a quantidade de ferro e vitaminas necessária, mantendo a boa saúde e o crescimento adequado de seu filho. Além disso, **o ferro dos alimentos é melhor absorvido quando acompanhado, na mesma refeição, de carne e frutas ricas em vitamina C.** A formação dos hábitos alimentares é muito importante e deve começar desde cedo.

Há crianças que se adaptam mais facilmente aos novos alimentos enquanto outras demoram mais tempo. Além disso, o que pode parecer "não gostar" de novos alimentos pode ser um indício de que a musculatura da boca da criança ainda não está pronta para receber aquele alimento. No início, ela não tem coordenação oral suficiente para girar o alimento na boca e engolir, então ela o empurra para fora.

Deixe passar algum tempo e ofereça o alimento novamente até que a criança o aceite. Faça isso com todos os alimentos que forem recusados e, principalmente, com frutas e verduras.

Passo 7. Estimular o consumo diário de frutas, verduras e legumes nas refeições.

Todas as crianças devem se acostumar a comer frutas, verduras e legumes desde cedo, pois esses alimentos são importantes fontes de vitaminas, cálcio, ferro e fibras.

O QUE OBSERVAR

- Os alimentos devem ser testados aos poucos, sendo necessário experimentar de 8 a 10 vezes o mesmo alimento para que se possa avaliar a sua aceitação.
- Durante a refeição, ofereça os alimentos separadamente, para que a criança aprenda a identificar as suas cores, sabores e texturas.

ATENÇÃO

O consumo de frutas, verduras e legumes pela família irá incentivar a criança a experimentá-los e contribuir para a saúde de todos.

O QUE VOCÊ DEVE FAZER

- Nunca use restos de uma refeição, nem comida já preparada há mais de um dia ou deixada fora da geladeira, para alimentar seu filho. Os alimentos estragam sem que se veja ou perceba.
- Para evitar a contaminação dos alimentos e a transmissão de doenças, a pessoa responsável pelo preparo das refeições deve lavar bem as mãos, os alimentos que serão consumidos e os utensílios onde serão preparados e servidos.
- Os alimentos devem ser guardados em local fresco, sem umidade e protegidos de insetos e outros animais.

ATENÇÃO

Para que a criança doente se alimente melhor, é importante sentar-se ao lado dela na hora da refeição e ser mais flexível com horários e regras.

Passo 8. **Evitar açúcar, sal, café, enlatados, frituras, refrigerantes, balas, salgadinhos e outras guloseimas nos primeiros anos de vida.**

Esses alimentos não são bons para a nutrição da criança. Além de tirarem a vontade de comer alimentos realmente nutritivos, também causam doenças, desde desnutrição e obesidade até hipertensão arterial e aumento do colesterol. Esses alimentos devem ser consumidos com muita moderação. **O açúcar somente deve ser usado na alimentação após 2 anos de idade.** Para temperar a comida, use cebola, alho, óleo, pouco sal e tempero verde (salsinha, e cebolinha). Evite dar alimentos muito condimentados, como pimenta, mostarda, catchup e temperos industrializados.

Passo 9. **Cuidar da higiene no preparo e manuseio dos alimentos; garantir o seu armazenamento e sua conservação adequados.**

Para uma alimentação saudável, utilize alimentos frescos, maduros e muito bem conservados. Os alimentos devem ser preparados imediatamente antes do consumo.

Passo 10. **Estimular a criança doente e convalescente a se alimentar, oferecendo sua alimentação habitual e seus alimentos preferidos, respeitando a sua aceitação.**

As crianças doentes, em geral, têm menos apetite. Por isso, devem ser estimuladas a se alimentar, sem, no entanto, serem forçadas a comer.

Para garantir a melhor nutrição e hidratação da criança doente, ofereça os alimentos de sua **preferência,** sob a forma que a criança melhor os aceite, e aumente a oferta de água.

Se a criança estiver com pouco apetite, ofereça um volume menor de alimentos por refeição e aumente a frequência de oferta de refeições ao dia.

Durante a convalescença, quando a criança está se recuperando, o apetite dela é maior. Por isso, aumente a oferta de alimentos nesse período. Enquanto a criança come com sua própria colher, a pessoa responsável pela sua alimentação deve ir lhe oferecendo alimentos com o uso de outro talher.

O QUE VOCÊ DEVE FAZER

Como lidar com a recusa aos alimentos

- Aceitar a recusa de seu filho por um alimento com paciência, respeito e compreensão, ao invés de adotar estratégias repressoras ou punitivas que o pressionem a comer determinado alimento, podendo gerar um clima de caos na hora da refeição.
- Tentar perceber se está sendo manipulada por seu filho, que, ao sentir sua angústia para que coma, praticamente fica com um "trunfo" em suas mãos.
- Acalmar-se e controlar seu nível de ansiedade.
- Não ter medo de lidar com a agressividade de seu filho e de se impor – use sua autoridade, e não confunda isso com autoritarismo, crueldade, chantagem ou "dar o troco".
- Confiar em si! Você é a mãe e, por enquanto, é quem pode conduzir melhor a situação.
- Respeitar os horários das refeições e acostumar seu filho a comer nos lugares apropriados para isso.
- Proporcionar o melhor clima possível na hora da refeição.
- Deixar que os bebês peguem a comida com as mãos, que sintam sua textura e espalhem a comida no prato com sua própria colher, estimulando, assim, sua curiosidade pelos alimentos e desenvolvendo suas sensações (prazer, nojo, aflição etc.).
- Explicar sobre as cores dos alimentos, sua consistência (se são macios, duros etc.), como são gostosos e importantes para a saúde.
- Ajudar seus filhos, aos poucos, a escolher o que comer, depois a fazer o seu próprio prato.
- Não se esquecer de que sua expressão facial (sua expressão não verbal) é captada por seu filho. A expressão vale mais que mil palavras!

Com esses cuidados, essa fase de recusa alimentar tenderá a ser passageira e ajudará muito na estruturação da personalidade de seu filho.

O QUE VOCÊ NÃO DEVE FAZER

- Não brigar com seu filho para que coma tudo o que VOCÊ quer ou o obrigue a comer tudo até o fim. Se perceber que não quer mais, insista uma ou duas vezes, mas não o force a comer.
- Não "presentear" seu filho se ele comer tudo nem tampouco o punir quando não o fizer, senão ele irá aprender que suas emoções serão compensadas por meio da alimentação – o que poderá prejudicar seu desenvolvimento físico, nutricional e emocional.

Há uma **fase natural de diminuição de apetite da criança** que acontece, aproximadamente, aos 2 ou 3 anos. Ela passa a eleger apenas alguns alimentos (aqueles previamente conhecidos e aceitos) como uma tentativa de mostrar, principalmente à mãe, que é um ser independente dela, que tem vontades próprias. Essa recusa é **essencial para a construção do ego** do bebê e da criança maior. Quando a mãe permite que seu filho lhe diga "não", ele está dizendo "sim" a si mesmo, fato que o auxilia no processo de diferenciação de sua mãe e no treinamento para a sua autonomia – aquisição essencial para a vida mental saudável.

> ATENÇÃO
>
> Criança "gordinha" NÃO é sinônimo de criança saudável.

Prevenindo a obesidade

Ainda hoje, infelizmente, há o **mito** de que criança "gordinha" é considerada saudável e bem cuidada não só por vizinhos, amigos e parentes mas também pelos próprios pais, principalmente pela mãe, que se sente valorizada e bem reconhecida em sua função. A mãe confunde gordura com saúde e acredita que, se o filho comer bastante, poderá até ficar invulnerável a doenças. **Na verdade, essa superalimentação poderá levá-lo a desenvolver obesidade** – doença grave, reconhecida pela Organização Mundial de Saúde como o principal desafio nutricional do século XXI. Portanto, é fundamental que a criança **coma apenas o que consegue** e possa **conhecer seus limites físicos e psíquicos**. É igualmente importante que os pais coloquem limites àquelas que querem comer muito mais do que necessitam, explicando sempre os problemas da ingestão excessiva de alimentos e estando atentos ao caso de necessitarem de ajuda profissional.

Cuidados na fase de introdução da alimentação complementar

Para introduzir a alimentação complementar, você deve considerar a maturidade do funcionamento do corpo e o desenvolvimento motor de uma forma global, incluindo a parte oral. Ou seja, você deve **observar se a capacidade de seu filho de mastigar e engolir alimentos já está desenvolvida.**

A maioria das crianças atinge esse estágio de desenvolvimento mais ou menos por volta dos **6 meses de idade** e, por esse motivo, consegue receber bem outros alimentos além do leite materno. Esses alimentos são necessários porque, **nesse período, só o leite já não supre todas as necessidades nutricionais do bebê.**

A fase de introdução da alimentação complementar é uma transição entre o leite materno e os novos alimentos e, se não for bem conduzida, a criança corre risco de adoecer, seja pela administração de alimentos inadequados (por sua qualidade ou quantidade), seja pelo risco de contaminação dos alimentos, favorecendo a ocorrência de diarreia, desnutrição ou mesmo obesidade. Portanto, tenha muita atenção.

Os alimentos complementares antes eram chamados de "alimentos de desmame", o que significava "acostumar" com os novos alimentos; porém, esse termo podia sugerir para muitas mães a completa interrupção do aleitamento materno e **o que se deseja com a introdução de novos alimentos, a partir dos 6 meses, é a manutenção do aleitamento materno até os 2 anos de vida.**

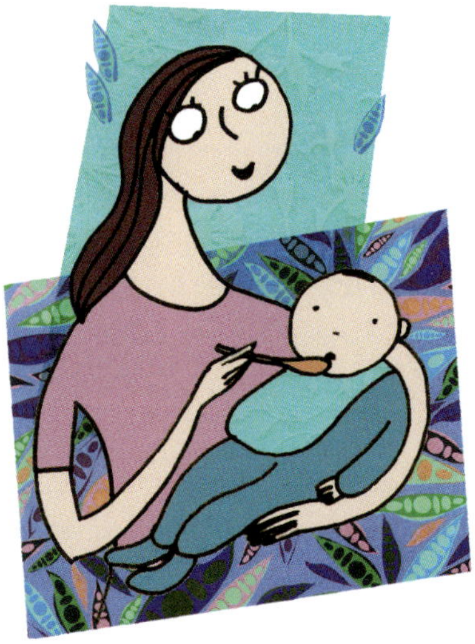

CONSULTE O PEDIATRA

Se tiver dificuldade na fase de introdução da alimentação complementar, consulte o pediatra para receber orientações.

O Departamento de Nutrologia da Sociedade Brasileira de Pediatria e os Comitês de Nutrição da Academia Americana de Pediatria e da Academia Americana de Cardiologia orientam:

Não se devem restringir a gordura e o colesterol na dieta das crianças durante os 2 primeiros anos de vida!

ATENÇÃO

- Antes dos 6 meses de idade, além de a criança ainda não ter maturidade para receber uma alimentação complementar, esses alimentos aumentam o risco de a criança ficar doente. Por outro lado, se, depois de 6 meses, você demorar muito para introduzir a alimentação complementar, também não será bom para a saúde de seu filho, pois muitos nutrientes farão falta, podendo levar à desnutrição (falta de energia e de proteínas), à anemia e à deficiência de muitas vitaminas e minerais (principalmente ferro, zinco, cobre, vitamina A e complexo B).

- Não se esqueça de oferecer água quando começar com a alimentação complementar, para ajudar na melhor absorção dos nutrientes dos alimentos. A água deve ser filtrada, clorada e dada nos intervalos das refeições, no copo.

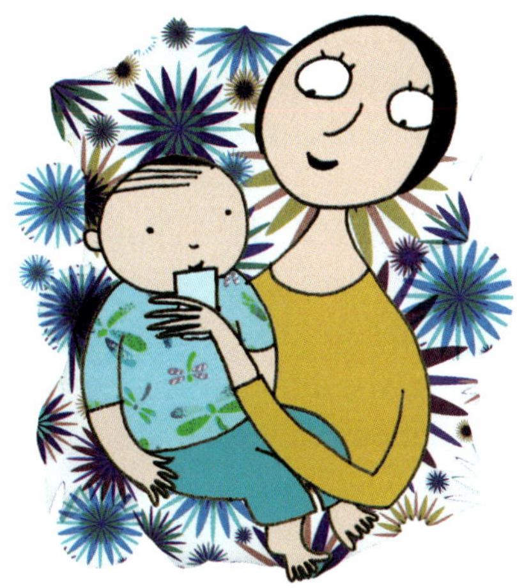

Na falta do leite materno

Se a amamentação com leite materno não for possível, utilize uma **fórmula de leite infantil** que satisfaça as necessidades nutricionais de acordo com cada faixa etária de seu filho, ou recorra a um **Banco de Leite Humano.**

O leite materno é o padrão de referência em alimentação infantil para a fabricação das fórmulas. Elas buscam ter uma distribuição de nutrientes semelhante à encontrada no leite materno e, por isso, são preferidas em relação ao leite de vaca integral.

De acordo com a Organização Mundial da Saúde e a Sociedade Brasileira de Pediatria, as fórmulas de leite infantil (enriquecidas com ferro e vitaminas e com taxas adequadas de proteínas e sal) são o leite mais apropriado para as crianças menores de 12 meses de idade que não podem ser amamentadas com leite materno. Essas entidades recomendam que:

- **antes do 6º mês,** seja utilizada a fórmula de leite infantil chamada "de partida" (que apresenta o número **"1"** no rótulo).

- **do 6º mês até 1 ano de idade,** seja utilizada a fórmula infantil chamada "de seguimento" (com o número **"2"** no rótulo).

Para mais informações, consulte também o item "A amamentação com leite de fórmula infantil", no capítulo "Alimentação do recém-nascido", na seção 1.

No caso das crianças que utilizam as fórmulas de leite infantis, a partir do 6º mês, a introdução das outras refeições (papa de fruta e papa principal de misturas múltiplas) deve seguir o mesmo padrão adotado para as crianças em aleitamento materno, descrito a partir do "Passo 3", em "Dez passos para uma alimentação saudável".

O QUE VOCÊ DEVE FAZER

- Ter atenção no preparo do leite de fórmula, observando a **diluição** correta do pó e mantendo os cuidados necessários com a higiene.

- Oferecer o leite em **copo ou xícara,** em vez de utilizar a mamadeira. Para saber como fazer, consulte o item "Como usar o copinho na alimentação de bebês em aleitamento materno?", no capítulo "Aleitamento materno", na seção 1 – Recém-nascido.

- Utilizar água **filtrada** ou, preferencialmente, fervida por aproximadamente 3 minutos.

- Acrescentar **somente** água à fórmula de leite, conforme a orientação apresentada no rótulo da embalagem, geralmente uma medida de pó para cada 30 mL de água.

- Oferecer água nos intervalos das refeições, no mínimo 3 a 4 vezes ao dia.

ATENÇÃO

Não é necessário acrescentar farinha ou açúcar ao leite de fórmula infantil.

O QUE VOCÊ NÃO DEVE FAZER

Não dar leite de vaca integral ao seu bebê.

O leite de vaca integral **não é recomendado** para **crianças menores de 1 ano** por várias inadequações, como:

- gorduras: o leite de vaca contém baixos teores de uma gordura chamada de ácido linoleico (10 vezes inferior às fórmulas infantis), muito importante para o desenvolvimento do sistema nervoso (formação dos nervos) e da retina (parte do olho);
- carboidratos: a quantidade de carboidratos no leite de vaca não é suficiente para o bebê, sendo necessário acrescentar outros açúcares, que podem causar diarreia;
- proteínas: o leite de vaca fornece taxas muito altas de proteínas, o que dificulta sua digestão e absorção, predispõe à obesidade, além de sobrecarregar os rins para que eliminem esse excesso. O leite de vaca também pode predispor a criança à alergia por ser uma proteína estranha ao seu organismo;
- minerais: o leite de vaca contém baixos teores de ferro, contribuindo para o desenvolvimento de anemia, e taxas elevadas de sódio, potássio, cloretos e fósforo, sobrecarregando os rins, principalmente de recém-nascidos de baixo peso;
- vitaminas: o leite de vaca contém baixos níveis de vitaminas D, E e C;
- oligoelementos: são outros minerais importantes e necessários em pequena quantidade, como zinco, selênio, cobre, entre outros. O leite de vaca contém teores insuficientes de todos os oligoelementos, principalmente de zinco.

Para mais informações, consulte o item "Razões para não dar leite de vaca integral ao seu bebê", no capítulo "Alimentação do recém-nascido", da seção 1.

Como introduzir os novos alimentos?

A Tabela 1 resume os passos para a introdução da alimentação complementar para seu filho.

Faixa etária	Composição da alimentação	Características da alimentação complementar
Até o 6º mês incompleto	Apenas leite materno	–
6º ao 7º mês incompleto	Leite materno + alimentação complementar	2 papas de fruta 1 papa principal de misturas múltiplas Ovo (gema e clara) cozido
7º ao 8º mês		2 papas de fruta 2 papas principais de misturas múltiplas
9º ao 11º mês		Gradativamente, passar para a mesma consistência da comida da família (verificar a adequação nutricional dos alimentos da família)
12º ao 24º mês		Comida da família

Até os 6 meses, dê somente leite materno, todas as vezes que o bebê quiser, quando tiver fome ou sede. O leite materno é rico, sacia a sede e ajuda seu filho a crescer bem. Lembre-se de que a criança pode ir do aleitamento materno até a alimentação da família sem **nunca** ingerir outro tipo de leite.

A partir dos 6 meses, inicie a introdução de outros alimentos. É possível começar com as frutas amassadas (oferecidas em colher), inicialmente uma vez ao dia e, depois, pela manhã e à tarde, seguidas pelas mamadas.

O tipo de fruta a ser oferecido deverá respeitar as características regionais, o custo, a estação do ano e considerar a presença de **fibras.** Nenhuma fruta é contraindicada, a menos que seu filho tenha intolerância ou alergia.

O QUE VOCÊ DEVE SABER

Os sucos de frutas não estão indicados, mesmo os naturais, porque contêm maior quantidade de calorias necessárias para o crescimento. O suco pode ser substituído pela papa de fruta.

A fruta pode ser oferecida como **sobremesa,** após a papa principal de misturas múltiplas, para **ajudar na absorção do ferro dos alimentos,** principalmente das leguminosas e folhas verde-escuras. Não há indicação para uso de sobremesa doce ou gelatina. Quando prescrevemos a sobremesa, ensinamos à criança que a refeição não é suficiente, que merece ainda ingerir algo adicional, para "distender um pouco mais o estômago".

Nos primeiros dias, quando a criança ainda não estiver ingerindo a quantidade suficiente de alimentos, a fruta amassada pode ser misturada com cereais pré-cozidos, como as farinhas à base de **arroz** e milho. Recomenda-se a introdução inicial de cereais à base de arroz, porque são livres de glúten, têm menor conteúdo de sódio e possuem menor chance de causar alergia. Esses alimentos devem ser oferecidos na **colher.**

A seguir, podem ser introduzidos outros tipos de cereais, que não contêm açúcar, incluindo as preparações compostas, em que são associados mais de um cereal (milho, arroz, aveia etc.). Os cereais podem dar variedade e auxiliar na composição de uma dieta equilibrada, **evitando a monotonia.**

O QUE VOCÊ DEVE FAZER

- Incentivar a ingestão de vários alimentos, com diferentes sabores, cores, consistência, temperaturas e texturas. A dependência de um único alimento, como o leite, ou o consumo de grandes volumes de outros líquidos, como o suco, pode levar a um desequilíbrio nutricional.

- Colocar os alimentos **separados** no prato, evitando dar vários alimentos misturados, para que a criança aprenda a **reconhecer** os diferentes sabores e seja estimulada pelo colorido dos alimentos.

- Utilizar os alimentos nutricionalmente saudáveis que são usados para a comida da família, modificados quanto à **consistência** para o preparo da papa principal de misturas múltiplas do bebê.

- Podem ser consumidos todos os tipos de carnes e vísceras.

- Preparar as papas com cereais e/ou tubérculos, leguminosas, carnes e hortaliças (verduras e legumes), como ilustrado no Quadro 1.

- Conforme a criança cresce, aumentar o tamanho da medida de colheres de chá até as colheres de sopa.

- No início da alimentação complementar, acrescentar **1 colher com óleo de cozinha** (preferencialmente de soja ou canola) ou azeite, para aumentar o valor energético da dieta sem aumentar o seu volume. Essa colher com óleo ou azeite pode ser usada para o preparo da papa principal ou ser colocada **sobre a comida, no prato.** Além disso, a adição de gordura dá viscosidade à dieta, tornando-a mais macia, e também melhora o sabor dos alimentos, facilitando a sua aceitação. Os óleos vegetais são fontes de ácidos graxos essenciais (gordura que ajuda na formação dos nervos, na maturação neurológica e na formação da retina).

- Estimular o consumo de frutas e verduras, lembrando-se de que aquelas com folhas verde-escuras apresentam maior teor de ferro, cálcio e vitaminas.

- Após o 6º mês, introduzir o ovo (gema e clara), sempre cozido. Se o bebê NÃO estiver recebendo leite materno, incentivá-lo a ingerir uma média diária de 500 mL de leite de fórmula infantil. Estimular também o consumo de derivados do leite, como iogurtes e queijos, propiciando a ingestão de boa quantidade de cálcio ao seu filho.

- Do 7º ao 8º mês, introduzir a segunda papa principal de misturas múltiplas.

- Do 9º ao 11º mês, passar, aos poucos, de pequenos pedaços para a consistência da comida da família.

- A partir do 12º mês, oferecer ao seu filho a comida da família. Lembre-se de verificar se ela contém os nutrientes adequados.

- No segundo ano de vida, oferecer refeições semelhantes às dos adultos, desde que adequadas em termos nutricionais.

Cereal ou tubérculo +	Leguminosa +	Proteína animal +	Hortaliça
Arroz	Feijão	Carne bovina	Legumes
Milho	Soja	Carne suína	Verduras
Macarrão	Ervilha	Carne de frango	
Batata	Lentilha	Peixe	
Mandioca	Grão-de-bico	Ovos	
Inhame		Vísceras	
Cará			

Quadro 1. Componentes da papa principal de misturas múltiplas

Conforme apresentado no Quadro 1, são exemplos de:

- **cereais:** o arroz, o milho e o trigo;

- **tubérculos:** são caules curtos e grossos, ricos em nutrientes, como a batata, a mandioca, o cará, o inhame e o aipim (mandioca ou macaxeira);

- **hortaliças:** compreendem os legumes e as verduras:

    - **legumes:** são vegetais cuja parte comestível não é uma folha, como a cenoura, a beterraba, a abóbora, o chuchu, a vagem, a berinjela e o pimentão;

    - **verduras:** são vegetais cuja parte comestível é a folha, como o agrião, a alface, a taioba, o espinafre, a serralha, a beldroega, a acelga e o almeirão.

Papas principais com misturas múltiplas

Os nutrientes da papa principal com misturas múltiplas são classificados em três categorias:

- os que fornecem energia: carboidratos e gorduras, utilizados pelo organismo para o crescimento, atividade física e manutenção do calor corporal;

- os construtores: proteínas, utilizadas para a construção da estrutura do corpo;
- os protetores e reguladores: vitaminas e sais minerais (como o ferro e o zinco), essenciais ao bom funcionamento do corpo, no crescimento e desenvolvimento e na formação de defesas do organismo contra doenças.

ATENÇÃO

- **Evite** alimentos industrializados. Portanto, não dê café e chás (que contêm xantinas, que atrapalham a absorção do ferro dos alimentos), balas, refrigerantes, enlatados, salgadinhos e outras **guloseimas,** pois podem atrapalhar o apetite e a nutrição de seu filho.
- Cuidado com o **sal.** A oferta excessiva de sódio (sal) contribui para o aumento do trabalho renal e favorece o desenvolvimento de hipertensão arterial na vida adulta.

O QUE VOCÊ NÃO DEVE FAZER

- Não usar liquidificador e não passar a comida na peneira. Ela deve ser amassada com garfo, no prato.
- Não trocar alguma das refeições principais pelo leite materno ou pela fórmula de leite infantil, que devem ser oferecidos nos intervalos. A criança pode diminuir a quantidade que está comendo devido à monotonia dos alimentos ofertados, à deficiência de micronutrientes e/ou também a fatores emocionais envolvidos.
- Não substituir as refeições pelo leite ou mingau.
- Não acrescentar açúcar ou leite às papas, na tentativa de melhorar a sua aceitação, pois podem prejudicar a adaptação da criança às modificações de sabor e à consistência das dietas.
- Não usar açúcar e/ou mel e sal antes de 1 ano de idade.
- Não utilizar caldos e temperos industrializados.
- Não restringir a ingestão de gordura durante os 2 primeiros anos de vida, pois são importantes para o desenvolvimento do sistema nervoso.

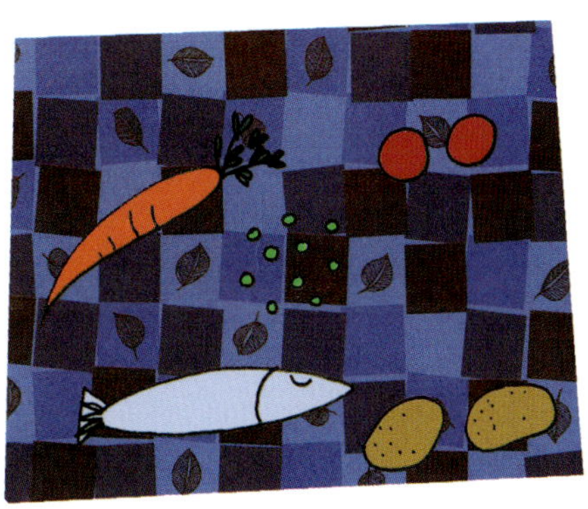

Dicas para o momento da refeição

O ambiente domiciliar na hora das refeições deve ser tranquilo e agradável para favorecer o apetite. Não recorra a jogos, brincadeiras ou castigos para forçar a criança a comer.

A criança maior deve se alimentar sozinha, mas sob a observação de um adulto, para incentivar bons hábitos e corrigir comportamentos inadequados.

CONSULTE O PEDIATRA

É muito importante que o pediatra o oriente sobre como administrar o ferro a seu filho.

Prevenção da anemia ferropriva

A anemia é causada pela falta de ferro no organismo.

A anemia prejudica o crescimento da criança, aumenta os riscos de infecções, principalmente diarreia e infecção pulmonar, dificulta o desenvolvimento do sistema nervoso, atrasando o início da fala e do andar.

Alguns estudos mostram que a criança que teve anemia tem mais dificuldade para aprender, mesmo depois que a anemia foi corrigida. É essencial a prevenção da anemia ferropriva assim que se inicia a alimentação complementar até os 2 anos de idade, com o uso do ferro diariamente.

Portanto, os Departamentos Científicos de Nutrologia e de Hematologia da Sociedade Brasileira de Pediatria recomendam, para a prevenção de anemia ferropriva, que todas as crianças, independentemente da condição socioeconômica, recebam **suplementação de ferro até os 24 meses de idade, iniciando aos 3 ou 6 meses conforme a existência de fator de risco.**

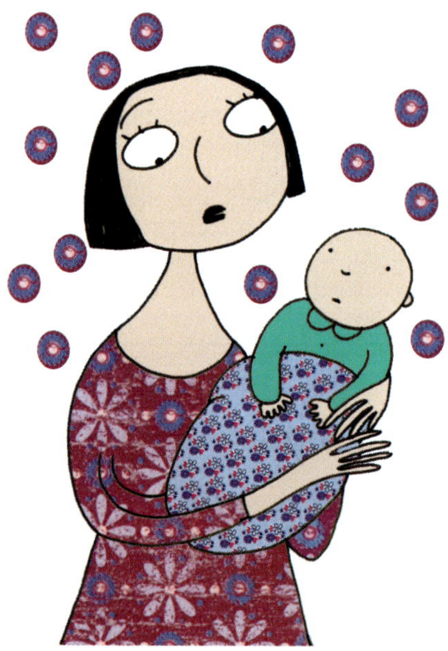

Consultas com o pediatra

A escolha do pediatra

Recomendamos que o pediatra seja escolhido antes mesmo de o bebê nascer e, de preferência, seja marcada uma consulta de pré-natal com ele. Porém, caso você ainda não tenha um pediatra para o seu filho, veja algumas recomendações que podem o ajudar a escolhê-lo:

- se a criança tem convênio de saúde, procure obter informações sobre os médicos do convênio;
- se possível, peça indicação de pediatras para amigos ou parentes ou converse com pacientes do mesmo médico que você pretende escolher, para obter informações sobre o atendimento;
- se o bebê for ser acompanhado em instituição pública, verifique se ela dispõe de serviço de atendimento emergencial e, caso não o tenha, informe-se sobre como proceder diante de tal necessidade;
- se o médico escolhido tiver apenas consultório particular, pergunte a ele como serão feitos os atendimentos emergenciais que porventura sejam necessários.

O Ministério da Saúde recomenda um **calendário mínimo para atendimento à criança,** nos primeiros 2 anos de vida, na rede pública:

- 1 mês;
- 2 meses;
- 4 meses;
- 6 meses;
- 9 meses;
- 12 meses;
- 18 meses;
- 24 meses.

O QUE VOCÊ DEVE FAZER

Após a saída da maternidade, a primeira consulta com o pediatra deve ser feita entre o 5º e o 15º dia de vida do bebê. Se tiverem dúvidas, o bebê pode ser visto antes dessa idade. Para mais informações, consulte o capítulo "Consulta do 5º dia", na seção 1 – Recém-nascido.

CONSULTE O PEDIATRA

Essas sugestões de datas referem-se às consultas de rotina, para acompanhamento do crescimento e do desenvolvimento do bebê e esclarecimento de dúvidas dos pais. No entanto, se notar alguma alteração no comportamento de seu filho que lhe chame a atenção, comunique ao pediatra e/ou procure um serviço de atendimento emergencial.

Não se esqueça também de vacinar seu filho nas datas previstas pelo calendário básico de vacinação do Ministério da Saúde.

Para saber quais as vacinas necessárias nesta faixa etária consulte o capítulo "Vacinação do lactente", no início desta seção.

Consideramos que uma consulta entre 5º e 15º dia de vida e consultas mensais até o 6º mês são necessárias para que vários esclarecimentos possam ser dados aos pais. Portanto, propomos o seguinte calendário de visitas:

- primeira consulta: entre o 5º e o 15º dia de vida do bebê;

- consultas mensais: até o 6º mês de vida;

- depois desse período: consultas com:
  - 9 meses;
  - 12 meses;
  - 18 meses;
  - 24 meses.

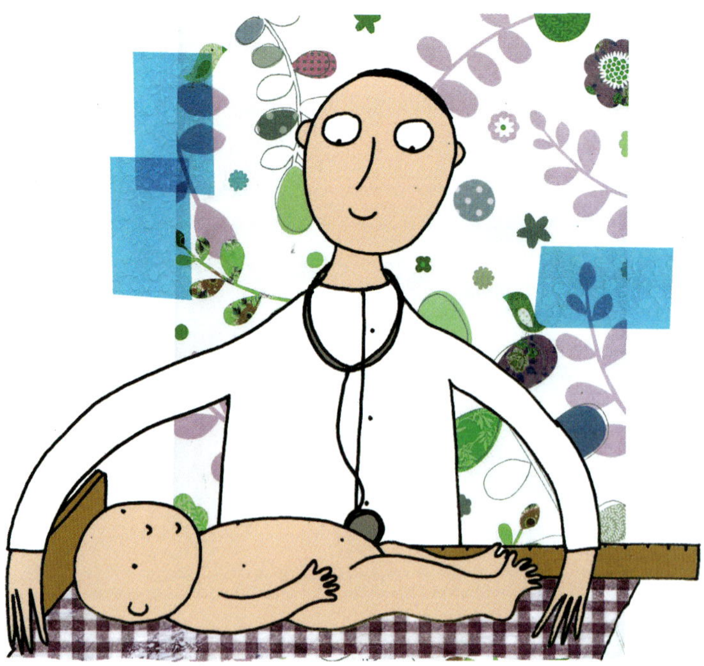

Crescimento e desenvolvimento

Crescimento e desenvolvimento: qual a diferença entre os dois termos?

Comumente os termos "crescimento" e "desenvolvimento" são usados como se tivessem o mesmo significado. Os pais, muitas vezes, dizem: "meu filho está se desenvolvendo bem", quando, na realidade, querem dizer que a criança vem ganhando peso ou altura. Essa afirmação não é totalmente correta. Vamos tentar esclarecer!

O **crescimento** pode ser medido de várias maneiras, por meio de:

- **peso:** expresso em gramas ou quilos;
- **altura:** expressa em centímetros;
- **tamanho** do pé, da circunferência da cabeça e de várias outras partes do corpo: expressos também em centímetros.

Já o termo **desenvolvimento** está relacionado às **habilidades** que o bebê ou a criança maior vai adquirindo, como conseguir sustentar a cabeça, sentar, falar e andar. Em termos técnicos, considera-se que o desenvolvimento traduz a maturidade do sistema nervoso central e não há uma medida precisa para cada função.

Tanto o crescimento como o desenvolvimento têm início com a concepção e são acompanhados pelo obstetra em cada um dos exames ultrassonográficos que a mãe deve realizar durante a gravidez.

> **Crescimento** é usado para especificar o aumento do **tamanho** do corpo.
>
> **Desenvolvimento** é a capacidade que o bebê ou a criança tem de adquirir funções, ou seja, de desenvolver **habilidades.**

A partir do nascimento, o crescimento e o desenvolvimento apresentam diversas fases, que poderão ser **acompanhadas por você, sempre sob a supervisão de um pediatra.** A criança apresenta uma sequência previsível de crescimento físico e neuropsicomotor, embora ambos estejam sob a influência de fatores genéticos e ambientais, como alimentação, atividade física, condições socioeconômicas, doenças, além da relação de afeto e carinho com seus pais.

Veja, a seguir, como se realizam o crescimento e o desenvolvimento do seu bebê do segundo mês até os 2 anos de idade.

ATENÇÃO

Quanto mais idade tem o bebê, menos peso ele ganhará por mês. Não se preocupe, esse é o certo.

Como cresce o bebê nos dois primeiros anos?

Ganho de peso

Nos primeiros meses de vida, o bebê ganha mais peso. Em resumo, considera-se que o ganho de peso no primeiro ano de vida é inversamente proporcional à idade cronológica, ou seja, quanto mais idade tem o bebê, menos peso ele ganhará por mês.

O fato de o bebê normal diminuir o ritmo de ganho de peso com o passar dos meses preocupa muitas mães, que chegam a pensar em parar de amamentar seus filhos com leite materno porque, por exemplo, no primeiro mês, o bebê ganhou 1 kg; no mês seguinte, o ganho foi de 800 g; e no 3º e 4º mês, ganhou 650 g por mês.

Não se preocupe, lembre-se sempre de que ganhar menos peso conforme os meses passam é normal. **Se o bebê continuasse a ganhar 1 kg por mês, em muito pouco tempo estaria obeso.**

O QUE OBSERVAR

Peso:
Ao nascer: ≅ 3,3 kg

Com 1 ano de idade: ≅ 10 kg (ganho de 550 g por mês, em média)

Com 2 anos de idade: ≅ 12 kg

O ganho de peso médio no primeiro ano de vida é de 7 kg e, com um ano, espera-se que a criança pese em torno de 10 kg. No segundo ano de vida, observa-se uma redução da velocidade de crescimento e do apetite, a criança ganha cerca de 2 kg ao ano.

Fórmulas práticas para o cálculo aproximado do peso do bebê

Existem alguns parâmetros e fórmulas práticas que permitem avaliar e estimar o ganho de peso do bebê.

1. **Referência de peso no 1° ano de vida:**

- ao nascimento: 2.500 g a 3.999 g;
- 1° semestre: aumento de aproximadamente 600 g/mês;
- 2° semestre: aumento de aproximadamente 500 g/mês.

2. **Ganho de peso no 1° ano de vida**, em gramas, por **dia:**

- 1° trimestre: aumento de 20 a 30 g/dia;
- 2° trimestre: aumento de 15 a 20 g/dia;
- 3° trimestre: aumento de 10 a 15 g/dia;
- 4° trimestre: aumento de 5 a 10 g/dia.

Normalmente, a criança duplica o peso de nascimento por volta do 4° mês de vida e triplica aos 12 meses.

3. **Para o cálculo de peso de 3 a 12 meses, usa-se a fórmula:**

$$\frac{n + 9}{2}$$

(n = idade em meses)

Exemplo: qual o peso aproximado de uma criança com 7 meses de vida?

$$\frac{7 + 9}{2} = \frac{16}{2} = 8 \text{ kg}$$

Aumento do comprimento

O crescimento da criança **depende da altura dos pais.** No primeiro ano de vida, o comprimento do bebê aumenta, normalmente, 25 cm, sendo 15 cm no primeiro semestre e 10 cm no segundo semestre.

Exemplo: se uma criança nasce com 50 cm, aos 6 meses, medirá em torno de 65 cm (50 cm + 15 cm) e, com 1 ano de vida, terá aproximadamente 75 cm (50 cm + 25 cm).

O aumento do comprimento no segundo ano de vida é de 10 a 15 cm por ano. Aos 2 anos de idade, a criança tem em torno de 50% da estatura que terá na idade adulta.

O QUE OBSERVAR

Comprimento:

No 1° ano:
cresce 25 cm

No 2° ano:
cresce 10 a 15 cm

CURIOSIDADE

O termo **comprimento** é usado para se referir à estatura da criança deitada, forma como é medida entre o nascimento e os dois anos de idade. A partir dos dois anos, a medida da estatura passa a ser denominada de **altura** e é realizada com a criança/adulto em pé.

Estatura-alvo é a altura aproximada a ser atingida na idade adulta e depende das alturas materna e paterna.

É possível prever a altura que a criança terá na idade adulta?

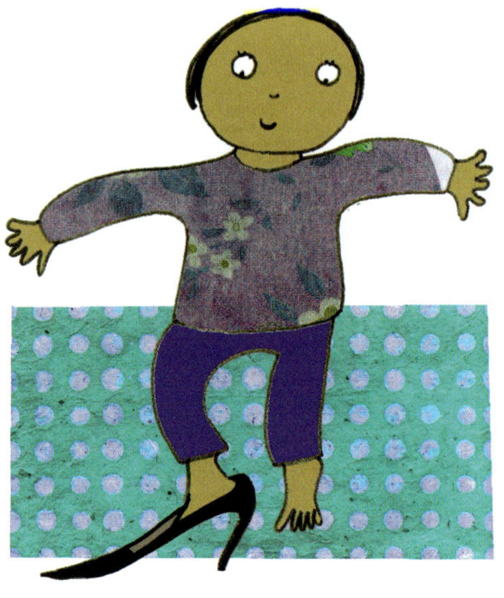

Existem alguns cálculos que permitem estimar a altura que a criança atingirá na idade adulta:

- **cálculo da estatura-alvo para meninas:**

$$\frac{\text{estatura materna} + \text{estatura paterna} - 13}{2}$$

- **cálculo da estatura-alvo para meninos:**

$$\frac{\text{estatura paterna} + \text{estatura materna} + 13}{2}$$

Exemplo: no caso de uma menina cujo pai tem 170 cm de altura e a mãe, 160 cm, o cálculo é:

$$\text{estatura-alvo} = \frac{160 + 170 - 13}{2}$$

$$\text{estatura-alvo} = 330 - 13 = 317 \div 2 = 158{,}5 \text{ cm.}$$

Considera-se normal uma variação de ± 10 cm a partir do valor obtido para o sexo masculino e ± 9 cm para o sexo feminino.

Aumento do perímetro cefálico

O QUE OBSERVAR

O aumento do perímetro cefálico no primeiro ano de vida ocorre, em geral, da seguinte maneira:

- 1º trimestre: crescimento de 2 cm/mês;
- 2º trimestre: crescimento de 1 cm/mês;
- 2º semestre: crescimento de 0,5 cm/mês.

Exemplo: uma criança que nasceu com 34 cm de perímetro cefálico, aos 6 meses, terá aproximadamente 43 cm de perímetro cefálico, o que corresponde a um aumento de 6 cm no 1º trimestre e 3 cm no 2º trimestre.

No segundo ano de vida, o crescimento do perímetro cefálico é de cerca de 2 cm/ano. Vale ressaltar que, aos dois anos de idade, a cabeça da criança já terá atingido 90% do tamanho que terá na idade adulta.

ATENÇÃO

Em todo o primeiro ano de vida do bebê, é muito importante realizar a medição do perímetro cefálico. Essa medida revela o crescimento cerebral e, a partir dela, é possível detectar precocemente várias patologias neurológicas que interferem no crescimento craniano, como a microcefalia e a hidrocefalia. A melhor maneira de avaliar se o crescimento do perímetro cefálico está de acordo com os padrões esperados é pelo uso dos gráficos de referência, que estão disponíveis, por exemplo, na **Caderneta de saúde da criança**, distribuída pelo Ministério da Saúde, em todas as maternidades.

Como entender as curvas de crescimento da criança?

É essencial que você leve o seu bebê sempre ao pediatra, para que ele o ajude a acompanhar o crescimento e o desenvolvimento do seu bebê!

O instrumento mais utilizado pelos pediatras para acompanhar o crescimento físico da criança são os **gráficos (curvas) de evolução** de peso, estatura e perímetro cefálico, para cada idade e gênero (menina ou menino), que estão na **Caderneta de saúde da criança.**

Essas curvas de crescimento foram elaboradas a partir de um longo estudo da Organização Mundial da Saúde (OMS) e são recomendadas pelo Ministério da Saúde como referência para a avaliação e o controle do crescimento das crianças brasileiras.

O pediatra deve anotar as medidas de peso, estatura e perímetro cefálico em todas as consultas e traçar uma trajetória do crescimento. A partir desse traçado, poderá orientar você sobre o estado nutricional e o crescimento da criança.

Para mais informações sobre as curvas de crescimento, acesse o *website* do Sistema de Vigilância Alimentar e Nutricional – SIVAN:

http://nutricao.saude.gov.br/sisvan.php?conteudo=curvas_cresc_oms

CONSULTE O PEDIATRA

Nem toda criança que apresenta seu peso e estatura nos extremos da curva tem problema nutricional ou de crescimento. Cada caso deve ser avaliado individualmente, levando-se em consideração a constituição genética da família.

O sentido do traçado da curva (ascendente, horizontal ou descendente) é muito importante para a avaliação nutricional da criança e deve ser cuidadosamente analisado pelo pediatra.

Não é só o peso e o comprimento que importam!

Lembre-se de que é importante não se preocupar apenas com a verificação de peso, comprimento e perímetro cefálico da criança. Todos os aspectos de desenvolvimento também devem ser considerados.

Como se desenvolve o bebê nos dois primeiros anos?

O desenvolvimento é a capacidade que o ser humano tem de adquirir habilidades, ou seja, de **fazer cada vez mais atividades.** Pegar um objeto, sorrir, falar e andar são algumas das milhares de habilidades adquiridas após o nascimento. O desenvolvimento inicia-se com a concepção e continua por toda a vida.

Quais fatores influenciam o desenvolvimento?

Uma série de fatores influencia o desenvolvimento, dentre eles, **aspectos sociais, neurológicos e psíquicos.**

Os aspectos sociais e psíquicos estão muito relacionados. O bebê humano depende completamente de outra pessoa para sobreviver. **Ele necessita de alguém que o alimente, agasalhe, faça a sua higiene e lhe dê afeto.** Daí a sua importância para garantir a sobrevivência e o desenvolvimento do seu bebê.

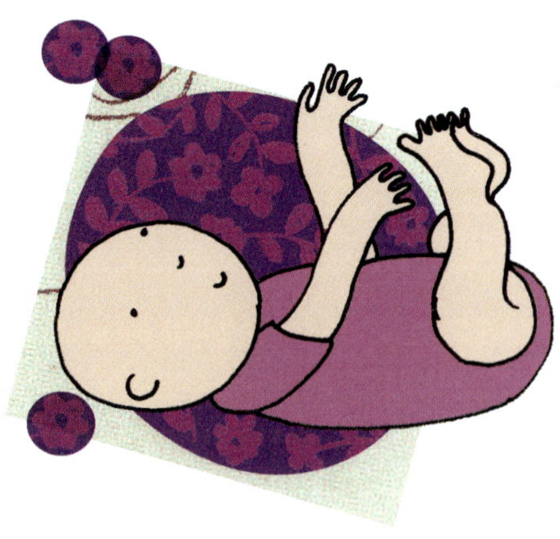

O desenvolvimento neurológico também depende de aspectos sociais e é muito intenso na vida intrauterina. O sistema nervoso central do bebê é muito frágil e, durante a vida intrauterina, pode sofrer **a influência de fumo, drogas, medicamentos diversos, infecções** e de muitos outros fatores. Por esse motivo, a mãe deve cuidar de si e de seu bebê da melhor maneira possível, afastando dele situações que possam trazer prejuízos físicos, metais ou emocionais. Drogas e cigarro estão proibidos e o ideal seria que, quando a mãe pensasse em engravidar, fumantes ou usuários de droga que morem na mesma casa parassem de fazer uso dessas substâncias não só durante a gravidez e a amamentação, mas, sim, para sempre!

Cada criança possui o seu ritmo de amadurecimento do sistema nervoso central, mas há algumas características consideradas **marcos,** que são mais frequentes e esperadas para uma determinada idade. Vejamos, a seguir, alguns desses marcos de desenvolvimento nos dois primeiros anos de vida.

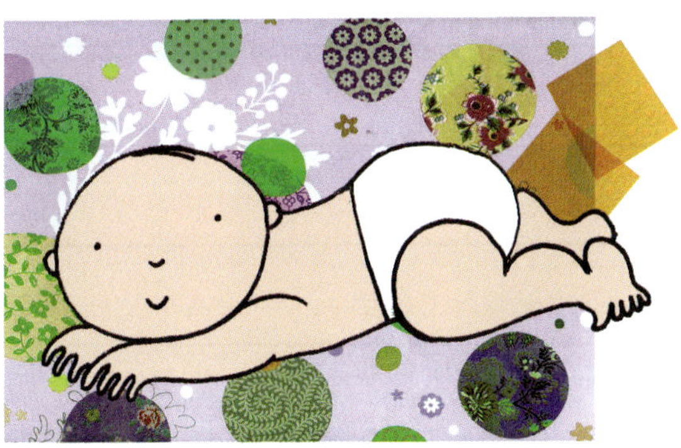

Lembre-se de que cada criança tem um lugar na sua família e o seu desenvolvimento emocional é único e depende da maneira como ela é tratada pelos seus pais e familiares.

Desenvolvimento no primeiro ano de vida

A Tabela 1 apresenta algumas das habilidades que o bebê normalmente desenvolve em cada mês.

Mês	Habilidade
Até o 6º mês	Reflexo de Moro: é o abraço que a criança simula com a presença de barulhos ou de uma maior movimentação. Muitos consideram o movimento semelhante ao que a criança realiza quando toma um susto
1 mês	Olha para a pessoa que o observa
2 meses	Sorri, balbucia
3 meses	Sustenta a cabeça
4 meses	Alcança e pega objetos pequenos
5 meses	Consegue se virar
6 meses	Mantém-se sentado
7 meses	Segura objetos e os transfere de uma mão para a outra
8 meses	Faz o movimento de "pinça" com os dedos indicador e polegar
9 meses	Senta-se sozinho
10 meses	Engatinha
11 meses	De pé, dá passos com apoio
12 a 14 meses	Caminha sem ajuda

Tabela 1. Marcos de desenvolvimento do bebê no primeiro ano de vida

Desenvolvimento no segundo ano de vida

Desenvolvimento motor

Andar é um marco importante no desenvolvimento da criança e, normalmente, é observado a partir de 1 ano de idade. Uma vez de pé e dando os primeiros passos, a capacidade da criança de explorar o ambiente aumenta de forma considerável, o que vai permitir a conquista de sua autonomia, independência e liberdade.

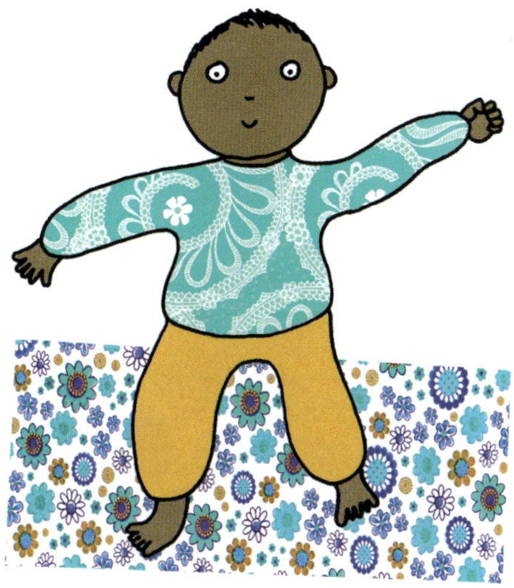

• O caminhar

Aos 18 meses de idade, a maioria das crianças consegue **andar sozinha.** As crianças mais ativas e que não são medrosas tendem a andar mais cedo. Por outro lado, aquelas menos ativas, mais tímidas e aquelas mais interessadas em explorar objetos minuciosamente andam mais tarde.

No início, a criança anda com as pernas afastadas uma da outra, os dedos dos pés voltados para fora e os braços dobrados e elevados, para ajudar no equilíbrio. As quedas são frequentes nessa fase. Gradualmente, os movimentos vão se tornando mais suaves e, por volta dos **3 anos de idade, a criança já anda de forma semelhante a um adulto.**

Por volta dos 16 meses de idade, a criança consegue subir escadas engatinhando e, aos 20 meses, é capaz de subi-las segurando-se no corrimão. Ao final do segundo ano de vida, consegue subir e descer dos móveis sem ajuda.

CONSULTE O PEDIATRA

A criança pode estar adiantada ou atrasada em relação a algum dos marcos de desenvolvimento sem que isso caracterize qualquer patologia do sistema nervoso central. O importante é que ela seja acompanhada sempre por um pediatra que avalie o seu desenvolvimento.

ATENÇÃO

A curiosidade em explorar o mundo à sua volta pode levar a criança a algumas situações de risco. Por isso, é importante que você procure prevenir acidentes.

Para mais informações, consulte o capítulo "Alertas de segurança para o lactente", nesta seção.

O QUE OBSERVAR

Os meninos podem desenvolver a linguagem mais lentamente que as meninas. Em caso de famílias bilíngues, as crianças podem "misturar" as palavras por um tempo, mas acabam desenvolvendo cada uma das línguas de forma adequada entre 2 e 3 anos de idade.

• Habilidade com as mãos

No segundo ano de vida, a criança também desenvolve grande habilidade com as mãos. Nessa idade, já consegue pegar pequenos objetos entre os dedos polegar e indicador (movimento de "pinça") e manipula os pequenos objetos com facilidade, aumentando sua capacidade de explorar e conhecer o mundo.

Dentre as diversas habilidades manuais adquiridas nessa fase, podemos destacar a capacidade de colocar e retirar pequenos objetos de uma caixa, cobrir e descobrir objetos, virar páginas e maçanetas, virar uma caixa para pegar o seu conteúdo, construir torres de até quatro blocos, rabiscar e pintar.

Nesse período, poderá demonstrar uma nítida **preferência** pela mão esquerda ou direita.

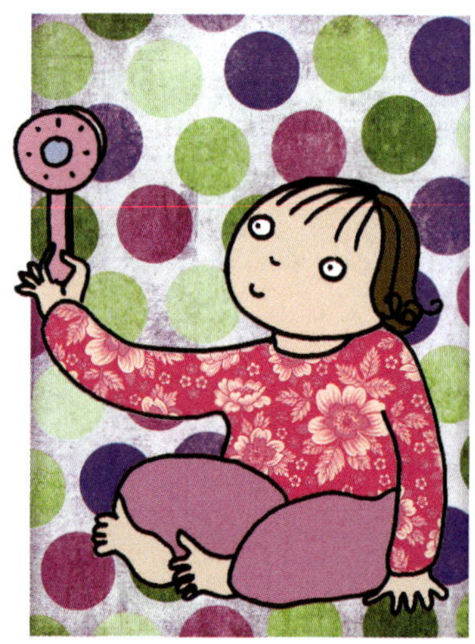

Desenvolvimento da linguagem

A compreensão e a expressão são os dois principais componentes da linguagem e são aspectos que o pediatra também deve avaliar. A compreensão ocorre primeiro, ou seja, a criança ainda não fala, mas já pode compreender. A expressão da linguagem pode se dar de várias formas: fala, gestos, escrita, digitação, sinais e linguagem corporal. Assim, é possível que a criança com deficiência auditiva não fale, mas use sinais manuais para se comunicar.

Entre os 12 e os 24 meses de vida, a criança evolui muito em relação à linguagem. A linguagem compreensiva, em geral, evolui mais rapidamente do que a expressiva:

- **aos 12 meses:** a criança fala cerca de 3 a 5 palavras. As primeiras palavras são normalmente nomes de pessoas da família, de seus brinquedos favoritos e de partes de seu corpo;

- **entre 10 e 18 meses (período conhecido como "de nomear objetos"):** além de dar nome aos objetos, a criança compreende quase tudo que você fala. Nesse período, observa-se grande avanço na linguagem. A criança reconhece o seu próprio nome e o significado da palavra **"não"**. Ela passa a combinar palavras com gestos, que passam a ter o valor de frases. Por exemplo, ao apontar para um objeto, pode estar querendo dizer que quer o objeto, pode chamar a atenção do adulto para aquele objeto ou simplesmente querer saber o nome do objeto. Aos 18 meses, a criança normalmente já fala por volta de 20 palavras. Após esse período, o vocabulário aumenta rapidamente.

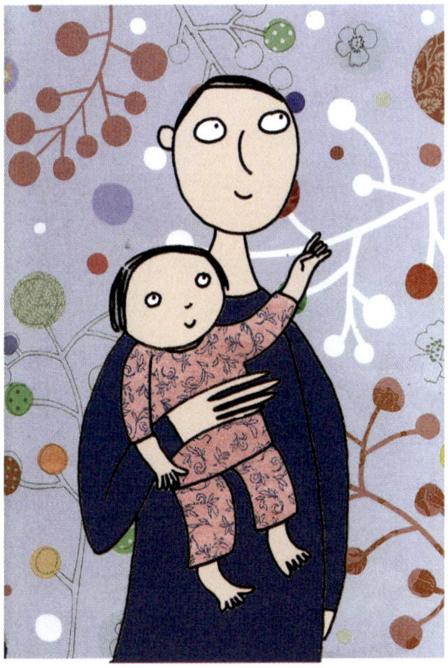

- **entre 18 e 24 meses:** a criança possui um vocabulário de cerca de 50 palavras. Nesse período, passa a combinar diferentes palavras, tornando-se capaz de construir frases simples. Um adulto que não seja próximo à criança entende cerca de 50% do que ela fala.

O QUE VOCÊ NÃO DEVE FAZER

Não ridicularizar os erros de linguagem da criança.

O QUE VOCÊ DEVE FAZER

Ensinar as palavras de forma clara, correta e com paciência, assim a pronúncia melhorará gradativamente.

O QUE OBSERVAR

Embora esse período seja de grande desenvolvimento da linguagem, algumas crianças não falam muito, mesmo com audição e inteligência normais.

O atraso na fala não é preocupante nessa faixa etária. Muito mais importante é verificar se existe **compreensão,** ou seja, se a criança atende às solicitações feitas, descartando-se, assim, um problema mental ou auditivo.

O QUE OBSERVAR

Lembre-se de que, embora a criança já compreenda como muitas coisas funcionam, não prevê as consequências de suas ações. Observe como ele continua brincando de abrir e fechar a porta, mesmo já tendo machucado o dedo anteriormente. Até que a criança desenvolva essa compreensão, precisa ser acompanhada de perto para ficar em segurança.

Para conhecer os principais riscos de acidentes nesta faixa etária, consulte o capítulo "Alertas de segurança para o lactente", nesta seção.

Desenvolvimento cognitivo

Jean Piaget, um dos principais estudiosos do desenvolvimento cognitivo humano, considera que o pensamento do bebê, no primeiro ano de vida, encontra-se no período sensoriomotor. Nesse período, a criança conhece o mundo por intermédio do tato, da visão e da audição.

No segundo ano de vida, particularmente **entre os 18 e 24 meses de vida,** considera-se que a criança passa da fase sensoriomotora para o que se denomina de fase pré-operatória. Esse período é marcado pelo pensamento simbólico, isto é, a criança torna-se capaz de usar símbolos para expressar ideias e resolver problemas.

A partir dos 18 meses:

- a criança desenvolve a noção de que um objeto pode ser representado por outro, ou seja, começa a brincar de **faz-de-conta;**

- a **imitação** é um processo importante de aprendizagem nessa idade. A criança poderá usar os seus brinquedos para imitar você, por exemplo, lavando a louça, penteando o cabelo, lendo o jornal etc.;

- a criança torna-se capaz de encontrar um **objeto escondido,** mesmo sem ter visto o seu deslocamento, pois já desenvolveu a noção do que se chama de "permanência do objeto";

- a partir dessa fase, seu filho **sabe que você volta para casa,** mesmo que fique fora o dia todo. Se você mostrar a ele aonde vai quando sai para trabalhar ou ir ao supermercado, por exemplo, ele fará uma imagem mental de você lá. Isso tornará a separação **muito mais fácil** para ele.

Desenvolvimento psicossocial

Por sofrer forte influência de fatores ambientais (como a quantidade de estímulos, o vínculo com a mãe, o número de irmãos etc.) o **desenvolvimento emocional e social** da criança apresenta maior variação individual do que o desenvolvimento motor e o cognitivo. A emoção consiste nos sentimentos da criança e na sua expressão. O desenvolvimento social inclui os passos necessários para formar as relações interpessoais, ou seja, a relação com a mãe, o pai e as outras pessoas. O desenvolvimento social também engloba as atitudes em relação ao meio cultural em que a criança vive, como a capacidade de alimentar-se e vestir-se. Todas essas relações sociais são influenciadas pelo temperamento da criança.

A busca pela independência

O início do segundo ano de vida é marcado pela busca da autonomia e da independência. Seu filho sente-se "livre" para ir para todos os lugares, quer um "descanso" dos pais e cuidadores e passa a **testar seus limites.** Quer alimentar-se sozinho, recusa experimentar novos alimentos e iniciam-se as **"birras",** manifestação clássica da busca pela autonomia. Quando seu desejo não é atendido, poderá chorar, bater, ou, até mesmo, se jogar no chão. A palavra **"nao"** é constante em seu vocabulário.

A fase de reaproximação

Para muitas crianças, esse período de independência dará lugar, após os 18 meses, a uma fase de apego, conhecida como fase de **reaproximação.** Muitos pais relatam que seus filhos querem ficar o tempo todo "grudados" neles. A **separação na hora de dormir costuma ser difícil.** Muitas crianças usam uma coberta ou um brinquedo como objeto que lhe dê conforto na ausência dos pais.

Nesses momentos de turbulência emocional, fazer **"acordos"** com a criança costuma funcionar muito bem. Por exemplo, antes de colocar a criança para dormir no horário estipulado, a mãe, o pai ou ambos podem contar-lhe uma história, fazer um pouco de massagem relaxante nela, ouvir uma música juntos, cantar para ela, entre tantas outras atividades que podem acalmá-la e, aos poucos, ajudá-la a perceber que dormir, além de necessário para a sua saúde física, emocional e mental, não a afastará "realmente" dos seus pais.

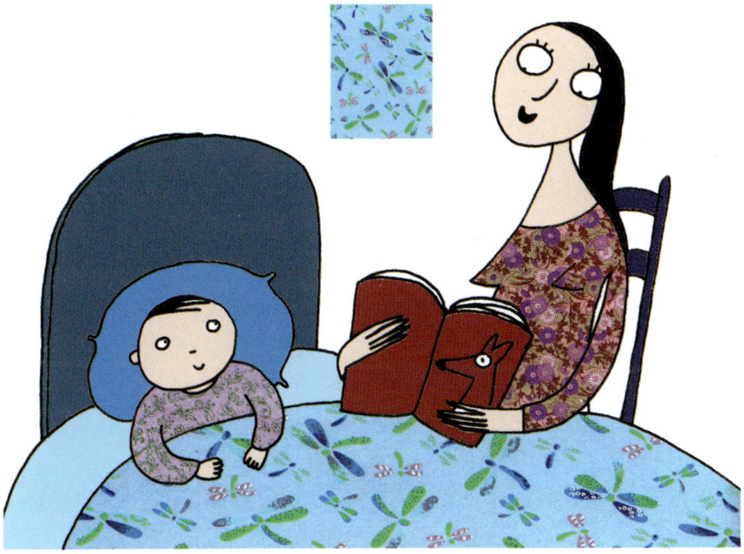

O QUE VOCÊ DEVE FAZER

Essa é uma excelente oportunidade para você começar a colocar alguns limites, ajudando seu filho a lidar com a frustração de não ser – ao contrário do que ele ainda pensa – o dono do mundo. Sempre com **afeto, firmeza** e segurança, lembre-se de que é **você** quem estabelece as regras.

O QUE VOCÊ DEVE SABER

Apesar da busca pela autonomia, seu filho conta com seu apoio e afeto para se aventurar e explorar o ambiente. O elo afetivo entre seu filho e você é muito importante para o desenvolvimento emocional e social dele. Embora possa perambular pelos lugares, seu filho está sempre atento à presença de um dos pais ou outro cuidador. Se ele não encontrar o apoio de seu cuidador, ficará estressado. Condições que comprometam esse elo entre a criança e o seu cuidador, como pobreza, uso de drogas e doenças emocionais, podem levar a atrasos no desenvolvimento da criança.

ATENÇÃO

Podem acontecer situações de estresse e conflito quando o temperamento de seu filho for contra as suas expectativas. Da mesma forma, ele pode se rebelar quando você tiver atitudes que não correspondam ao desejo dele.

Somente a convivência permitirá que você o conheça melhor, desvendando o seu temperamento, para que, aos poucos, criem juntos um ambiente cada vez mais harmonioso no dia a dia.

Conhecendo o temperamento da criança

Tecnicamente, o temperamento é definido como o estilo próprio de resposta emocional ou comportamental da criança diante de uma variedade de situações. O temperamento pode influenciar as relações sociais da criança e é determinado por fatores genéticos, embora possa ser parcialmente modificado por forças ambientais já expostas antes.

O convívio com outras crianças

Durante o segundo ano de vida, a criança está concentrada em compreender como as coisas são em relação a ela. Trata-se de uma fase egocêntrica. Por esse motivo, é difícil para ela brincar com as outras crianças. Ela não consegue compartilhar seus brinquedos e, assim, a competição por esses costuma acabar em tapas. A criança **gosta de brincar ao lado das outras crianças, porém sem interagir** com elas, é o que chamamos de brincadeira paralela.

Outros marcos de desenvolvimento da criança com menos de 2 anos de idade

- Por volta dos 18 meses, a criança consegue se identificar no espelho e nas fotografias, pois passa a ter consciência de si mesma.

- Até o final do segundo ano de vida, poderá ser capaz de:

  - escovar os dentes;

  - usar a colher, derramando pouca comida;

  - lavar as mãos;

  - ajudar a se vestir, sendo principalmente capaz de tirar a roupa sozinha;

  - verbalizar suas necessidades fisiológicas ("xixi", "cocô"). Nesse período, inicia-se o treinamento dos esfincteres;

  - imitar muitas das ações realizadas pelos pais ou outras pessoas, como lendo o jornal, varrendo o chão, preparando o lanche, quase sempre querendo "ajudar".

O QUE VOCÊ DEVE FAZER

- Sempre que possível, deixar a criança participar de suas atividades. Dessa forma, você estará estimulando o desenvolvimento de duas habilidades muito importantes na vida social: **ajudar** e **compartilhar.**

- Mostrar à criança, no espelho e nas fotos, quem é ela e quem é você. Faça desse momento algo agradável e inesquecível para ambos! Dessa forma, você a ajudará a se diferenciar emocionalmente de você, o que contribuirá para seu desenvolvimento.

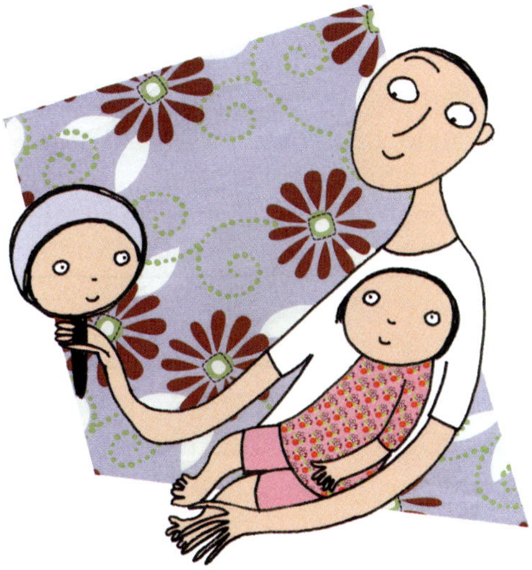

Descobrindo os genitais: masturbação

À medida que a criança reconhece as partes de seu corpo, poderá começar a manipular seus genitais. Isso causa uma sensação prazerosa e ela passará a tocá-los sempre que estiver sem fraldas. **Não há motivo para se preocupar com essa atitude da criança.** Trata-se de uma curiosidade normal e, se você reagir negativamente, estará sugerindo que há algo errado com essa parte do corpo ou com o que a criança sente em relação a ela mesma, o que pode prejudicá-la emocionalmente.

CONSULTE O PSICÓLOGO

Observe se a criança toca muitas vezes os seus órgãos genitais, se está muito curiosa quanto à relação e ao corpo dos pais, de seus amigos, primos, bichos de estimação, de suas(seus) bonecas(os) ou, até mesmo, se brinca muito de "balanço" na perna dos adultos, no sofá ou em outros lugares. Como mencionado, esse comportamento é natural, mas é importante que você perceba **quando há algum exagero.**

Se a criança não consegue se conter e age indiscriminadamente, expondo-se socialmente e deixando a si e aos pais **constrangidos,** é possível que esteja utilizando a masturbação como uma forma de extravasar emoções que não está conseguindo processar. As razões para esse comportamento são inúmeras e englobam desde **carência afetiva** a **excesso de estímulos sexuais.**

Se isso for observado, não entre em "pânico"! Procure a ajuda de um especialista da área de **Psicologia,** que lhe dará orientações sobre como lidar com o comportamento de seu filho.

O QUE VOCÊ DEVE FAZER

- Quando sentir que seu filho já consegue compreender, comece a conversar com ele sobre **privacidade,** explicando que é importante que ele conheça e explore seu corpo, mas que não o deve fazer na frente de outras pessoas. Alerte seu filho de que suas partes íntimas **só devem ser tocadas por seus pais e pelo médico, que o fazem por motivos de higiene e para verificar se o seu desenvolvimento** está adequado. Lembramos que essas questões devem ser sempre abordadas com muita sensibilidade e naturalidade.

- Conversar sempre com o seu filho, dando-lhe muita **atenção e carinho,** procurando conhecê-lo cada vez melhor, para que possa perceber como se sente, se há algo que o desagrada e que ele não está conseguindo mostrar a você.

- Incentivar que seu filho viva a fase da infância em que está. O **respeito à faixa etária** em que a criança se encontra deve estar presente em todas as esferas da vida da criança, desde roupas e alimentação adequadas à idade até brincadeiras e conversas que ela possa compreender.

O QUE VOCÊ NÃO DEVE FAZER

Não se exceder nas brincadeiras que envolvam "estímulo corporal", por exemplo, as cócegas, para que o nível de excitação saudável e suportável não seja ultrapassado, gerando angústias em seu filho.

Dicas importantes para o desenvolvimento da criança

- Sempre oferecer carinho e contato físico à criança, isso a ajudará a sentir-se segura e promoverá o seu bem-estar físico e mental.
- Ler para ela diariamente. Escolha livros que ela possa tocar e apontar objetos.
- Ajudar o desenvolvimento da linguagem, conversando com a criança.
- Se falar outro idioma, procurar usá-lo também para se comunicar com a criança.

CONSULTE O PEDIATRA

Comunique ao pediatra caso perceba que a criança não atingiu algum desses marcos de desenvolvimento:

- não consegue andar aos **18 meses**;
- não usa frase com duas palavras aos **2 anos**;
- parece não entender a utilidade de objetos domésticos comuns (escova, colher, telefone etc.) aos **15 meses**;
- não imita sons ou palavras aos **2 anos**;
- não segue instruções simples aos **2 anos**;
- não tem domínio de uma das mãos antes dos **18 meses**.

O QUE VOCÊ DEVE FAZER

As crianças crescem e desenvolvem-se por meio de sucessivas brincadeiras! Para conhecer algumas brincadeiras e estímulos que podem favorecer o desenvolvimento de seu filho nos dois primeiros anos, consulte o capítulo "Brincadeiras, brinquedos e lazer", nesta seção.

Lembre-se: supervisione as brincadeiras, evitando que a criança coloque objetos em sua boca, nariz e outras partes do corpo.

Visão e audição

CONSULTE O PEDIATRA

Atualmente, o "teste do olhinho" é feito logo após o nascimento, em quase todas as maternidades e hospitais do Brasil. Caso não tenha sido realizado, independentemente da idade de seu filho, solicite que o teste seja feito pelo pediatra o quanto antes, para que seja possível prevenir muitas doenças que podem ser diagnosticadas com esse método.

Para mais informações, consulte o item "Teste do olhinho", no capítulo "Testes de triagem neonatal: metabólica, auditiva e visual", na seção 1 – Recém-nascido.

Visão

O processo de amadurecimento do aparelho visual é gradual. Sabe-se que o recém-nascido percebe a luz porque, na sua presença, ele fecha os olhos.

No segundo mês de vida, percebe-se que o bebê já consegue fixar o olhar em objetos. Aos 4 meses de idade, o bebê já fixa o olhar em pequenos objetos e acompanha o seu movimento. **Por volta dos 6 meses de idade, o bebê já completou o desenvolvimento da visão e já pega objetos com 100% de eficácia.**

Desde o nascimento até os 6 meses de idade, a criança pode apresentar um leve estrabismo por poucos instantes (intermitente).

Mas, se notar estrabismo, secreção purulenta, vermelhidão ou manchas esbranquiçadas nos olhos da criança, procure um **oftalmologista.**

Leve o seu bebê a um oftalmologista que goste de atender crianças ainda nos primeiros seis meses de vida.

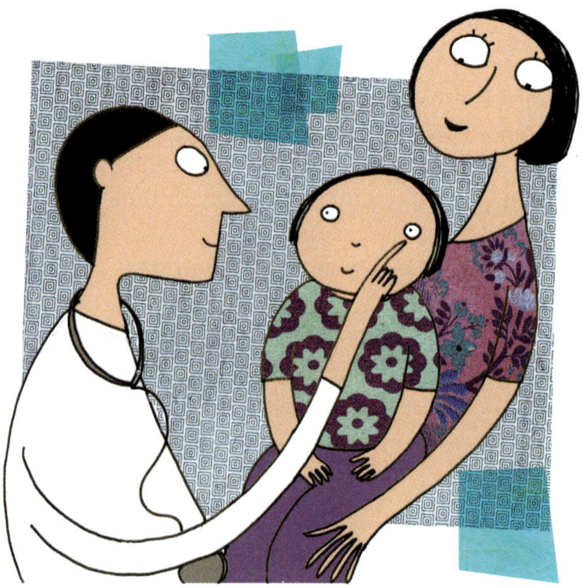

Audição

Em quase todo o Brasil, é obrigatório que os recém-nascidos, nos primeiros dias de vida (2 a 15 dias), façam o "teste da orelhinha". Esse teste permite diagnosticar precocemente a acuidade auditiva da criança, ou seja, sua capacidade de audição. Para mais informações, consulte o item "Teste da orelhinha", no capítulo "Testes de triagem neonatal: metabólica, auditiva e visual", na seção 1 – Recém-nascido.

O QUE OBSERVAR

Existem alguns testes simples que você pode fazer para verificar a capacidade auditiva do seu bebê:

- quando o bebê tiver por volta de 1 mês de vida: bata palmas ao lado dele e veja se ele fecha os olhos;
- quando o bebê tiver por volta de 6 meses: balance um molho de chaves atrás dele e observe se ele procura ver de onde vem o barulho.

Se o bebê não reagir, comunique ao pediatra. Ele será capaz de detectar se há alguma anormalidade e, caso haja necessidade, recomendar um especialista para o caso.

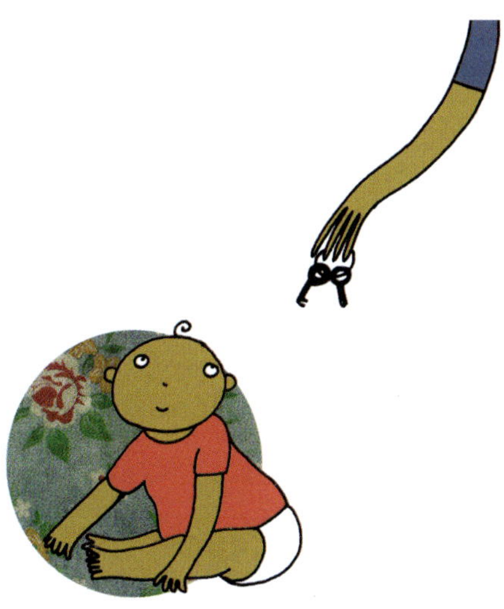

O QUE OBSERVAR

A grande importância de se medir a acuidade auditiva da criança precocemente é que, se for verificada uma diminuição da capacidade auditiva, as chances de se prevenir o retardo de seu desenvolvimento são maiores.

Alguns pais se queixam de que o seu filho tem 1 ano e meio e ainda não fala nenhuma palavra. Outros mencionam que dão pequenas ordens ao filho e ele não as executa. Em todas essas situações, a audição deve ser avaliada, para verificar a existência de alguma deficiência auditiva.

Cuidados com os dentes do lactente

O cuidado com os dentes da criança pequena é **essencial** para a prevenção da cárie. Toda criança deve fazer a sua primeira visita ao dentista (odontopediatra) **entre o primeiro e o terceiro mês de vida,** ou antes disso, quando houver alguma patologia bucal.

Erupção dos dentes

A erupção dos dentes inicia-se por volta dos 6 meses de idade, mas pode acontecer antes ou depois dessa data.

Esse é um período no qual as crianças, principalmente as que começam a frequentar ambientes como creches e escolas, têm um número maior de processos infecciosos, os quais, no entanto, não devem ser atribuídos à dentição. Possíveis inflamações e infecções devem ser investigadas para descobrir sua origem. Habitualmente, o que se observa na fase inicial de aparecimento dos primeiros dentes é um número maior de evacuações que, no entanto, não necessita de tratamento.

O bebê pode nascer com dente?

Embora não seja comum, é possível que o bebê tenha dentes ao nascer ou que o dente apareça logo após o nascimento. Nem sempre é necessário retirar esses dentes, pois alguns já fazem parte da primeira dentição e são os chamados "dentes de leite". Eles só devem ser retirados se forem dentes extranumerários, ou seja, dentes que a criança possui a mais. Nesse caso, a retirada é feita por existir o risco de aspiração e engasgo, caso o dente caia espontaneamente.

Caso seu filho possua dentes ao nascer, consulte o odontopediatra para avaliar a necessidade ou não de extração.

O QUE OBSERVAR

Inicialmente, a criança baba muito e a gengiva pode ficar inchada.

Há casos em que a criança fica muito irritada.

O QUE VOCÊ DEVE FAZER

Se a criança estiver muito irritada, o melhor a fazer é dar um brinquedo de borracha para ela morder e massagear a gengiva.

CONSULTE O PEDIATRA

Se a criança estiver chorando muito e sentindo dor, consulte o pediatra sobre a possibilidade de dar algum analgésico.

Chupeta

O uso da chupeta não é recomendado. A chupeta pode se contaminar com facilidade, pois, muitas vezes, fica exposta ou cai no chão e é colocada na boca da criança sem a devida higiene. A falta de higiene com a chupeta pode ocasionar um grande número de doenças, como diarreia, verminose e sapinho (candidíase), entre outras. Outro agravante é que a chupeta também pode atrapalhar a amamentação, causar problemas na fala, na dentição e no palato ("céu da boca"). Por tudo isso, se possível, evite utilizá-la.

Muitas vezes, a chupeta é utilizada pelas mães como um recurso para facilitar o desmame e passa a funcionar como um substituto do seio materno. Ressaltamos que a realização de um desmame gradativo possibilita que essa fase seja atravessada sem o uso da chupeta. Para mais informações, consulte o capítulo "Desmame", nesta seção.

Caso você tenha dado chupeta ao seu filho, procure utilizá-la o mínimo possível!

A retirada da chupeta

Sob o ponto de vista do crescimento e do desenvolvimento da criança, considera-se que o uso da chupeta deve ser interrompido **antes dos 2 anos de idade.** A retirada da chupeta deve ser feita com bastante cuidado e sensibilidade, pois, muitas vezes, chupá-la tornou-se um ato psíquico muito necessário para a criança.

Dicas para retirar a chupeta

- Explicar à criança os **malefícios** do uso da chupeta, procurando estimulá-la a abandonar esse hábito.

O QUE OBSERVAR

A ordem de nascimento dos dentes é indiferente. A primeira dentição da criança, que consiste em 20 dentes decíduos (dentes-de-leite), completa-se, normalmente, por volta dos dois anos e meio.

O QUE VOCÊ NÃO DEVE FAZER

Não utilizar estratégias como colocar pimenta na chupeta ou punir a criança para que interrompa o uso.

- Incentivar cada vez mais a capacidade de **autonomia** e independência da criança. A chupeta ou o dedo são considerados representantes da figura da mãe ou de alguém que dá segurança e amparo à criança, por esse motivo, para facilitar a interrupção do uso da chupeta, é importante fortalecer o seu sentimento de independência.

- Ter muita paciência e compreensão com a criança, dando-lhe o afeto necessário para conseguir superar essa fase. Lembre-se de **elogiá-la** quando ela tomar a decisão de abandonar a chupeta.

Higienização da boca

A higiene da boca da criança até os 8 anos de idade é responsabilidade dos pais. Ela deve ser iniciada logo após o nascimento.

ATENÇÃO

Ensine a seu filho a importância da higienização oral, respeitando a fase de desenvolvimento em que ele estiver e usando uma linguagem adequada, para que ele possa compreender. Dessa forma, você vai auxiliá-lo a ter consciência de seu corpo, de como cuidar dele e a ter – ele mesmo – domínio da técnica de escovação e de como fazê-la bem feita.

O QUE VOCÊ DEVE FAZER

- Sempre que possível, mesmo nos primeiros 6 meses, passar uma gaze ou fralda com água filtrada na gengiva do bebê após cada mamada noturna, mesmo que ele ainda não tenha dentes. Isso é importante pois os resíduos de leite são eliminados, prevenindo futuras cáries.

- Iniciar o ensino da higienização oral do bebê logo após os 6 meses.

- Escovar seus dentes na frente da criança e dar uma escova dental infantil para ela tentar imitar a escovação ou apenas para morder a escova. A criança gosta de imitar você e, assim, começará a adquirir o hábito da escovação.

- Usar pasta dental **sem** flúor para a criança.

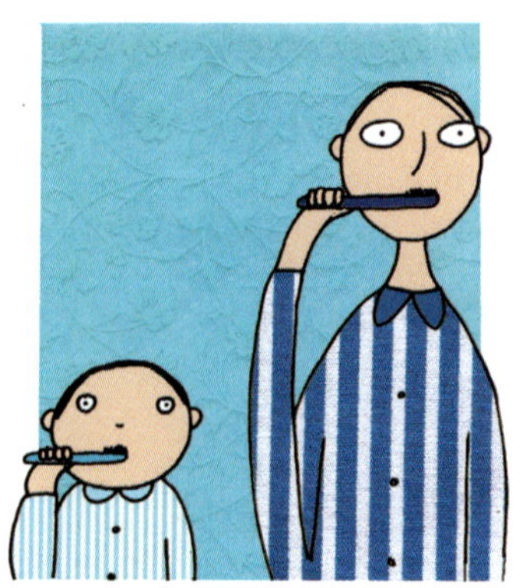

Cárie dental

A falta de uma boa higienização oral após as mamadas (mamadeira ou leite do peito) e as refeições, o uso de chupeta e a ingestão de muito hidrato de carbono (açúcar e farinha) podem favorecer o surgimento da "cárie rampante" na criança. A cárie rampante é aquela que aparece nas crianças pequenas, deixando vários dentinhos pretos.

O QUE VOCÊ DEVE FAZER

Para prevenir o aparecimento da cárie:

- mantenha o aleitamento materno por tempo prolongado, se possível, até os 2 anos de idade, fazendo a higiene oral após cada mamada;
- evite oferecer alimentos adoçados às crianças (biscoitos, doces etc.);
- faça uma boa higienização da boca da criança após as refeições.

Cuidados com a pele

A pele, que é o maior órgão do corpo humano, é uma estrutura muito fina e delicada na infância e exige cuidados específicos. Existem 3 cuidados simples para manter a pele saudável:

- limpeza ideal;
- hidratação;
- proteção solar.

Limpeza ideal

Banho

O banho diário, com a higiene realizada de forma delicada, permite a limpeza da pele do bebê, além de ser um momento especial para tocá-lo e acariciá-lo, o que é especialmente importante para o fortalecimento do **vínculo** entre vocês. Para informações sobre cuidados e técnicas para o banho do bebê, consulte o item "O banho", no capítulo "Cuidando do recém-nascido em casa", na seção 1 – Recém-nascido.

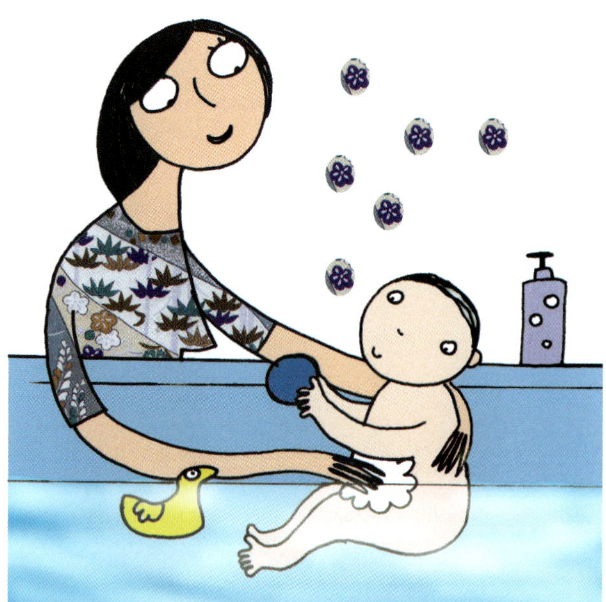

O QUE VOCÊ DEVE FAZER

Utilizar sabonete líquido neutro e apropriado para a pele do bebê.

Evitar esponjas ásperas, colônias, perfumes, talcos e água muito quente.

CONSULTE O PEDIATRA

Existem diversas pastas, cremes e pomadas à base de óxido de zinco comercialmente disponíveis para a proteção da pele do bebê contra assaduras.

Há também produtos de proteção que contêm **corticosteroides ou antifúngicos. Esses produtos não devem** ser utilizados no dia a dia, como método de prevenção da assadura. Eles **só** devem ser usados para tratamentos, com a adequada supervisão do pediatra.

Higiene na troca de fraldas

As fraldas fazem parte da vida da criança nos seus primeiros anos de vida. Apesar de não existir uma fralda ideal, que mantenha a criança sempre seca e limpa, as fraldas descartáveis são as que mais se aproximam desse objetivo.

Lembramos que a presença de umidade da urina ou de fezes na fralda **agride a pele do bebê,** com a remoção das camadas protetoras superficiais da pele. Por isso, o ideal é que as fraldas sejam trocadas sempre que criança urinar ou defecar. No entanto, o principal problema das fraldas descartáveis é a maior dificuldade para se saber se a criança urinou. Assim, recomendamos que as trocas de fralda e a higiene do bebê sejam feitas, **no máximo, a cada 3 horas.** Em caso de **defecação,** a troca de fralda e a higiene devem ser imediatas. Para mais informações, consulte o item "A troca de fraldas", no capítulo "Cuidando do recém-nascido em casa", na seção 1 – Recém-nascido.

Limpeza da pele do rosto

A limpeza da região próxima à boca do bebê, que comumente se suja com comida ou leite após as refeições e mamadas, deve ser realizada o quanto antes, para evitar que esses alimentos permaneçam em contato com a pele por muito tempo, irritando-a.

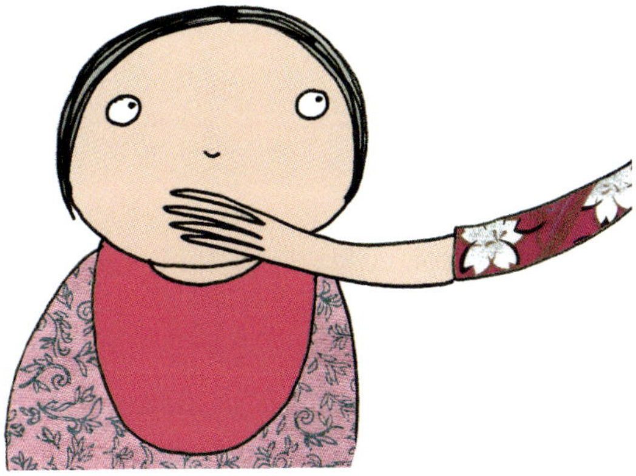

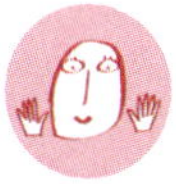

O QUE VOCÊ DEVE FAZER

Se a criança se sujar com alimentos:

Limpar delicadamente o local sujo, utilizando água corrente fria ou morna.

Utilizar, de preferência, os seus dedos para a limpeza, o que produz menor atrito e menos irritação.

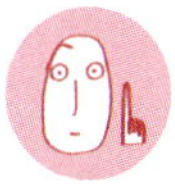

O QUE VOCÊ NÃO DEVE FAZER

Não utilizar esponjas, fraldas, panos ou guardanapos para a limpeza da região próxima à boca do bebê, pois podem irritar a pele. Além disso, utensílios de cozinha, como panos e esponjas, podem ser foco de contaminação. Recomendamos que panos de prato e esponjas sejam fervidos diariamente por 10 minutos.

CONSULTE O PEDIATRA

Consulte o pediatra ou dermatologista para saber qual o hidratante adequado para a pele de seu filho, pois o hidratante ideal para a criança tem características próprias.

O QUE VOCÊ DEVE FAZER

Se o uso de hidratante for necessário, você deve aplicar o hidratante logo após o banho, depois de enxugar delicadamente a pele do bebê. Dessa forma, haverá maior retenção de água na pele e maior sucesso na hidratação.

Hidratação adequada

A pele da criança tem uma camada de gordura natural muito fina que a protege da desidratação. A hidratação da pele infantil depende da capacidade da pele de manter em seu interior uma concentração adequada de água, o que ocorre, em geral, naturalmente.

No entanto, a presença de clima seco, vento, baixa umidade, ar condicionado, cloro em piscinas, a exposição ao sol e a própria sensibilidade da criança podem ajudar a ressecar a pele. **Sob tais condições, o uso de produtos hidratantes é adequado e necessário.**

Os hidratantes comercialmente disponíveis são muito variados. Muitos desses produtos possuem em sua composição aditivos, como vitamina E, vitamina A, mel, elastina, colágeno, leite, ovo, lipossomos, alantoína, produtos derivados de frutas, plantas, como *Aloe vera*, entre outros.

Cuidado! A maioria desses produtos não tem função positiva sobre a pele infantil e pode irritá-la. Além disso, existem produtos específicos para a face e para o corpo, o que, no caso das crianças, é geralmente desnecessário.

No caso da **hidratação da pele da criança,** o objetivo do hidratante não é fornecer uma substância oleosa para a hidratação da pele, mas, sim, criar um manto lipídico (de gordura) sobre a pele, permitindo que a umidade natural da pele seja retida. Dessa forma, a pele mantém-se íntegra e menos suscetível à irritação.

Alguns hidratantes, além de criar um manto sobre a pele, conseguem exercer um efeito umectante, ou seja, penetram a pele, permitindo uma hidratação melhor.

O melhor hidratante é aquele que tem um papel oclusivo, funcionando como um manto **protetor,** como a vaselina, **e,** ao mesmo tempo, é **umectante,** como a glicerina.

Lembre-se sempre de consultar o pediatra ou dermatologista para escolher o hidratante para seu bebê.

Proteção solar apropriada

Apesar dos conhecimentos a respeito dos riscos que a exposição ao sol oferece para a pele, ainda persistem a noção da exposição ao sol como fonte de saúde e o estereótipo do bronzeado como símbolo de beleza.

A exposição frequente ao sol sem a proteção apropriada está associada ao envelhecimento precoce, ao maior risco de câncer de pele na vida adulta, assim como ao surgimento de catarata.

Exposição ao sol de bebês com mais de 6 meses

Somente a partir dos 6 meses de idade é recomendado o uso de filtro solar nos bebês em todas as situações de exposição ao sol ou ao calor. A escolha do filtro deve se basear no fator de proteção solar (FPS). Por exemplo, uma criança exposta ao sol sem proteção poderá apresentar queimaduras a partir de 15 minutos de exposição. Um filtro solar com fator 15 permite que a criança permaneça 15 vezes mais tempo sob o sol, sem se queimar. Isto é, a criança estará protegida por aproximadamente 4 horas se estiver utilizando um filtro solar fator 15.

Ressaltamos que a exposição de bebês ao sol controlada, com uso de filtro solar, durante alguns minutos por semana, é necessária para a produção da vitamina D.

ATENÇÃO

- O sol é mais prejudicial à saúde no período entre 11 e 15 horas. Por isso, as atividades diárias expostas ao sol devem ser realizadas antes ou após esse período.

- Mesmo em um dia nublado, é importante certificar-se de que a criança está bem protegida contra o sol, com filtro solar, tendo em vista que as nuvens não filtram adequadamente os raios ultravioleta.

- Lembramos que os bebês com menos de 6 meses não têm a capacidade de metabolizar e excretar as substâncias químicas dos filtros solares que podem ser absorvidas pela pele. Por isso, o filtro solar deve ser utilizado somente **após** os 6 meses de idade.

O QUE VOCÊ DEVE FAZER

Existem cuidados que permitem prevenir os efeitos danosos do sol sobre a pele. Esses cuidados devem ser tomados já na infância.

Para saber quais os cuidados necessários para o banho de sol do bebê com **menos** de 6 meses, consulte o item "O banho de sol", no capítulo "Cuidando do recém-nascido em casa", na seção 1 – Recém-nascido.

O QUE VOCÊ DEVE FAZER

- Utilizar produtos específicos para o público infantil, pois contêm substâncias que são adequadas à pele mais delicada das crianças.

- Passar o protetor solar na pele da criança 30 minutos antes da exposição ao sol, para que funcione da forma adequada. O ideal é deixar a criança sem roupas, ainda em casa, e aplicar o filtro solar em toda a superfície do corpo que for ficar exposta. O produto deve ser aplicado deixando uma discreta camada esbranquiçada ainda visível. Essa camada será naturalmente absorvida depois e produzirá a proteção adequada à criança.

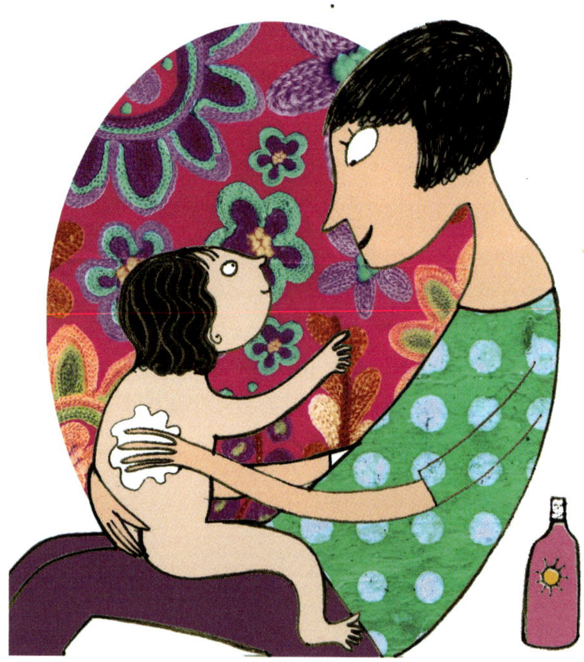

- Utilizar filtro solar resistente à água, tendo em vista que o suor e o banho podem removê-lo da pele.

- Reaplicar o filtro após o banho, o uso de toalhas e/ou o suor excessivo.

- Acostumar seu filho a usar o filtro solar. Assim, quando ele for maior, já estará habituado e não dependerá de você para usá-lo. Não se esqueça de supervisionar o modo como ele utiliza o filtro e o orientar sobre a quantidade e as partes do corpo comumente esquecidas, como a cintura, as orelhas, a parte de cima do pé e a parte de trás do pescoço.

CONSULTE O PEDIATRA

Se seu filho tem pele clara, você deve ter um cuidado especial em relação à exposição ao sol, usando um filtro solar com maior fator de proteção. Consulte o pediatra para saber qual o fator mais adequado.

Comportamento

Mantenha um ambiente harmonioso para o seu bebê

Para que o bebê se desenvolva adequadamente, é essencial que haja **harmonia** no ambiente em que ele estiver. O bebê deve receber muito amor dos pais, familiares e outros cuidadores e deve ser mantido em um ambiente livre de brigas. As desarmonias entre os pais, que porventura venham a aparecer nesta fase, devem ser resolvidas entre eles, sem a presença do bebê.

Nascimento de um irmão

O nascimento de um irmão pode provocar ciúmes na criança, principalmente se ela é o primeiro filho. É natural, e até esperado, que o irmão mais velho sinta ciúme do irmão que acabou de nascer, afinal, até agora, ele era o principal foco de atenção do ambiente. Saiba que existem alguns **cuidados que você pode** tomar para propiciar uma convivência harmoniosa entre os irmãos, permitindo que o irmãozinho mais velho aceite, com mais facilidade, a presença do irmão mais novo. Leia a seguir as dicas.

O QUE VOCÊ DEVE FAZER

O ideal é preparar o irmão mais velho para o nascimento do mais novo desde o início da gravidez. Explique a ele o processo para a chegada do irmãozinho e coloque-o em contato com o bebê que vai nascer, através da barriga da mãe. Peça que conte histórias para o irmãozinho que ainda está na barriga, que cante para ele, acaricie a barriga da mãe, entre outras atividades que estabeleçam o **contato entre ambos.**

Com essas atitudes, o irmão mais velho se sente importante – tanto quanto o irmão que está para chegar. Além disso, será surpreendente – talvez não só para o irmão, mas também para a mãe – observar as reações que o feto terá quando o irmão mais velho se aproximar.

ATENÇÃO

Procure compreender e respeitar os sentimentos do seu filho mais velho. Nesta fase, é natural que se manifestem sentimentos, como raiva, ciúme ou inveja; porém, não se pode permitir que ele prejudique fisicamente nem a mãe, nem o pai e, muito menos, o bebê. Esse limite deve ser colocado firme e afetivamente pelos pais, sempre que acharem necessário.

Saiba que a melhor maneira de confortar o filho mais velho é conversando com ele, dando-lhe afeto e atenção.

O QUE VOCÊ NÃO DEVE FAZER

- Não brigar ou recriminar o filho mais velho caso ele demonstre hostilidade para com o bebê.
- Não fazer o filho mais velho se sentir culpado por sentir ciúme do irmão mais novo.
- Não colocar o filho mais velho de castigo caso se mostre agressivo com o irmão.

Já se sabe, por meio de estudos científicos, que a vida psíquica do feto é muito intensa e que é a partir dessa fase que seus **vínculos afetivos** começam a se formar. Por isso, ao propiciar o contato entre seus filhos, ainda durante a gestação, você estará dando oportunidade para que o vínculo afetivo entre eles já comece a se formar!

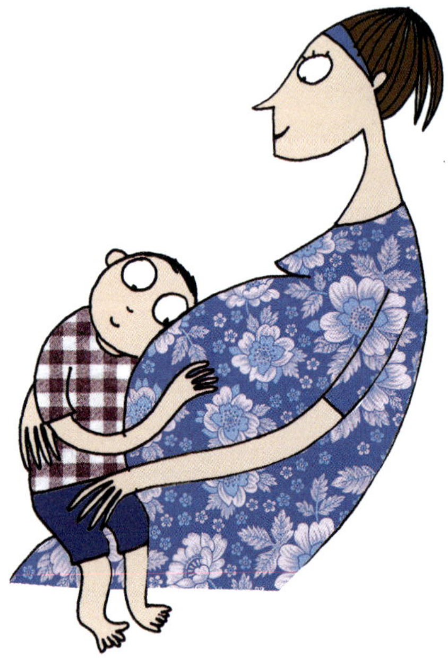

Depois que o bebê nascer, na vinda da maternidade para casa, os pais junto com o recém-nascido também podem entregar alguma lembrancinha para o filho mais velho e devem sempre dizer que é o bebê quem está dando porque o ama muito.

O QUE O PAPAI PODE FAZER

A presença física e afetiva do pai é de grande importância para que a mãe desenvolva um bom vínculo com os filhos. **Fazer companhia para o irmão mais velho,** brincando com ele e também participando das brincadeiras com a "barriga da mamãe", pode ajudar muito na construção de um lar cada vez mais agradável e em que haja sintonia entre os membros da família. Mostre-lhe fotos e vídeos de quando ele era pequeno. Dê muito apoio à sua mulher. Carinho, compreensão, paciência e amizade do marido são itens determinantes para um futuro saudável e feliz de toda a família.

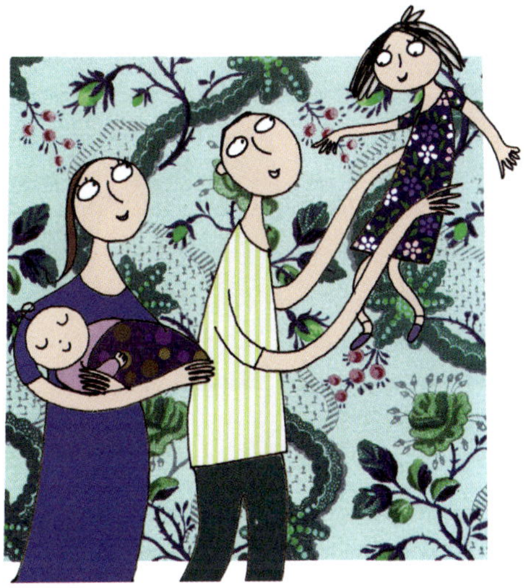

Crianças com comportamento agressivo

Há crianças que têm um comportamento mais agressivo: mordem, gritam, batem a cabeça na parede ou no chão e, algumas vezes, "perdem o fôlego". Nesses casos, a **serenidade** dos pais é essencial.

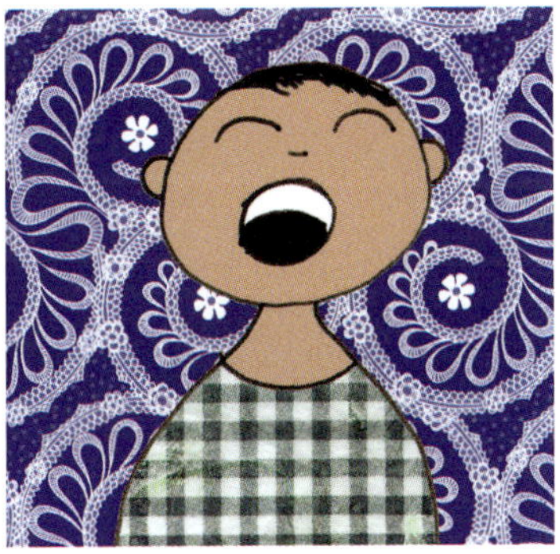

O QUE VOCÊ DEVE FAZER

- **No caso da mordida:** mostre à criança que aquele procedimento é doloroso. Não bata na criança. Ela poderá ser privada de alguma coisa da qual goste. Isso a fará entender melhor a finalidade do castigo do que os maus-tratos físicos.

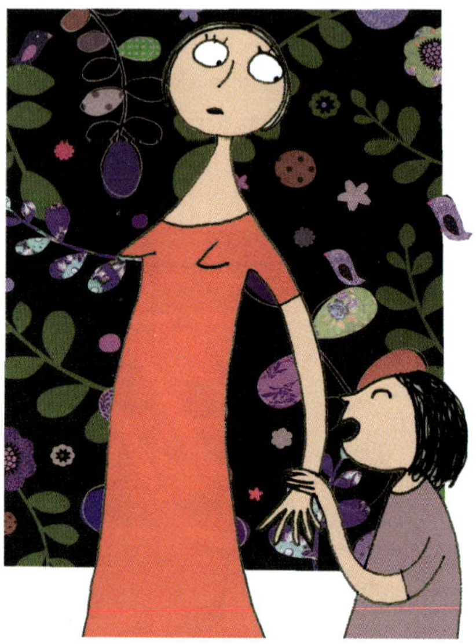

- **Durante a perda de fôlego:** nunca sacuda a criança. Apenas a contenha, acariciando-a e dizendo o quanto ela é amada. Espere um pouco até que ela volte ao seu estado normal.

ATENÇÃO

Não volte atrás depois de ter transmitido uma decisão à criança, mesmo diante dos seus apelos. Aos poucos, ela compreenderá o significado do "NÃO!", apesar de todos os seus truques para conseguir o contrário.

CURIOSIDADE

Crianças com menos de 3 anos de idade têm dificuldade em armazenar (memorizar) informações e é por isso que, muitas vezes, uma ordem que acaba de ser dada é desobedecida. Deve-se repetir, sempre que necessário, a ordem dada como: "não pegue isso!" ou "não abra essa porta!", até que a criança memorize que aquilo não deve ser feito.

Por que é preciso dizer "NÃO" tantas vezes?

É fundamental explicar à criança quais são os motivos para suas ordens e solicitações, mostrando que não são somente "caprichos" ou "implicações" de sua parte. Portanto, sempre lhe explique as razões pelas quais ela não pode fazer alguma coisa – lembre-se: "porque não" não é resposta!

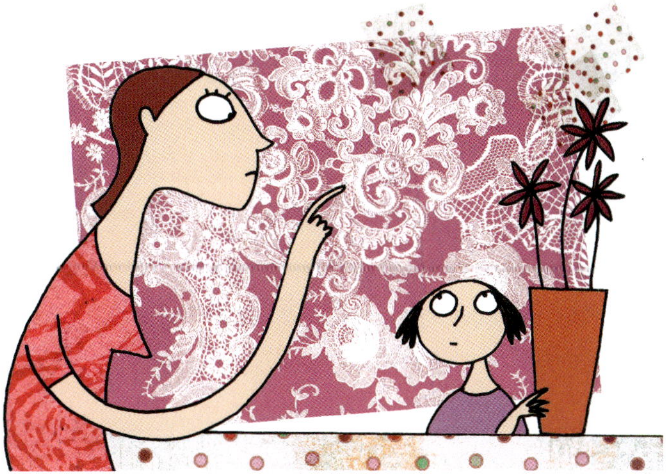

Sono

Cada bebê tem o seu próprio ritmo de sono. Não há um modelo a ser seguido. Normalmente, passadas as 2 ou 3 semanas iniciais, os bebês dormem, no decorrer dos **3 primeiros meses,** um período pela manhã e outro à tarde, com duração de 1 a 2 horas cada.

Durante a noite, eles costumam adormecer cedo, por volta das 8 ou 9 horas da noite, e acordam para mamar aproximadamente de 3 em 3 horas, dormindo logo em seguida.

A partir dos **4 meses,** alguns bebês passam a dormir a noite inteira, não acordando mais para mamar. O sono diário continua dividido em 2 períodos, mas a duração vai diminuindo gradativamente, chegando a ser de cerca de meia hora em cada período.

Após o **primeiro ano de vida,** a criança passa a dormir apenas em um período durante o dia e, à noite, dorme normalmente de 8 a 10 horas seguidas.

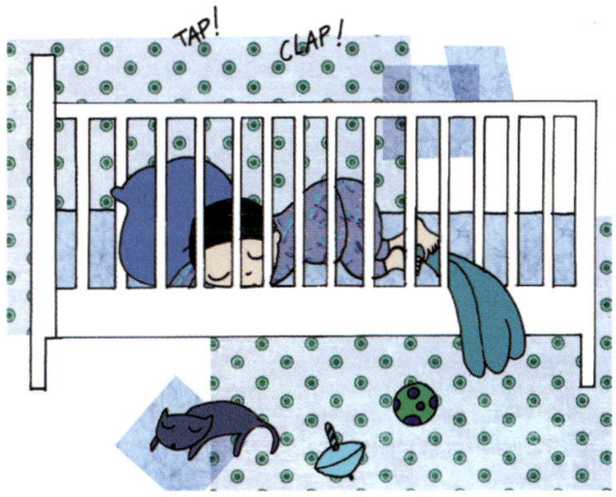

CONSULTE O PEDIATRA

Se o seu bebê não estiver dormindo bem, consulte o pediatra.

ATENÇÃO

As crianças precisam dormir bem, pois, durante o sono, é secretado o hormônio do crescimento. É por isso que se diz que, quando está dormindo, a criança está crescendo.

Para conhecer alguns fatores que podem prejudicar o sono do bebê, consulte o item "O sono", no capítulo "Cuidando do recém-nascido em casa", na seção 1 – Recém-nascido.

Ambiente para o lactente

ATENÇÃO

- O ambiente deve ser claro e com ventilação adequada.
- O barulho deve ser o normal, sem excessos.
- Limpe a casa diariamente com pano úmido.
- Não deixe o bebê deitado o tempo inteiro.
- Não limpe o ambiente em que o bebê permanece com desinfetantes e ceras.
- Se possível, não use cortinas e piso de carpete.

Desde o nascimento, o bebê deve ir se acostumando ao ambiente doméstico da família. Deve permanecer durante o dia em ambiente claro, com ventilação adequada ao clima.

Não é necessário que as pessoas cochichem ou pisem na ponta dos pés para não acordar o bebê. O barulho das vozes deve ser o normal e o movimento da casa deve continuar como sempre foi, a não ser que haja excessos. **Lembre-se:** o bebê precisa de estímulos para adquirir a sua maturação, ou seja, desenvolver-se.

Para conhecer alguns estímulos e brincadeiras que podem ser feitos na faixa etária de 1 mês a 2 anos, consulte o capítulo "Brincadeiras, brinquedos e lazer", a seguir.

O QUE VOCÊ DEVE FAZER

- Limpar diariamente com pano úmido o ambiente onde o bebê dorme ou permanece grande parte do dia.
- Troque a roupa de cama do bebê diariamente.
- Se necessário, use travesseiro, mas lembre-se de que o travesseiro do bebê deve ser sempre fino, de uma espessura equivalente ao comprimento do ombro do bebê, e firme o suficiente para não permitir o afundamento da cabeça e a sufocação.
- Se houver cortinas, lave-as semanalmente.
- Se o piso for de carpete, é bom que ele seja coberto com plástico adequado e este seja limpo diariamente com um pano úmido.

Para conhecer alguns cuidados necessários para criar um ambiente **seguro** para o seu bebê, consulte também o capítulo "Alertas de segurança do lactente", nesta seção.

Brincadeiras, brinquedos e lazer

As brincadeiras devem ser **próprias para cada idade**, respeitando sempre a faixa de desenvolvimento da criança. As crianças crescem e se desenvolvem brincando; por essa razão, sugerimos alguns estímulos e brincadeiras para a faixa etária de 1 mês a 2 anos.

Brincadeiras e brinquedos para bebê com 1 a 6 meses de idade

Nos 6 primeiros meses de vida do bebê, as brincadeiras estão quase sempre ligadas a estímulos visuais elaborados por outras pessoas (balançar a cabeça, caretas etc.), estímulos táteis (pequenos toques na criança) e estímulos auditivos (sons com a boca, com as mãos etc.). Os brinquedos usados para essa faixa etária devem ser: suficientemente grandes para não serem engolidos, já que a criança leva tudo à boca; macios; laváveis e coloridos, para estimular o desenvolvimento do bebê.

Bebê com 1 mês

- Colocar objetos pequenos, macios e coloridos nas mãos da criança ou a uma distância de 20 cm, para que possa fixar o olhar e tentar alcançá-los com a mão.
- Andar lentamente de um lado para o outro ou movimentar brinquedos de um lado ao outro, para que o bebê possa acompanhar o movimento, quando estiver no colo ou deitado.
- Colocar o bebê de bruços, apoiar suas mãos nos pés dele para dar pequenos impulsos e ele ir se arrastando.
- Ajudar o bebê a "chupar" as mãos, assim ele vai se conhecendo. Não se preocupe, ele **não** ficará com o hábito de chupar os dedos, pelo contrário, consola-se na ausência da mãe.

O QUE OBSERVAR

As atividades sugeridas baseiam-se no desenvolvimento neuropsicomotor normal. No entanto, cada criança possui seu ritmo de amadurecimento do sistema nervoso central, por isso é possível que esteja um pouco adiantada ou atrasada em relação a alguns dos marcos de desenvolvimento esperados sem que isso caracterize qualquer patologia (doença ou distúrbio).

O importante é que a criança seja regularmente avaliada por um **pediatra** para acompanhamento de seu desenvolvimento.

Para conhecer alguns dos marcos de desenvolvimento da faixa etária de 1 mês a 2 anos, consulte o capítulo "Crescimento e desenvolvimento", nesta seção.

- Juntar as mãos do bebê como se fossem bater palminhas.
- Ajudar o bebê a se levantar um pouquinho do travesseiro e deitá-lo novamente, para firmar o tronco e a cabeça.
- Balançar um chocalho para o bebê ouvir o som e associá-lo ao movimento.
- Falar sempre com o seu bebê.
- Quando o bebê estiver acordado, manter pessoas ao seu redor.
- Levar seu bebê para passear ou tomar sol quando o tempo estiver bom.
- Tocar o seu bebê e levar a mão dele para acariciar o seu rosto. Sinta o toque macio de sua mão e o elogie, diga o quanto você sente prazer nesse contato.
- Carregar o bebê nos seus braços, segurando-o para a frente, como se formasse uma cadeirinha ou, então, acomodando-o de bruços.
- Mudar sempre o bebê de posição e de local.
- Fazer caretas para o bebê. Com o passar do tempo, ele começará a imitá-las. Não se surpreenda, é assim que ele aprende.

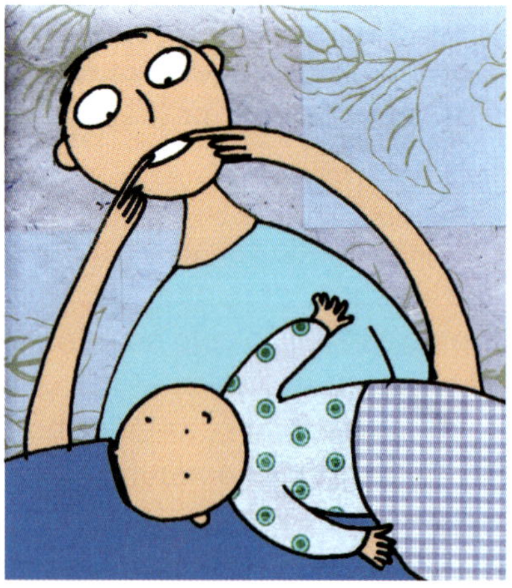

Para mais informações sobre o banho de sol, consulte "O banho de sol", no capítulo "Cuidando do recém-nascido em casa", na seção 1 – Recém-nascido.

Bebê com 2 meses

- Colocar o bebê de bruços, com brinquedos coloridos em ambos os lados, para estimular a lateralidade; se colocar os brinquedos na frente do bebê, estimule-o a se arrastar para alcançá-los.

- Movimentar objetos coloridos (por exemplo, vermelhos, amarelos, laranjas) para os lados e para cima. Dessa forma, você estimula a movimentação ocular de seu bebê.

- Brincar de conversar, cantar, balbuciar e emitir sons diversos para ele.

- Brincar com chocalho e colocá-lo também na mão do bebê. Use sua criatividade e invente uma música para acompanhá-lo – vocês vão gostar!

- Pendurar objetos coloridos e que façam barulho no berço, em várias posições e em uma altura que o bebê possa alcançá-los. No início, ele só olhará para eles e, com o tempo, tentará tocá-los.

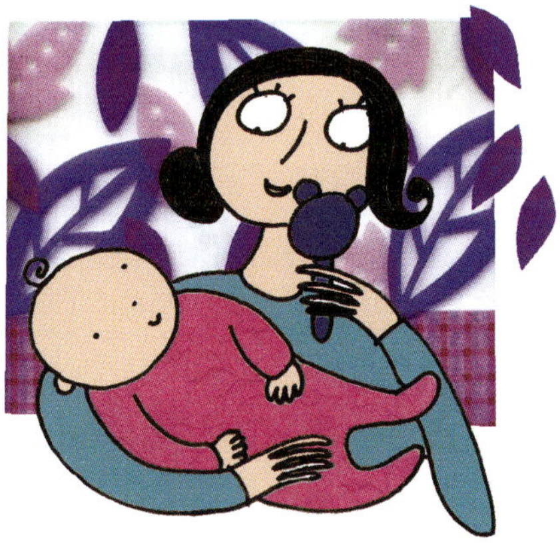

Bebê com 3 meses

- Colocar o bebê recostado no bebê-conforto.

- Deixar o bebê de barriga para baixo para brincar.

- Colocar brinquedos perto da mão do bebê, para que ele tente pegá-los. Procure brincar com ele, para que se sinta estimulado a conseguir alcançar os objetos.

- Brincar com móbiles. Deixá-los em uma altura que o bebê possa alcançá-los quando estiver deitado de costas.

- Observar se o bebê oferece partes do seu corpo para que você as toque.

- Olhar seu bebê nos olhos, falar com ele, escutar seus sons e admirar o seu sorriso.

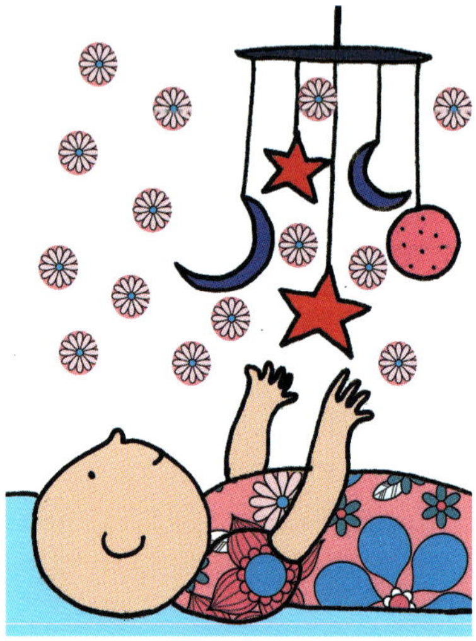

Bebê com 4 meses

- Brincar de "serra-serra". A partir da posição semissentada no colo, frente a frente com você, movimentar o bebê para a frente e para trás.

- A partir da posição lateral, estimulá-lo a rolar, fazendo-o seguir um objeto.

- Favorecer o "nadar no seco", quando o bebê estiver de barriga para baixo.

- Sentá-lo no bebê-conforto e dar brinquedos para bater um no outro.

- Segurar o chocalho com a mão do bebê para balançar e produzir barulho.

- Mostrar um brinquedo e depois escondê-lo, para observar se o bebê o procura.

- Brincar de esconde-esconde com o bebê. Esconder-se atrás da pessoa que o segura no colo e chamá-lo, estimulando-o a procurar você. Vocês darão boas risadas!
- Dar mordedor e brinquedos para que o bebê possa levá-los à boca.
- Fazer brincadeiras para que o bebê use os dedos das mãos e manipule objetos pequenos.
- Posicionar-se frente a frente com o bebê e conversar com ele, dar um tempo para que ele possa retribuir com um sorriso.

Bebê com 5 meses

- Colocar o bebê sentado, cercado de almofadas, dentro de uma boia ou pneu, mantendo as costas do bebê bem eretas.
- Segurar o bebê pelas axilas e colocá-lo de pé por curtos períodos.
- Dar brinquedos para que o bebê possa pegá-los com as mãos.
- Deixar brincar com cubos e caixinhas pequenas.
- Ajudar o bebê a rolar usando uma toalha como auxílio.
- Dar mordedores ao bebê.
- Estimular o bebê a bater palmas.
- Cantarolar e falar sempre com o bebê.
- Começar a contar ao bebê o que você está fazendo.

Bebê com 6 meses

- Colocar o bebê sentado com leve apoio.
- Dar um brinquedo simples, estimulando o bebê a passá-lo de uma mão para a outra.
- Quando o bebê estiver segurando um brinquedo, oferecer outro, para estimulá-lo a trocar os brinquedos, soltando o primeiro.
- Esconder um brinquedo embaixo de uma almofada e incentivar o bebê a procurá-lo.

ATENÇÃO

• Procure criar uma rotina para as atividades de seu bebê. Assim, o banho, as refeições e o passeio devem acontecer todos os dias, de preferência, nos mesmos horários. O bebê estranha novidades e a rotina o ajuda a aprender e a se sentir mais seguro. Tente estipular alguns horários para ficar com seu filho. Isso ajudará você a ter tempo para as outras atividades. É fundamental que você se sinta bem emocionalmente para cuidar de seu bebê; para isso, precisa se cuidar também.

• Se você estiver nervoso(a), afaste-se um pouco do bebê, pois ele é capaz de sentir seu nervosismo e pode começar a chorar sem parar.

• Normalmente, o bebê leva à boca qualquer objeto que consiga segurar, é o seu jeito de conhecer as coisas. Por isso, cuidado com objetos muito pequenos, sujos e cortantes.

- Brincar de esconde-esconde com o bebê. Esconda-se com uma fralda ou atrás de um travesseiro, para que o bebê encontre você.
- Colocar o bebê em frente ao espelho e fazer brincadeiras de aparecer e desaparecer.
- Colocar o bebê sentado em seu colo e brincar de "serra-serra" (levanta/deita).
- Segurar o bebê pelas axilas e brincar de "pula-pula".
- Colocar brinquedos longe do bebê, para ele buscá-los arrastando-se.
- Bater palmas com o bebê.
- Fazer o bebê estender os braços para atirar-se no colo dos adultos.
- Levar o pé do bebê até a mão e/ou a boca.
- Estimular o bebê a rolar lateralmente.

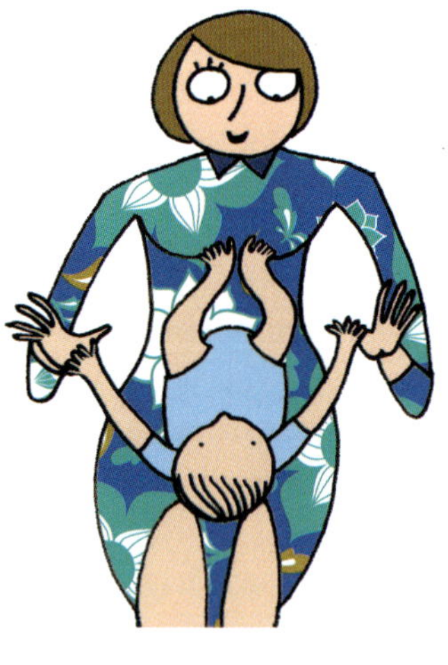

O QUE OBSERVAR

Observe a forma como seu bebê age e reage aos estímulos, pois cada criança tem a sua maneira de ser. Não exagere na estimulação, respeite o ritmo do seu filho.

Brincadeiras e brinquedos para bebê com 7 a 12 meses

Bebê com 7 meses

- Dar uma caixa de papelão para o bebê brincar de entrar e sair, sentar dentro da caixa, jogar brinquedos para dentro e para fora etc.
- Quando o bebê estiver deitado de costas, ajudá-lo a brincar de chupar os próprios pés, levando-os até a boca.
- Fazer caretas para o bebê tentar imitar.
- Pedir para o bebê dar um brinquedo, abrindo a mão e soltando.
- Dar dois brinquedos e ensiná-lo a bater um no outro.
- Encaixar potinhos ou caixas um(a) dentro do(a) outro(a).
- Segurar o bebê em pé, estimulando o movimento de "pula-pula".
- Chamar o bebê pelo nome, para que ele comece a reconhecê-lo.
- Durante a refeição, deixar que o bebê coma alguns alimentos com a mão.
- Fazer uma cadeira com os braços e balançar o bebê para os lados.

Bebê com 8 meses

- Colocar o bebê sentado para brincar.
- Colocar o bebê deitado de lado, de forma a facilitar que se sente sozinho.
- Incentivar o bebê a se arrastar, colocar brinquedos na sua frente, para que ele tente alcançá-los.

DICA

Se estiver muito ocupado, coloque seu filho perto de você, deitado no chão, sobre um cobertor, ou recostado num travesseiro. Procure chamá-lo e conversar com ele de vez em quando, para que sinta a sua presença.

- Favorecer o levantar do bumbum, para prepará-lo para engatinhar.

- Brincar com uma caixa grande de brinquedos. Deixe o bebê entrar na caixa, virá-la e colocar os brinquedos dentro.

- Colocar algum obstáculo na frente do brinquedo, para que, se ele se interessar, tente alcançar o objeto.

- Mostrar um brinquedo, escondê-lo atrás de suas costas e pedir para o bebê procurar.

- Dar um brinquedo de cabeça para baixo para ele colocar na posição correta.

- Brincar de imitar sons e movimentos. Nessa faixa etária, o bebê já começa a imitar você e é capaz de bater palmas, fazer careta e gracinhas. Diga "bububu", "bababa", tussa, bata palmas, bata os pés etc., para que ele tente imitar.

- Cantar e conversar com o bebê.

- Chamá-lo pelo nome.

- Beijar o bebê e oferecer o seu rosto para ele beijar também.

- Dar brinquedos que o bebê possa bater e fazer barulho, como guizos e tambores.

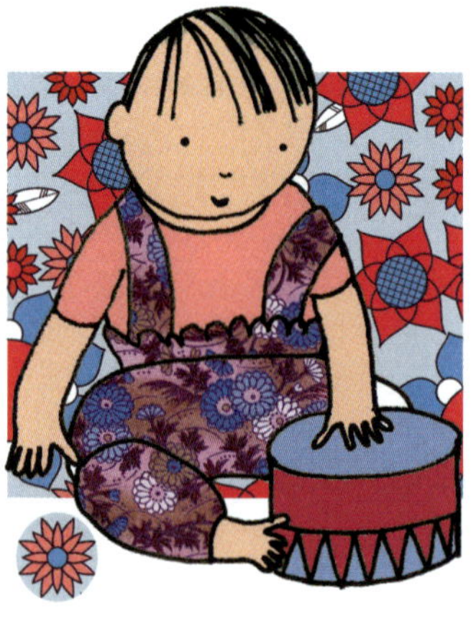

Bebê com 9 meses

- Deixar o bebê no chão para ele se arrastar ou engatinhar. Você pode estimulá-lo jogando uma bola para que ele busque.
- Fazê-lo alcançar um brinquedo e pedir que ele o dê a você.
- Pendurar algum brinquedo na grade do berço para estimular o bebê a se levantar para alcançá-lo e ficar em pé.
- Dar um brinquedo com cordinha (carrinho) para ele puxar e levantar pela cordinha.
- Esconder um brinquedo pequeno em sua mão para ele procurar.
- Dar brinquedos com furinhos para que ele enfie o dedo indicador.
- Rolar a bola na direção do bebê e pedir para ele ir buscar.
- Eventualmente, oferecer biscoitos ao bebê para que coma sozinho. Atenção: procure não exagerar para não atrapalhar as refeições e observe se o bebê não se engasga.
- Ajudar o bebê a colocar a tampa em potinhos.
- Oferecer ao bebê objetos de vários tipos, como espuma, lixa, toalha, madeira, metal, borracha, entre outros. Se ele estranhar, não desista, ofereça os mesmos objetos em outra ocasião. Lembre-se de nomear os objetos e explicar a diferença entre eles.

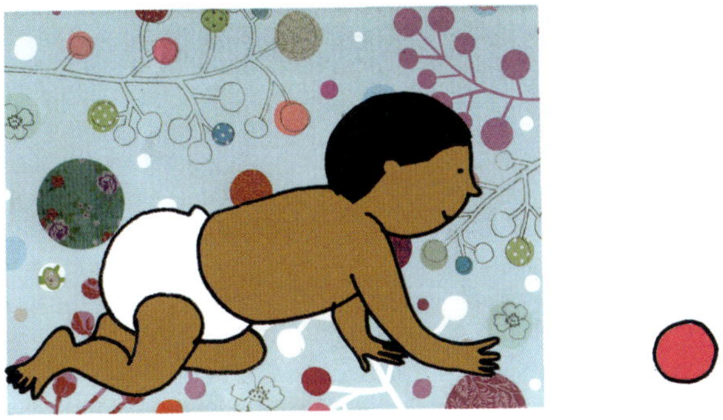

ATENÇÃO

- Procure não fazer as brincadeiras com o bebê momentos antes dos horários de sono, pois ele pode ficar muito excitado e não conseguir dormir.
- Quando necessário, não tenha receio de dizer "não" ao seu filho.
- Com 8 a 9 meses, o bebê estranha pessoas que não lhe sejam familiares. Ele sente a ausência dos pais com muita angústia, como se não fossem mais voltar. Assim, brincar de jogar objetos e depois buscar pode ajudar a diminuir a angústia provocada pela ausência dos pais ou cuidadores.

Bebê com 10 meses

- Deixar o bebê engatinhar pela casa toda, para a frente e para trás.
- Pedir para que aponte um objeto.
- Deixá-lo entrar embaixo da mesa para conhecer os espaços.
- Ensiná-lo a fazer os movimentos de "tchau", "sim", "não" e "vem".
- Estimulá-lo a se olhar no espelho.
- Pedir para o bebê dar um brinquedo e esperar com a mão estendida até ele entregá-lo a você.
- Perguntar: "onde está a mamãe?", "onde está o papai?", "onde está o cachorro?" e pedir para o bebê apontar.
- Dar caixas e cestas para ele encher e tirar objetos.

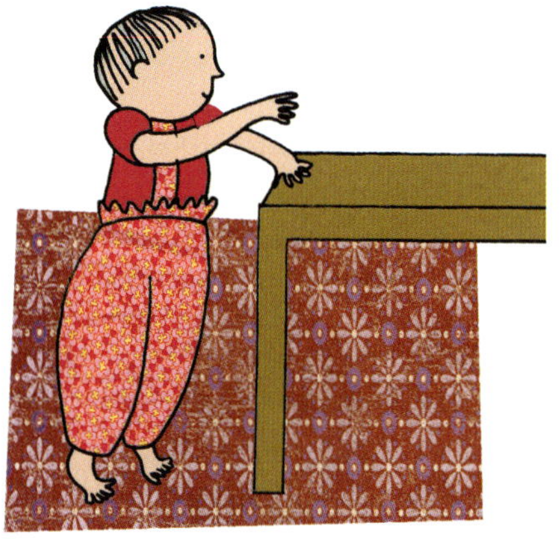

Bebê com 11 meses

- Colocar o bebê perto de móveis, sofás, camas e mesas baixas, para que possa se apoiar e andar em volta.
- Colocar objetos sobre o sofá para que tente alcançar.
- Quando o bebê estiver sentado no chão, jogar bola de borracha ou plástico com ele.

- Deixar o bebê encher e tirar brinquedos de uma caixa, mostrando quando está cheio e quando está vazio.
- Dar um carrinho para que ele empurre.
- Dar potinhos ou caixinhas para empilhar.
- Na hora das refeições, ofereça a colher para o bebê tentar comer sozinho.
- Deixar brincar com a água do banho, colocar brinquedos na água e fazer ondas.
- Ao tirar a roupa do bebê, pedir para ele ajudar. Procure nomear as partes do corpo (braço, perna etc.), para que vá se conhecendo.

Bebê com 12 meses

- Facilitar o andar, segurando o bebê pelas mãos.
- Brincar de encaixar uma caixa dentro da outra.
- Dar um pote plástico cheio de brinquedos com tampa mal rosqueada, para que o bebê desrosqueie.
- Brincar com jornal, revistas velhas, papel celofane, pedir para o bebê amassar e cortar com as mãos.
- Dar brinquedos com cordinha, para que o bebê puxe com seus dedos, fazendo o movimento de pinça.
- Estimular o bebê a tirar os seus próprios sapatos.
- Mostrar livros e revistas para que o bebê aponte, por exemplo, partes do corpo e objetos conhecidos.

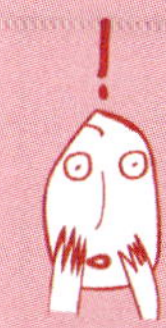

ATENÇÃO

- Tenha cuidado para não forçar seu filho a obedecer. Faça as atividades de forma relaxada e agradável, procurando sorrir e mostrar alegria quando ele conseguir fazer o que foi solicitado.
- Caso seu filho não consiga realizar a brincadeira proposta, não desanime, repita-a em outra ocasião, quando ambos estiverem dispostos.
- Procure ocupar o bebê, pois, quando ficar sozinho, poderá chorar para chamar a sua atenção.

Brincadeiras e brinquedos para criança com 13 a 24 meses de idade

A partir dos 13 meses, a criança já começa a apresentar maior coordenação motora e consegue encaixar peças pequenas em peças maiores. Também é capaz de puxar carrinhos e pegar bonecas(os), consegue colocá-las(os) no braço, imitando suas mães.

DICA

Na hora da refeição, deixe a criança pegar pequenos alimentos com os dedos, por exemplo, uvas, pedaços de banana, maçã etc. Permita que ela tente comer sozinha com a colher e tomar sucos e leite em caneca plástica, segurando-a com as próprias mãos. Mesmo que derrame um pouco, não se importe se ela se sujar. Dessa forma, ela vai treinando a se alimentar sozinha e poderá se interessar mais pelos alimentos, o que deixará a hora da refeição mais agradável e divertida. Se já estiver mais independente, deixe-a comer também com outras crianças.

Criança de 13 a 17 meses

- Dar brinquedos para ela pegar, jogar e empurrar.
- Mostrar figuras diferentes (moça, bichos, frutas etc.) e pedir para a criança identificá-las.
- Brincar de construir pilhas e torres.
- Dar giz de cera e papel para a criança rabiscar. Tenha **atenção** para que não coloque o giz na boca.

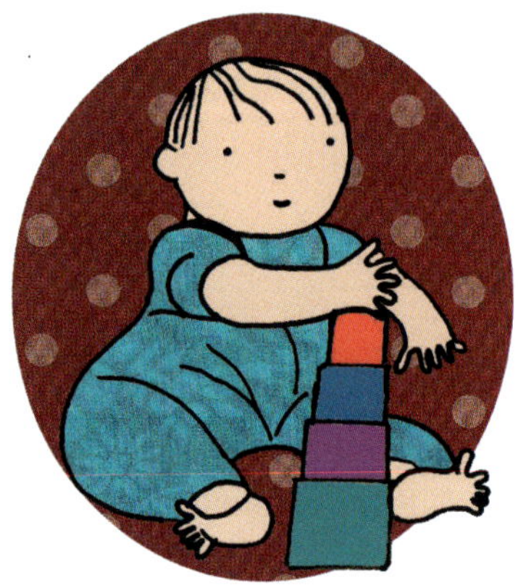

Criança de 18 a 23 meses

- Deixar que ande descalça na areia ou na grama.
- Brincar de cavalinho.
- Estimular a criança a empurrar ou puxar um carrinho pela cordinha.
- Jogar bolas com as mãos na posição de pé.
- Dar caixas para ela empilhar.

- Incentivar a criança a se despir sozinha e mostrar e perguntar sobre as partes do corpo.
- Estimular a criança a guardar e a retirar brinquedos das caixas.
- Brincar com quebra-cabeças de peças grandes e em pequeno número.
- Dar objetos de várias qualidades e pedir para que junte os iguais.
- Brincar de bater palmas e pés, e pedir para a criança imitar.
- Fazer sons de animais para a criança imitar.
- Perguntar: "qual é o seu nome?".
- Mostrar um álbum de fotos e nomear as pessoas.

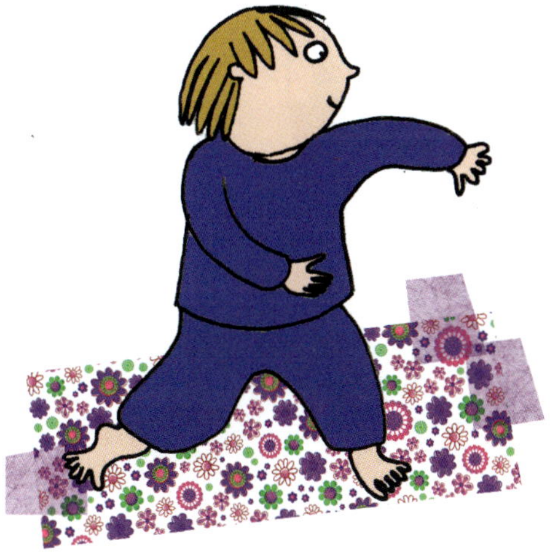

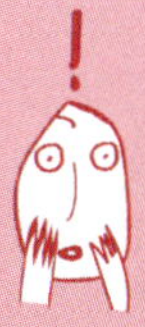

ATENÇÃO

- Até os 2 anos de idade, os brinquedos não podem conter peças pequenas, cortantes ou perfurantes. Se desmontáveis, essas características são válidas para todas as peças.

- Procure não comparar seu filho com irmãos ou outras crianças. **Lembre-se:** cada criança tem seu próprio jeito de ser e cresce de acordo com as suas possibilidades.

- Seu filho está na fase de aprender a falar; por isso, converse bastante com ele, procurando pronunciar as palavras da maneira correta e evitando o uso de diminutivos. O excesso de diminutivos, além de confundir a criança quanto à forma-padrão das palavras, pode infantilizá-la, ou seja, mantê-la sempre na condição de "bebezinho". Uma forma de estimular a fala é não atender prontamente aos pedidos da criança, deixando-a primeiro falar algumas palavras para expressar o que deseja.

DICA

Muitas vezes, os pais só criticam as más atitudes e a criança passa a repeti-las para chamar a atenção. Lembre-se de, mais ainda, **agradar** seu filho sempre que ele o ajudar ou apresentar outro bom comportamento, pois, dessa forma, você estará valorizando essas atitudes e incentivando-o a repeti-las.

CONSULTE O PEDIATRA

A criança que não brinca ou não interage seguramente está com algum problema, precisando de ajuda. Consulte o pediatra se observar esse comportamento em seu filho.

Criança com 24 meses

- Brincar de andar de marcha a ré.
- Estimular a criança a chutar a bola com os pés.
- Brincar de apontar e dizer as partes do corpo.
- Estimular a brincadeira com outras crianças, por exemplo, roda, jogar bola etc.
- Pedir que a criança ajude a guardar os brinquedos.
- Começar a ensiná-la a subir e a descer escadas, primeiro engatinhando e depois em pé.
- Ajudá-la a usar o triciclo.
- Fazer pequenas representações para a criança com marionetes.

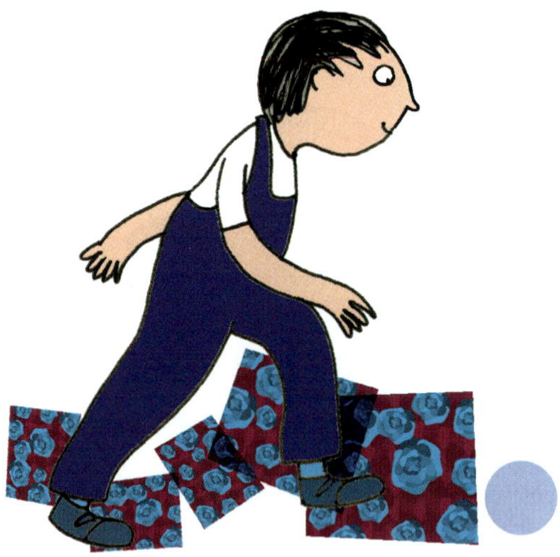

Alertas de segurança para o lactente

Prevenção de acidentes segundo as fases do desenvolvimento normal da criança

O despertar para a vida

Ao nascer, abre-se para a criança um mundo de coisas e pessoas, ainda quase imperceptível para seus sentidos, pois seu organismo vai precisar passar por um gradual e longo processo de amadurecimento, para que possa ser capaz de se integrar a tudo que a rodeia. Seus pais e seus cuidadores terão a função de apresentar esse mundo maravilhoso à criança e lhe dar condições de usufruí-lo de maneira plena, eliminando os riscos que o ambiente adulto pode trazer.

Os estímulos da amamentação, do acariciar, das conversas, mesmo que sem uma resposta imediata ou evidente por parte do bebê, os cuidados, as brincadeiras e as rotinas que lhe são oferecidas vão criar as vias de contato com esse mundo exterior.

Todo o desenvolvimento sustenta-se na potencialidade inata e na oportunidade de fazê-la desabrochar. Os estímulos a esse desenvolvimento e a proteção da criança propiciarão essas chances de melhor e mais rapidamente ampliar esse potencial.

Levando-se em conta a extrema dependência dos seres humanos ao nascer, é possível afirmarmos que, desde os primeiros momentos de vida, muito mais do que oferecer higiene e alimentação, **transmitimos aos filhos nossa maneira de ser e de ver o mundo e somos responsáveis pela sua sobrevivência e qualidade de vida.**

A vida que precisa de proteção

Nos primeiros meses de vida, a criança não coordena seus movimentos e, por isso, não consegue dirigir suas ações ou dizer suas intenções. Apresenta alguns movimentos estereotipados e involuntários como resposta ao que sente ou percebe, chamados de **reflexos,** porém sem capacidade nenhuma de perceber riscos ou de se afastar dos perigos que o seu ambiente pode trazer.

O QUE VOCÊ DEVE SABER

- Em especial nos 2 primeiros anos, na maioria dos casos de traumatismos não intencionais, foram as ações irresponsáveis ou impensadas do adulto cuidador que levaram à lesão.

- A criança imita o adulto, mas não sabe quais são as consequências da atitude que está tomando.

Considera-se que, nos primeiros anos de vida, qualquer trauma representa uma **falha** do adulto cuidador. **Em especial nos 2 primeiros anos, na maioria dos casos de traumatismos não intencionais, foram as ações irresponsáveis ou impensadas do adulto cuidador que levaram à lesão.**

Por isso, você deve sempre estar **atento** às possibilidades de aquisições psicomotoras e às etapas do desenvolvimento de seu filho, para antever a capacidade crescente de movimento e deslocamento dele e, então, prever e prevenir os riscos a que estará exposto.

O desenvolvimento neuropsicomotor após 1 ano se faz de maneira muito intensa e rápida, numa sucessão coordenada de aquisições motoras, psíquicas e afetivas, interdependentes e que necessitam de estímulos e ambiente apropriado e sem riscos ou perigos, para que surjam em toda a sua potencialidade.

Nessa fase, o processo de imitação do adulto fica cada vez mais intenso, tanto para o que se quer ensinar como para o que pode ser perigoso ou arriscado para a criança. Lembre-se de que a capacidade de reproduzir as atitudes dos que a rodeiam não significa que a criança entenda o que está fazendo nem que saiba dos danos que podem advir de suas atitudes. A criança não estabelece relação entre a causa e o efeito, não aprendendo, portanto, com as experiências de dor ou sofrimento que algum ato seu possa provocar.

ATENÇÃO

Acidentes mais frequentes

- **sufocação:** em travesseiros, cobertas ou objetos macios, como bichos de pelúcia e almofadas.

- **aspiração:** de leite, após vômitos e sufocação, especialmente em bebês que bebem leite em mamadeira; aspiração de pequenos objetos, como pedaços de brinquedos, moedas e botões.

- **queimaduras:** no banho ou com a ingestão de líquidos quentes, dados, por exemplo, na mamadeira, ou, ainda, por derramamento de substâncias superaquecidas sobre o bebê, por exemplo, quando manuseadas com a criança no colo.

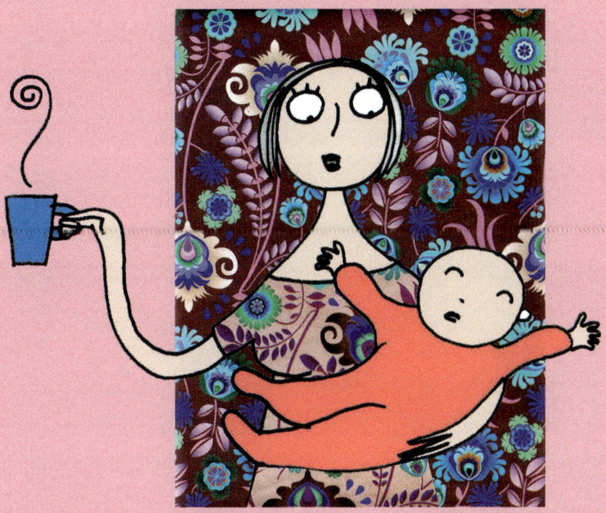

- **enforcamento:** em cordões de pescoço ou tiras para prender a chupeta.
- **quedas:** de trocador, cama ou outro local alto, onde o bebê foi deixado sem a supervisão adequada de um adulto cuidador e conseguiu rolar.
- **acidentes em veículos automotores:** habitualmente pela falta do uso de equipamento de segurança ou mau uso.
- **intoxicações:** especialmente medicamentosas, pelo uso de medicamentos sem orientação médica ou erro na dosagem. Após o primeiro ano, também são frequentes as intoxicações com produtos de limpeza, inseticidas e outros produtos deixados ao alcance da criança.
- **afogamento:** em tanques, bacias, baldes, vaso sanitário, máquina de lavar roupas, banheiras, poços, valas e piscinas.
- **eletrocussão:** em tomadas elétricas deixadas desprotegidas e extensões de fios ligados à corrente elétrica.

Medidas de proteção

Além dos cuidados já mencionados para o recém-nascido (na seção 1 – Recém-nascido), lembramos que, nos primeiros anos de vida, a proteção aos traumas é sempre **passiva.** Isso significa que são os pais ou outros responsáveis que devem preparar um ambiente **seguro** para a criança, evitando qualquer situação que a exponha a risco. Para isso, saiba que:

Para mais informações, consulte o capítulo "Aleitamento materno do lactente", nesta seção.

- **O aleitamento materno** é a forma ideal de alimentar o seu filho, porque o bico do seio se adapta à sucção, permitindo que o bebê se alimente sem grande possibilidade de aspiração. Além disso, o leite materno está sempre na temperatura ideal, não oferecendo riscos de superaquecimento e queimaduras ao bebê e sem conter bactérias que possam levar à infecção pulmonar em caso de aspiração.

- O **travesseiro do bebê** deve ser sempre fino, de uma espessura equivalente ao comprimento do ombro do bebê, e firme o suficiente para não permitir o afundamento da cabeça e a sufocação.

- Caso seja inevitável o uso de mamadeiras, sempre misture bem seu conteúdo e verifique a temperatura do líquido, deixando cair algumas gotas na parte interna (e mais sensível) de seu antebraço. Nunca deixe o bebê mamar sozinho.

- **Não** use objetos no pescoço do bebê, como correntes ou prendedores de chupetas, pois o bebê pode se enrolar neles e sufocar-se. Se utilizar prendedores de chupetas nas roupas, a tira deve ser pequena.

- **Nunca** use cobertas ou lençóis maiores que o tamanho equivalente ao comprimento dos pés do berço até o travesseiro.

- Especialmente a partir de **3 meses,** nunca deixe seu filho sozinho em lugares altos que não tenham proteção, como trocadores, camas e sofás, para evitar quedas e traumatismos, especialmente cranianos.

- **Nunca** coma, beba ou manuseie alimentos quentes com o bebê no colo.

- Após os **6 meses,** ou quando o bebê começa a rolar, prepare a casa para que ele comece a explorar ativamente seus espaços.

O QUE VOCÊ DEVE FAZER

Procure sempre se colocar no lugar e ângulo de visão em que a criança está, para que possa retirar do ambiente todos os riscos em potencial. Alguns cuidados essenciais:

- evitar toalhas penduradas (o bebê pode se apoiar nelas para tentar se levantar e trazer para cima de si tudo o que estiver em cima da mesa ou balcão);
- proteger ou arredondar os cantos de móveis ao alcance do bebê;
- instalar portões para evitar o acesso da criança à cozinha e à lavanderia. São áreas **proibidas** para crianças;

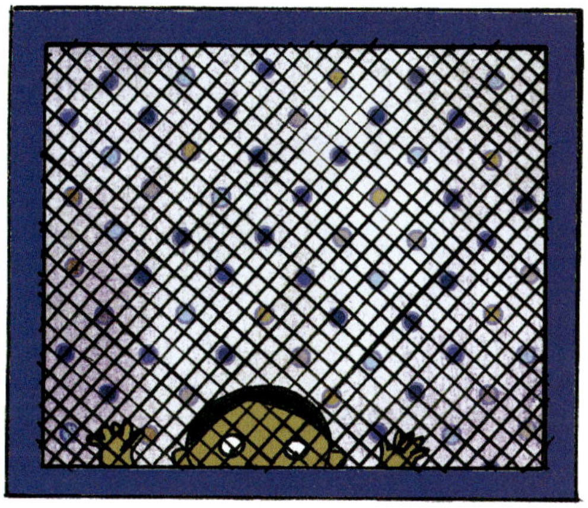

- **lembre-se: a cozinha e o banheiro são espaços perigosos!** Manter as portas de banheiros sempre fechadas para, por exemplo, impedir que a criança possa cair no vaso sanitário;
- instalar portões na subida e na descida das escadas;
- tampar com protetores todas as tomadas elétricas da casa;
- evitar o uso de extensões ligadas à rede elétrica ou não as deixar onde o bebê possa alcançá-las;
- colocar redes firmes, eficientes e adequadas nas janelas e sacadas e revisá-las periodicamente, considerando a idade e o peso da criança.

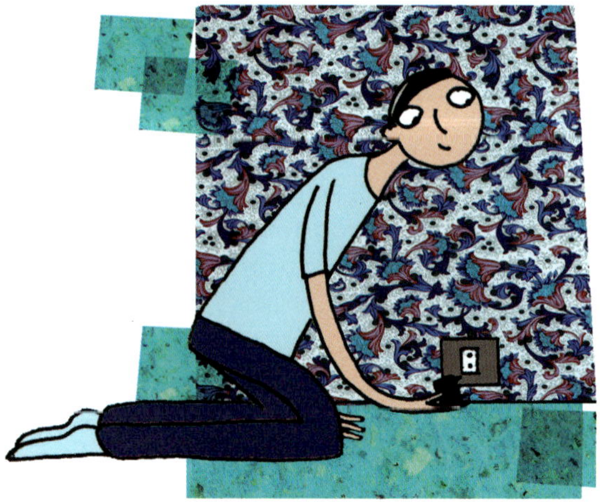

- escolher **bem** os brinquedos, certificando-se de que não soltem ou se quebrem em pedaços pequenos ou pontiagudos, que sejam de material atóxico e de fácil manuseio;

- **nunca** deixar baldes, bacias ou coleções de água ao acesso da criança;

- colocar tampos nos poços e redes de proteção adequadas nas piscinas;

- manter produtos tóxicos, inflamáveis, de limpeza ou medicamentos **fora do alcance** da criança. Todos devem estar em armários altos e protegidos. Evite manusear esses produtos na presença da criança;

- evitar programas ou jogos com atividades físicas de risco ou esportes radicais;

- **nunca** deixar a criança sozinha em casa, em carros ou em qualquer outro local, muito menos sob o cuidado de outra criança, mesmo que mais velha.

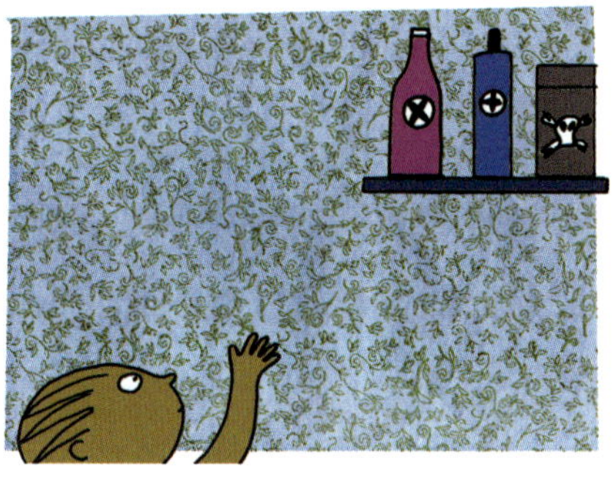

ATENÇÃO

Nos 2 primeiros anos de vida, o bebê desenvolve 80% de seu potencial neurológico, necessitando para isso de boa nutrição, estímulos adequados, ser protegido de doenças e acidentes, oportunidades para aprender e **muito** carinho!

Lactente com necessidades especiais

Há crianças que se apresentam de forma diferente do habitual, é o que chamamos de crianças com **necessidades especiais.** O curso de seu desenvolvimento não só ocorre em um ritmo diferente, normalmente mais lento, mas também de forma divergente do que geralmente se espera ou se observa em uma determinada idade.

Dentre as deficiências de órgãos sensoriais, a **deficiência visual e a auditiva** são as que mais facilmente podem comprometer o desenvolvimento nesta fase de lactente. Ambas as deficiências podem ser resultantes de anomalias congênitas ou aparecerem como consequência de sequelas do período perinatal.

A **falta de oxigenação ao nascimento (asfixia) e o sofrimento cerebral pós-infecções ou convulsões** são responsáveis por grande parte dos casos de crianças que acabam se desenvolvendo de forma diferente da habitual. Da mesma forma, as síndromes genéticas e os distúrbios do metabolismo podem ser causas de alterações no desenvolvimento.

Todas as crianças que apresentam desenvolvimento alterado são consideradas especiais, o que exigirá dos pais e/ou cuidadores que identifiquem as diferenças e se esforcem para **estimular e favorecer o desenvolvimento** de todo o potencial da criança.

Assim, conviver e responsabilizar-se por crianças especiais também provoca características "especiais" nos pais.

São exemplos de crianças com necessidades especiais aquelas que apresentam algum grau de deficiência nos órgãos sensoriais (visão, audição, etc.), crianças com sequelas do período inicial da vida (perinatal) ou, ainda, algumas síndromes genéticas e doenças do metabolismo.

Estimulação em situações especiais

Deficiência visual

Crianças com deficiência visual são aquelas que não enxergam ou têm déficits variados de visão. Nessas situações, a **voz** do adulto cuidador será o principal referencial para a criança e auxiliará na prevenção de possíveis acidentes.

O QUE VOCÊ DEVE FAZER

- Falar sempre para a criança o que você está fazendo, passo a passo, procurando nomear os objetos.
- À medida que a criança cresce, o tato passa a ser a sua forma de descobrir o mundo. Assim, procure associar o toque à fala em cada atividade.
- Brincar com a criança, contar histórias, aproveitando para descrever suas partes do corpo e suas qualidades.
- Oferecer a ela pequenos desafios para que possa se desenvolver com segurança.

O QUE OBSERVAR

A aquisição do engatinhar e da marcha, dos 9 aos 15 meses, exigirá **monitoramento constante** a fim de prevenir acidentes. No entanto, evite superproteger a criança. Ela deverá encontrar obstáculos em seu caminho para que possa desenvolver a capacidade de pressenti-los e desviar-se deles. **Lembre-se:** o fato de não enxergar não significa que será incapaz de desenvolver essas habilidades.

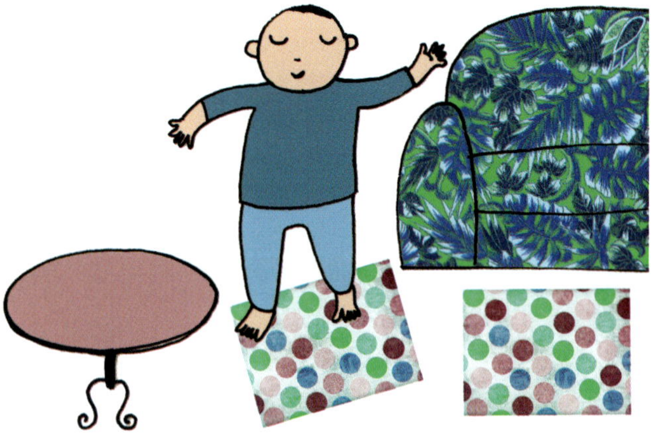

Deficiência auditiva

Crianças que não ouvem, ou com graus variados de deficiência auditiva, correm o risco de não conseguir aprender ou desenvolver a fala. Muitas vezes, são confundidas com crianças com deficiência mental ou doenças psíquicas, devido à dificuldade que têm ao se comunicar.

O QUE VOCÊ DEVE FAZER

- Falar sempre olhando de frente para a criança. Com o tempo, ela aprenderá a fazer a leitura labial de suas palavras.
- Nomear os objetos e apresentá-los à criança de modo que possa tocá-los, pois, por intermédio do tato, ela desenvolverá capacidades manuais e fineza de movimentos com os dedos, que serão usados, com o passar do tempo, para a comunicação por meio de sinais.

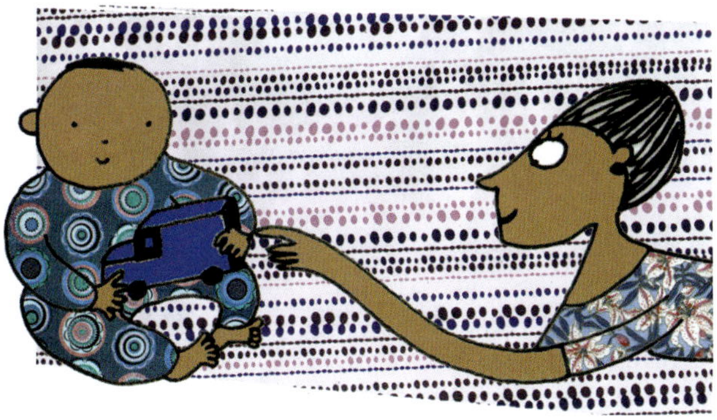

O QUE OBSERVAR

O diagnóstico precoce é fundamental. Fique atento caso seu filho não responda aos seus chamados, o que, de acordo com cada idade, irá se manifestar de forma diferente.

Para conhecer alguns testes simples que podem ser feitos para verificar a capacidade auditiva de seu bebê, consulte o capítulo "Visão e audição", nesta seção.

ATENÇÃO

A prevenção de acidentes é muito importante, pois não adiantará falar "não!" se você não estiver de frente para a criança, para que ela possa ler os seus lábios.

O QUE VOCÊ NÃO DEVE FAZER

Não é necessário falar alto com a criança, isso não facilitará a sua compreensão e poderá tornar assustadora e incompreensível a sua mensagem.

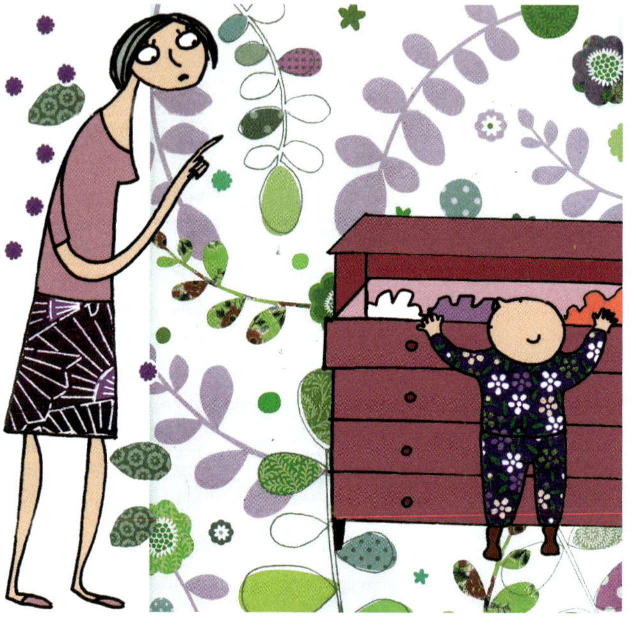

O QUE VOCÊ DEVE FAZER

- Brincar e lançar pequenos desafios à criança. À medida que ela cresce e responde aos desafios propostos, aumentar o grau de dificuldade das atividades, respeitando sempre seus limites.
- Consultar um especialista para saber quais as atividades mais indicadas para o seu filho.

Deficiências por sequelas perinatais e outras causas

Problemas ocorridos na gravidez, no parto ou no período neonatal podem evoluir com **deficiências tanto no campo sensorial como também motor ou psíquico.** São exemplos: os casos de asfixia ou falta de oxigenação cerebral; infecções que atinjam o sistema nervoso central (meningites e encefalites) e patologias que resultem em convulsões graves e repetidas.

Algumas sequelas podem ser revertidas com ajuda profissional; para isso, são necessários o encaminhamento e o acompanhamento precoces a um especialista.

Muitas vezes, o atraso no desenvolvimento motor não é acompanhado de atraso neuropsíquico e a criança mantém inteligência normal e compreensão dos fatos.

Deficiência mental versus *doença mental*

Na **deficiência mental,** o desenvolvimento, desde a primeira infância, é lento e a criança tem dificuldades para se adaptar às condições socioculturais de sua sociedade. Apresenta, por exemplo, falhas no desenvolvimento neuropsicomotor, atraso motor, rendimento escolar ruim e/ou deficiências cognitivo-comportamentais.

Na **doença mental,** observamos alterações no funcionamento **emocional** da criança, com repercussões no comportamento social, podendo ou não haver rebaixamento de sua inteligência. As patologias psiquiátricas e psicológicas são comuns neste grupo, e são exemplos o autismo e as psicoses.

ATENÇÃO

Não confundir doença mental com deficiência mental. Ambas comportam crianças especiais, mas possuem características específicas.

CONSULTE UM ESPECIALISTA

Consulte um profissional especializado para obter um diagnóstico adequado. **Lembre-se:** quanto antes for realizado o diagnóstico e se iniciarem as intervenções, maiores serão as chances de resultados satisfatórios.

Deficiência mental

Ao nascer, algumas crianças apresentam certas características que as levam a ser consideradas crianças com doenças herdadas geneticamente, síndromes genéticas que cursam com deficiência mental, com variados graus de comprometimento. Mais raramente, são observadas doenças do metabolismo, erros inatos de metabolização de alguns nutrientes da alimentação, que também apresentam graus variados de comprometimento do desenvolvimento motor e neuropsíquico.

O QUE VOCÊ DEVE FAZER

- Procurar profissionais especializados que possam instruí-lo sobre como trabalhar com a criança nos diversos ambientes e situações.
- Tentar socializá-la, levando-a consigo sempre que possível.

O QUE OBSERVAR

A estimulação precoce das crianças com deficiência mental pode promover grande avanço na aquisição de habilidades. Com o tempo, a criança irá se desenvolver e desencadear afetos que **transformam** e ajudam os pais e cuidadores a investirem cada vez mais nelas.

Se a criança não se sentir amada e aceita por seus cuidadores, certamente enfrentará grandes dificuldades no seu desenvolvimento.

CONSULTE UM ESPECIALISTA

As crianças crescem e desenvolvem-se por meio das sucessivas brincadeiras. De acordo com a Apae, a estimulação das crianças especiais deve ser de acordo com as características de desenvolvimento esperadas para cada faixa etária. Assim, as **crianças com necessidades especiais** poderão se beneficiar se forem estimuladas com as brincadeiras sugeridas no capítulo **"Brincadeiras, brinquedos e lazer"** (nesta seção), desde que o ritmo individual de cada criança seja respeitado e compatível com cada atividade. Consulte um especialista para saber quais das atividades e brincadeiras descritas podem ser feitas e para acompanhar o progresso de seu filho nas diferentes atividades.

Os pais de crianças especiais

O lar é o lugar onde a criança pode ser plenamente estimulada, desde que a família tenha condições de organizar experiências adequadas em um ambiente propício ao desenvolvimento de seu filho. Por serem a principal fonte de estimulação e cuidados com a criança, os pais necessitam de orientações específicas para saber como lidar com seus filhos especiais e para trabalharem suas limitações. Essas orientações são necessárias não só para que os pais possam definir suas expectativas em relação às possibilidades de seus filhos mas também para planejarem sua ação educativa em relação a essas possibilidades.

O nascimento do filho especial pode desencadear na família graves problemas psicossociais, desequilibrando a dinâmica familiar e dificultando o contato dos pais com a criança, principalmente o vínculo mãe-filho. Por essas razões, recomendamos que os pais procurem a ajuda de outros pais que estejam passando por situações semelhantes para poderem continuar investindo em suas crianças especiais. A ajuda de um profissional especializado também é útil para minimizar as angústias dos pais.

Assim, os pais de crianças especiais também acabam se transformando em **pessoas especiais,** pois, à medida que conseguem aceitar seu bebê real, desenvolvem habilidades em cuidar dele de forma diferenciada.

Procure se informar sobre a deficiência de seu filho para que possa compreendê-lo e criar condições que favoreçam o seu desenvolvimento. Sugerimos, a seguir, algumas obras que poderão ajudar nessa tarefa:

Bowlby J. A finalidade da família. In: Bowbly J. Cuidados maternos e saúde mental. São Paulo: Martins Fontes, 2002. p.69-77.

Brazeton TB. As forças vitais do recém-nascido. In: Brazeton TB. O desenvolvimento do apego em uma família em formação. Porto Alegre: Artes Médicas,1988. p.110-39.

Brazeton TB. Indo para casa com um bebê prematuro. In: Brazeton TB. *O desenvolvimento do apego em uma família em formação*. Porto Alegre: Artes Médicas,1988. p.162-83.

Brazeton TB. Prematuridade e apego. In: Brazeton TB. *O desenvolvimento do apego em uma família em formação*. Porto Alegre: Artes Médicas,1988. p.69-88.

Irvin AN, Kennell JH, Klaus MH. Atendimento aos pais de um bebê com má-formação congênita. In: Kennell JH, Klaus MH. *Pais, bebês e a formação do apego*. Porto Alegre: Artes Médicas, 1993. p.245-76.

Kennell JH, Klaus MH. Atendimento aos pais de bebês prematuros ou doentes. In: Kennell JH, Klaus MH. *Pais, bebês e a formação do apego*. Porto Alegre: Artes Médicas, 1993. p.170-245.

Kennell JH, Klaus MH. Parto, nascimento e formação do apego. In: Kennell JH, Klaus MH. *Pais, bebês e a formação do apego*. Porto Alegre: Artes Médicas, 1993. p.42-118.

Regen M et al. *Estimulação precoce – Guia de orientações aos pais*. São Paulo: Apae, 1985 (reimpressão 1997).

Spitz RA. O papel das relações mãe-filho no desenvolvimento do bebê. In: Spitz RA. *O primeiro ano de vida*. São Paulo: Martins Fontes, 2004. p.123-47.

Winnicott DW. A comunicação entre o bebê e a mãe e entre a mãe e o bebê: convergências e divergências. In: Winnicott DW. *Os bebês e suas mães*. São Paulo: Martins Fontes, 2002. p.79-93.

Winnicott DW. A mãe dedicada comum. In: Winnicott DW. *Os bebês e suas mães*. São Paulo: Martins Fontes, 2002. p.1-13.

Winnicott DW. *O ambiente e o processo de maturação*. Porto Alegre: Artes Médicas,1990.

Winnicott DW. O recém-nascido e sua mãe. In: Winnicott DW. *Os bebês e suas mães*. São Paulo: Martins Fontes, 2002. p.29-43.

ATENÇÃO

- Os bebês prematuros demorarão mais tempo para conseguir efetuar as atividades que os bebês a termo fazem em cada idade. Seja tolerante e dê a seu filho um desconto de tempo. Para informações sobre o bebê prematuro, consulte o capítulo "Recém-nascido prematuro", na seção 1 – Recém-nascido.
- As sequelas das doenças neonatais também podem influir no desempenho de seu filho em cada atividade.

Anotações

Anotações

Anotações